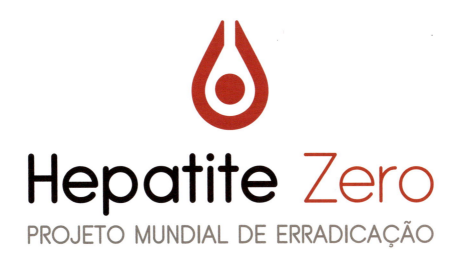

Hepatite Zero
PROJETO MUNDIAL DE ERRADICAÇÃO

UMA INICIATIVA BRASILEIRA
PARA SALVAR MEIO BILHÃO DE PESSOAS

Humberto Silva

FICHA TÉCNICA

Editora: Literare Books International Ltda

Presidente: Mauricio Sita

Diretora de projetos: Gleide Santos

Diretora de operações: Alessandra Ksenhuck

Diretora executiva: Julyana Rosa

Relacionamento com o cliente: Claudia Pires

Impressão: Impressul

Diagramação: Gabriel Uchima, Lucas Chagas, Paulo Gallian e Fernanda Cravo (Doka Comunicação)

Fotos: As fotos de maior qualidade aqui utilizadas foram tiradas pelo fotógrafo Danilo Ramos. Outras de menor resolução e qualidade compõem também a obra para ilustrar as histórias narradas

---

Dados Internacionais de Catalogação na Publicação (CIP)
(eDOC BRASIL, Belo Horizonte/MG)

S586h Silva, Humberto.
 Uma iniciativa brasileira para salvar meio bilhão de pessoas: Hepatite zero, projeto mundial de erradicação / Humberto Silva. – 2. ed. – São Paulo (SP): Literare Books International, 2019.
 23,5 x 23,5 cm

 ISBN 978-85-9455-152-8

 1. Hepatite C. 2. Hepatite por vírus. 3. Silva, Humberto – Biografia. I. Título.
 CDD 920.71

Elaborado por Maurício Amormino Júnior – CRB6/2422

Apoio

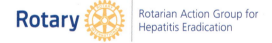

Patrocínio

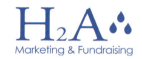

Realização

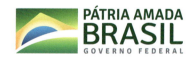

Literare Books International Ltda
Rua Antônio Augusto Covello, 472 – Vila Mariana – São Paulo, SP.
CEP 01550-060
Fone/fax: (0**11) 2659-0968
site: www.literarebooks.com.br
e-mail: contato@literarebooks.com.br

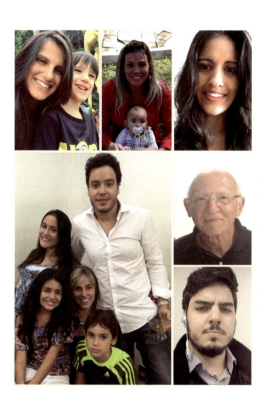

Dedicatória
Dedico este livro à minha família, que é meu grande patrimônio.

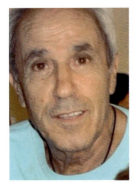
| Meu pai, Deoclides Silva

Homenagem póstuma
Ao meu pai, Deoclides Silva (falecido em 2015), cuja saudade me verá chorar cada dia de minha vida. Ele, que me ensinou que não há barreiras, nem limites para o pensar. E que ninguém no mundo é superior à gente e vice-versa. Com ele aprendi a pensar grande, mas sempre com a humildade e simplicidade de um cristão.

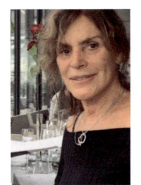
| Minha mãe, Dona Nina

Reconhecimento
Se hoje eu me comovo com o sofrimento dos outros, isso eu devo à minha mãe, Dona Nina, uma pessoa bondosa e carismática, que me ensinou que sempre devemos nos colocar no lugar das pessoas, imaginando o seu sofrimento, sua situação. Com esse coração, Dona Nina conquista o mundo por onde passa, espalhando amor e carinho.

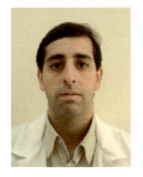
| Marcelo Litvoc

Agradecimento
Agradeço ao iluminado médico infectologista Marcelo Litvoc, que foi quem pediu o meu exame de Hepatites B e C. E, graças a essa conduta, pude curar o vírus que estava em mim e ajudar a levar a Cura a outras milhares de pessoas.

Erradicação Mundial das Hepatites Virais

Nossa luta para salvar MEIO BILHÃO de pessoas

EU TIVE HEPATITE C

Estava indo para a Copa do Mundo de 2010, na África do Sul. E, após isso, faria uma expedição por países daquele continente – Angola, Quênia e Etiópia para montar projetos de crianças com câncer.

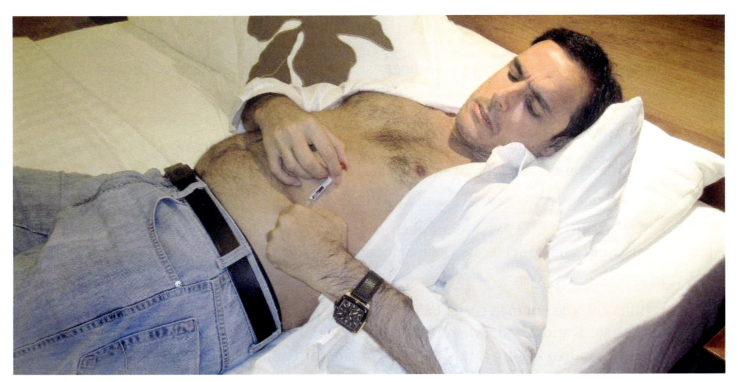

| Injeções semanais de Interferon, aplicadas na barriga.

Achei prudente tomar vacinas.

Minha secretária me arrumou uma consulta no médico.

Eu disse a ela: "Passar no médico, Paula? Por quê??? Só quero vacinas!".

E ela insistiu na ideia: "É bom, Humberto. Ele sabe quais tipos você tem que tomar e fará um estudo completo. Além do mais, ele atenderá você, seu pai e seu filho, que viajam juntos, pelo preço de um só".

Eu, que sempre fui rápido e trilhei pelos atalhos, desta vez resolvi ser certinho e ceder... "Ok", disse. "Eu vou".

O médico nos pediu, entre diversas coisas, o exame de **Hepatite C**.

Para minha surpresa, o resultado chegou POSITIVO.

A princípio, não dei muita importância. Fui viajar. Assisti à Copa. E depois adentrei o interior da África, visitando hospitais de câncer infantil.

Na volta, porém, ao iniciar o tratamento, comecei a pesquisar sobre a doença.

E, para meu espanto, conheci... O Assassino Silencioso.

O ASSASSINO SILENCIOSO

O primeiro passo a se fazer quando se diagnostica a Hepatite C é o de se verificar o estágio em que o fígado está.

Pois a doença pode ficar anos, décadas na pessoa, comendo-a pelo fígado, **sem que se sinta absolutamente nada.**

Eu fiz a biópsia e também o FibroScan® – exames que mostram o grau de Fibrose.

E, por incrível que pareça, eu estava com **CIRROSE**.

Como assim CIRROSE??? "Mas, doutor, eu não sinto nada. Nunca senti nada. Não é possível! Além do mais, nunca imaginei ter isso - uma doença de alcoólatra!".

Pois era verdade.

O vírus tinha entrado em meu corpo há muitos anos atrás. Provavelmente quando fiz uma cirurgia de apêndice aos 8 anos de idade e recebi sangue em transfusão. E por 38 anos o vírus permaneceu em mim. Atacando o fígado, comendo-o. E o órgão, com um poder tremendo de regeneração, ia e vinha, recuperando-se a cada sessão de ataques.

A CIRROSE HEPÁTICA

Quando o fígado é agredido pelo vírus, ele fica comido, deteriorado nas áreas da agressão. Mas o fígado é uma das partes do corpo que melhor se recuperam. Ele realiza uma verdadeira reciclagem, melhorando significativamente.

Ocorre que a cada ataque, por mais que se corrija o dano, sempre fica uma marca. E, assim, com milhares e milhares de investidas, o órgão vai recebendo cicatrizes. É como uma pele que se exponha aos raios de sol. Queima, descasca, melhora. Mas vai envelhecendo, enrugando.

A ciência divide a evolução desses ataques e cicatrizações em 4 fases, chamadas de FIBROSE hepática.

Fibroses (f) 1, 2, 3... e o fígado sempre a se regenerar. Cada vez, contudo, com menos agilidade. Até que se entra no último estágio da Fibrose, o F-4, quando o fígado praticamente não consegue se liberar mais das cicatrizes. Esta fase é conhecida como CIRROSE.

Eu tinha isso.

Mas... mesmo a Cirrose tem fases. A inicial (*Child* A), média (*Child* B) e avançada, ou descompensada (*Child* C), quando o fígado já não consegue promover quaisquer de suas funções.

AS HEPATITES B E C SÃO AS MAIORES CAUSADORAS DE CIRROSE NO MUNDO - CERCA DE 80% DOS CASOS.

É, portanto, mito o fato de que a Cirrose é doença de alcoólatra. Embora, claro, o consumo de álcool também possa causá-la. E, em portadores do vírus, exerça um fator de aceleração da doença em até 13 vezes o ritmo normal. Assim, embora o alcoólatra também possa desenvolver a Cirrose, a maioria esmagadora dos casos que se vê, vem mesmo é das Hepatites.

O FÍGADO É VITAL

Ele é o grande filtro do corpo, junto com os rins. Ele produz cerca de 1.200 substâncias, hormônios etc., que servem para combater as toxinas que o organismo recebe no dia a dia de alimentos e de todo o seu metabolismo.

Sem ele, não duraríamos um dia sequer. O sangue rapidamente encher-se-ia de veneno e intoxicaria o cérebro, o coração, pulmões e todo o resto do organismo.

AS FASES AVANÇADAS E TERRÍVEIS DA DOENÇA

Por sorte, por Deus... eu ainda tinha chances de lutar! Minha Cirrose estava entre as fases inicial e intermediária.

A FASE AVANÇADA DA CIRROSE

É quando se atinge essa fase (e, geralmente, só a partir dela) que surgem os primeiros sintomas da Hepatite C.

A pessoa se sente cansada, fatigada. Os olhos se amarelam. As *unhas* das mãos ficam arredondadas, os dedos adquirem leve curvatura. Apareceram *varizes* por fora da barriga, chamadas "*spiders*". Mas, principalmente, o paciente experimentará:

---

a) Ascite. É o acúmulo de litros e litros de água na barriga. Pacientes relatam ter que tirar, a cada semana, cerca de 5 a 10 ou mais litros de água.

b) Vômitos.

c) Hemorragia esofagal. Devido geralmente à trombose da veia porta, formam-se *varizes no esôfago*. Essas varizes, se rompidas, causam uma hemorragia terrível e assustadora. O paciente tem sangramento continuado e forte pelo ânus e pela boca, simultaneamente.

d) Encefalopatia. É a confusão mental em que o paciente pode ficar, pela falta de filtragem das toxinas do corpo, que envenenam o cérebro. O paciente fala coisas sem sentido, em verdadeiro delírio. E até os seus membros (braços etc., podem entrar em espasmos descontrolados).

Quando o paciente chega nessa fase, geralmente "descompensa" o fígado. O órgão adquire forma gelatinosa e a única coisa que pode salvar a pessoa é o transplante de fígado.

TRANSPLANTE DE FÍGADO

Graças a Deus e ao avanço da ciência, a cirurgia de transplante de fígados obtém sucesso em cerca de 80% dos casos.

O paciente normalmente recebe o fígado inteiro de outra pessoa, falecida.

As Hepatites B e C são causadoras de cerca de 80% dos casos de transplante de fígado no mundo.

AS COMPLICAÇÕES DO TRANSPLANTE

A maior parte das complicações ocorre, na verdade, antes de o paciente ter a chance de receber o transplante.

O sistema de saúde, hoje, atende os portadores que têm mais urgência. Essa mudança foi de extrema importância e coerência na história das Hepatites. Pois, antigamente, a ordem de atendimento era a de chegada. Então, os casos novos que se registravam entravam no fim da fila, mesmo que requeressem atendimento imediato. E muitas e muitas vidas foram perdidas com esse sistema. Hoje, o sistema é muito mais democrático e inteligente, privilegiando os que têm necessidade mais urgente.

Ainda assim, a vida de quem se inscreve para um transplante de fígado é terrivelmente complicada. Pois muitos pacientes, embora com a saúde extremamente debilitada, não atingem o índice considerado mínimo para serem elegíveis ao transplante imediato.

Esse critério é mensurado em uma fórmula que se chama MELD e que mede as funções hepáticas, predizendo a gravidade em que o órgão se encontra e a expectativa de sobrevida.

Há que se ter um Meld mínimo de 30 para se ir ao transplante.

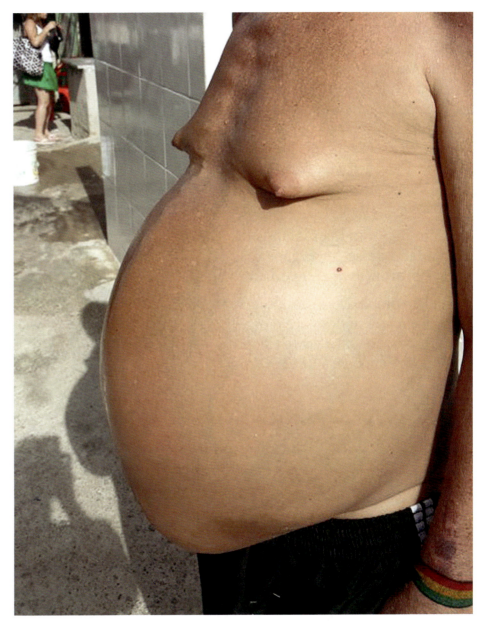

| Homem com ascite, que encontrei, por acaso, em Fortaleza.

Destarte, muitos irmãos de Hepatite ainda morrem, na agonia de esperarem pelo Meld mínimo necessário. Pois muitos têm um estado em que o fígado, ainda que muito debilitado, só vai se complicar rapidamente, a ponto de atingir o Meld de 30, em cima da hora e em velocidade que impossibilita a intercorrência do transplante. Além disso, foi recentemente comprovado que há pacientes que evoluem para caso de urgência sem terem o seu Meld alterado. E são cerca de 15% dos casos. Esses, geralmente, morrem sem terem a chance do transplante.

Além disso, todos sabemos da dificuldade de se ter órgãos disponíveis, prontos a serem doados.

Outras complicações são, além da cirurgia em si, a rejeição que o organismo possa apresentar em relação ao órgão novo e também à RECIDIVA.

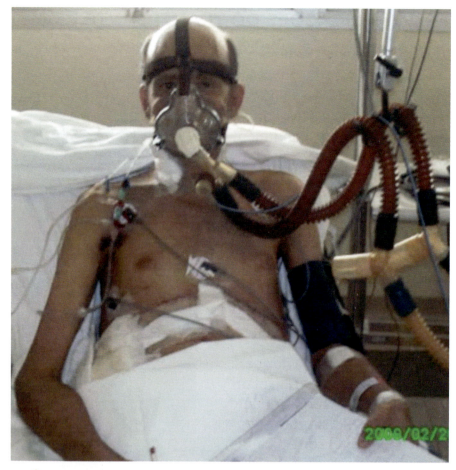

| Meu xará, Carlos Humberto, após o transplante do fígado. Anos após, veio a falecer da doença.

RECIDIVA DO VÍRUS NO FÍGADO NOVO

A grande maioria das pessoas que passam pelo transplante ainda carrega o vírus.

No caso da Hepatite C, essas pessoas transplantam e rapidamente veem o órgão novo ser infectado pelo vírus que carregavam no corpo. Isso ocorre em 100% dos casos.

E o ataque do vírus antigo no fígado novo é muitas vezes mais nocivo, pois o novo órgão não consegue se defender e nem se regenerar como o antigo. A consequência é que em cerca de 2 anos após o transplante, o portador já pode estar precisando de um outro transplante. E, no caso do segundo transplante, o sucesso do procedimento já é muito reduzido em relação ao que foi no primeiro procedimento. Nessa fase, vê-se muitos pacientes morrerem. Assim, quem transplanta o fígado sem ter curado o vírus, ganha uma sobrevida, mas corre sério risco, até que se livre por completo do HCV.

CÂNCER DE FÍGADO

É sabido que 80% dos casos de câncer de fígado vêm por causa das Hepatites B e C.

O câncer de fígado é a segunda maior causa de morte por câncer no mundo, responsável por 745.000 mortes por ano. Ele poderia ser evitado se os portadores fossem descobertos antes do estágio da Cirrose, se tratassem e se curassem do vírus. Do total de todas as mortes pelo câncer, essa que é a segunda maior, foi a responsável por 9% dos óbitos, em 2010, no mundo.

O câncer do fígado é o último estágio do dano hepático causado pelo ataque do vírus. E vem, em cerca de 95% das vezes, somente após o paciente ter desenvolvido a Cirrose.

O MEDO DE ME TRATAR...

O que se falava do tratamento da Hepatite C não animava ninguém. Ele era reputado como um dos mais terríveis remédios da humanidade. Diziam que os pacientes que tomavam o tal remédio viviam um período de longo sofrimento... Muitos desistiam. Não conseguiam suportar as agressões que o remédio trazia. O humor que mudava. As tremedeiras, as longas noites de suor e espasmos. Os vômitos, a queda de cabelo. A fadiga e a anemia etc...

Eu mergulhei em pesquisa exaustiva, tentando buscar uma luz no fim do túnel. Qualquer pista de uma novidade que me absolveria de tanto martírio...

Mas as experiências com novos fármacos iam remotas... distantes de uma conclusão. E um longo caminho, incerto, até a eventual aprovação.

Um remédio, desde que lançado a testes (hoje o órgão que predomina nas experiências e aprovações é o FDA americano), demora de 4 a 10 anos para ser aprovado e liberado para uso.

E eu... com a Cirrose já a comer o meu fígado...! Como ia fazer??? De todos aqueles remédios que eu via na "*pipeline*" do FDA para experiências... qual vingaria? Qual traria o milagre de me isentar de tão temido futuro que me aguardava, como um carrasco num quarto escuro...

Mas não podia desistir de tentar. Eu sempre consegui as coisas, quando me esforçava. E Deus sempre me ajudou. Sempre! Não seria dessa vez que Ele me abandonaria!!! E eu varava noites, debruçado ao teclado, olhos fundos, fitos na tela do computador, mergulhado nas pesquisas do turbilhão que a esperançosa internet me encerrava...

Estava lá! Havia de estar! Do outro lado! A salvação!!!

Mas... quanto mais eu pesquisava, mais via que eu... não poderia esperar. Não haveria tempo. Ainda que meu signo de aquário visse um futuro bom para um ou outro remédio que despontava, que seria a libertação em alguns anos de todo o sofrimento que o Interferon impunha aos seus míseros pacientes compulsórios...

E o dia do início do tratamento já se anunciava... Já estava chegando. Não havia mais como adiar...

Ainda tentei a última cartada.

Uma pesquisa me conduziu para o anúncio de um grande congresso de médicos. O Congresso Europeu de Estudos sobre o Fígado – a Easl. Era em alguns dias! Na Alemanha! Daria tempo, pensei!!! Pego um avião e vou lá. Dizem que haverá 8 mil médicos de todos os cantos do mundo! É um mundo de gente! A ciência de todo o planeta na hepatologia, infectologia e gastrenterologia, toda reunida, discutindo sobre a Hepatite C!

Até o meu médico, dr. Flair, disse que ia!

Eu vou também!

Com alguma novidade, alguma esperança eu hei de sair de lá!

E fui.

E tamanha foi a surpresa de meu médico, quando me viu passeando pelos corredores imensos do congresso de Berlim!

Humberto?! Mas... o que você está fazendo aqui???

Foram dias de muita atenção, conversa, indagação... mas... nada!

Não havia como escapar. Eu teria que fazer o tratamento de um ano, tomando as injeções semanais de Interferon e os comprimidos de Ribavirina.

Voltei ao Brasil depois de um giro por Israel e Jordânia, onde uma placa na estrada anunciava: Rio Jordão, ponto do batismo... Entrei e meti-me no sagrado rio, onde João Batista batizou Jesus.

Olhei o céu, muito azul. Só estávamos nós... eu e minha companheira solidária Andrea, numa imensidão bíblica... e a paz de nossa fé.

Apanhei um tanto d'água e espalmei-o contra o fígado. E o ungi... E pedi pela CURA...

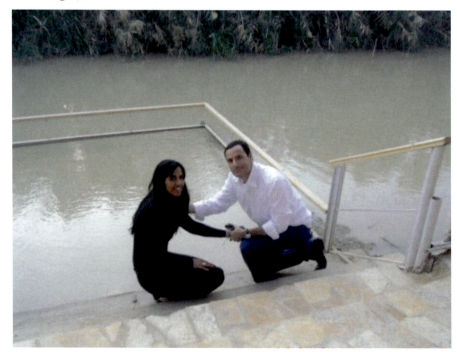

| No local do Batismo de Cristo, na Jordânia, com minha esposa Andrea.

MEU IRMÃO DE HEPATITE (1ª parte)

Ainda sob o impacto de ter sido diagnosticado com essa terrível e desconhecida doença, eu ia com meu colega Alexandre ao restaurante de sempre, na Avenida Paulista. Era hora de almoço e as ruas estavam apinhadas.

Dentro de mim havia muito transtorno e medo. Pois eu sabia que teria que enfrentar o tratamento com o Interferon. Tentei escapar dele de todas as maneiras, mas não houve jeito. Eu não podia esperar. Não dava tempo de aguardar um novo remédio ser aprovado. E eu me imaginava como um condenado, sem saber ao certo o tanto de dano que o tratamento iria me causar. O quanto eu iria me acabar, o quanto eu iria sofrer...

E foi em meio a todo essa conjectura de pavor pelo porvir, entre os passos apurados dos paulistanos, que senti alguém me tocar as costas, abordando-me quando estávamos já quase à porta do restaurante.

Virei, curioso, e vi a figura de um homem um pouco sujo, cabelos empastados, como se estivesse fora de casa há uns dias, que me interpelava de olhos esbugalhados, dizendo:

— Meu irmão (o "r" arrastado, à moda carioca, sugeria que era do Rio), me dá uma ajuda. Pra eu comer. Porque eu tô doente. Tô muito mal. Tô com Hepatite C. Eu tô ruim do fígado. Eu vou morrer! Me ajuda!

— Mas isso eu tenho também! – respondi.

O homem continuou pensando que eu o zombava: "Eu tô desenganado. O médico falou que eu vou morrer. Tenho Hepatite C!".

Ao perceber que ele não entendeu a minha resposta, eu desviei da porta de entrada e o chamei para o canto, liberando a passagem ao fluxo que entrava, apressado, e voltei a dizer: "Isso eu também tenho! Você está falando sério? Você tem Hepatite?!?".

Eu, que praticamente desconhecia a doença – mal havia ouvido falar, nunca tinha encontrado ninguém que se dissesse portador. E, por incrível casualidade do destino, ali estava, sendo abordado por alguém, às vésperas de meu tratamento... meu tão temível tratamento.

Alexandre, que me via dar muita atenção ao homem, me acompanhava com os olhos curiosos, de dentro do restaurante, a esperar pelo desfecho misterioso daquela abordagem que tardava mais do que o normal.

Seguimos no diálogo. E o homem, que apesar de não estar tão bem vestido ou tão limpo, demonstrava boa aparência e parecia também de origem boa. Apresentava, contudo, sinais de neurose, a tal ponto que chegou a me meter um pouco de receio, pelo olhar perturbado, como de nervoso, que me pedia, quase a exigir, com os olhos, que eu não o frustrasse.

O motivo da abordagem, todavia, me instigou a conversar um pouco mais e procurei tranquilizá-lo, dizendo que eu também estava na mesma situação, mas que havia, sim, uma esperança, um tratamento. E eu iria iniciar o meu em pouco tempo...

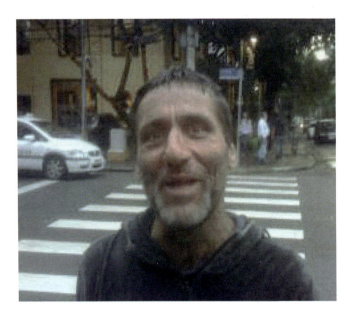

| Luís, quando perambulava pelas ruas de São Paulo.

Em sua loucura, o homem abriu certa janela de lucidez e me escutou um breve instante, tentando concluir algo do que eu lhe dizia. E chegou mesmo a me perguntar alguns detalhes a mais sobre o tratamento que eu ia fazer.

Mas logo voltou ao tema do dinheiro. E eu, comovido com aquele ser que, na multidão da Paulista, veio ao meu encontro como que teleguiado, encomendado, com a abordagem da Hepatite C a me pedir ajuda. Justo a mim. Por que não escolheu o Alexandre ou outro transeunte???

Busquei no fundo da carteira a nota mais graúda que houvesse e, hesitante, ainda busquei outras e entreguei a ele uma ajuda robusta, das que não se espera receber. Ele se surpreendeu e a esmola parece ter confirmado o meu relato, endossando a descrição da coincidência de nossas doenças.

Foi-se o homem, já mais calmo, mas ainda enuviado de uma grande neurose que parecia não deixá-lo em paz... Sumiu na multidão da Avenida Paulista. E eu segui ao restaurante, ao almoço e à busca de palavras que pudessem enfatizar ao colega que nos assistia à distância o fantástico encontro que me ocorrera...

"Mas, como assim?", disse Alexandre. "Como pode? Não! Não é possível! Impressionante. Um negócio desses não existe! O cara foi achar você, no meio de um monte de gente, pra pedir dinheiro e contar que tem Hepatite C??? Não. Você "tá tirando". Putz! Como pode??! Será que Deus está te mandando algum aviso...?".

Mergulhado na curiosidade do destino, ainda sem acreditar nessa coincidência, que em estatística representaria coisa de uma chance em um milhão, de justo na véspera de eu ter que entrar para o desafio mais terrível da vida, Deus me houvesse enviado um homem assim... cheguei a pensar...

Seria um anjo? Ou alguma mensagem qualquer...?!

Não vi mais aquele homem. Mas saí da inesperada coincidência e só depois pensei: "Mas... espera aí! Se eu que tenho, graças a Deus, recursos, família, o conforto do lar, além de médicos, amigos etc... Se eu, com tudo isso, estou apavorado com a perspectiva desse terrível tratamento, como poderá aquele pobre homem, sozinho (parece que disse que morava na rua!). Como poderá ele, sem ninguém, sem nada, enfrentar todo o tratamento de um ano inteiro, tomando injeções que lhe causarão tremedeiras??? Meu Deus do céu! E eu só dei um pouco de dinheiro a ele! Alguma coisa talvez pudéssemos ter feito por ele! Como será o seu destino, coitado?! Que Deus ajude aquele pobre homem!".

(continua)

MEU TRATAMENTO

O tratamento, na época em que eu precisei, era o praticado já há 20 anos com os mesmos remédios - o INTERFERON e a RIBAVIRINA.

O TERRÍVEL INTERFERON

Interferon é uma droga que não age diretamente no vírus. Mas que ativa expressivamente a produção de anticorpos no organismo. O Interferon é um dos remédios mais temidos da humanidade, pois ele causa efeitos colaterais assustadores. É uma injeção subcutânea, tomada uma vez por semana e que, na primeira dose traz uma longa reação de tremores, espasmos, enjoos, vômitos, delírios – como se fosse uma dengue, ou uma gripe muito forte.

Isso dura por pelo menos 8, 10 horas. Depois, é como se acordássemos de uma surra. O corpo todo moído, cansado, dolorido. E assim vai... com o corpo se acostumando aos poucos, até que a partir da sexta dose, talvez, a reação seja mais branda.

O acúmulo do remédio, semana a semana (tem-se que tomá-lo por pelo menos 48 – ou 24 semanas, dependendo do genótipo do vírus), vai causando uma torpeza e fadiga insuportável. Lembro-me que me arrastava nos dias da injeção e nos subsequentes.

A anemia, queda de plaquetas - leucopenia - são efeitos também muito comuns no tratamento. Quanto mais se toma o remédio, mais fraco o paciente vai se sentindo.

Tosse, aftas e muita, muita alteração emocional.

Lembro-me que fiquei completamente alterado durante o tratamento. Ninguém podia me falar nada que me contrariasse, pois eu já explodiria. Em contrapartida, se o emocional era alterado para a explosão na ira, o paciente que toma o remédio fica com um "coração enorme e bondoso", sensível às mais singelas tristezas que o outro possa experimentar. Não raras foram as vezes que eu chorava, copiosamente, ao ver uma cena triste, uma música que me emocionasse, um filme ou algo assim.

Definiria o Interferon, nesse aspecto, como... A DROGA DO AMOR, DO HUMANISMO.

E, se em quase todas as outras reações ele fosse terrível, nessa ele deixou saudades. Pois me fez mais sensível e humano.

Graças a Deus, eu que já tinha um coração mole... <u>fiquei ainda mais emotivo</u>. E, mesmo depois do tratamento, creio que trago grandes sequelas do Interferon em mim – tendo me enternecido ainda mais ao sofrimento alheio.

FORAM 2 LONGOS ANOS...

... de um tratamento intenso. Tomando o Interferon uma vez por semana. E a Ribavirina. A experiência do Interferon era como se eu enfiasse o dedo numa tomada e me "conectasse", ficasse "chapado" por 8 horas... Até que após 8 litros de água (que eu tomava para a atenuação dos efeitos colaterais) e longa "viagem", o efeito fosse passando aos poucos.

O "efeito Viagra"

Um dos efeitos colaterais mais estranhos foi o da excitação sexual que o remédio me causava, no dia. Algo não descrito nos almanaques... Isso vinha na noite da aplicação. E era o "ponto alto", a compensação boa de tanto sofrimento.

A falta de ar...

Com o acúmulo do remédio no organismo – 4, 5 ou mais meses... o organismo vai se intoxicando a tal ponto, que a pessoa perde as forças. Entra em profunda anemia. Arrasta-se pela casa.

E, além das aftas e tosse insistente, o efeito da falta de ar em forma de respiração curta, é um dos fantasmas que me aterrorizavam no tratamento.

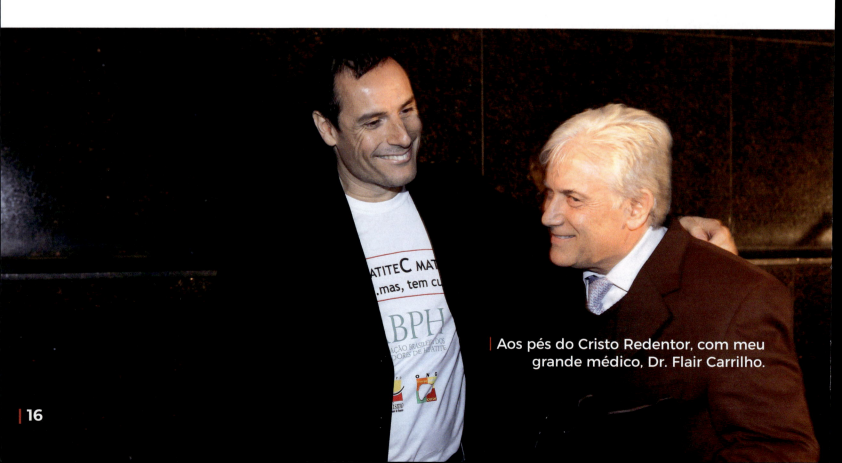
Aos pés do Cristo Redentor, com meu grande médico, Dr. Flair Carrilho.

A PRIMEIRA CURA

Após 6 meses de remédio, eu achei que estava curado. Porque na combinação de genótipos (no meu caso, o 3) obtive a resposta virológica rápida (a negativação após 4 semanas de remédio) e, segundo estudos novos, eu poderia interromper o tratamento com grande chance de não mais recidivar.

Estava muito cansado. Era muito sofrido. Contava os dias que faltavam para o término... Resolvi arriscar.

Meu médico, o competente e renomado dr. Flair Carrilho, foi contra. Meu filho, Henrique, muito cauteloso e solidário no tratamento, foi contra. Mas... eu arrisquei. Resolvi parar após 24 semanas de tratamento, seguindo os novos estudos e considerando-me elegível como um caso bom que, segundo eles, não necessitaria de 48 semanas.

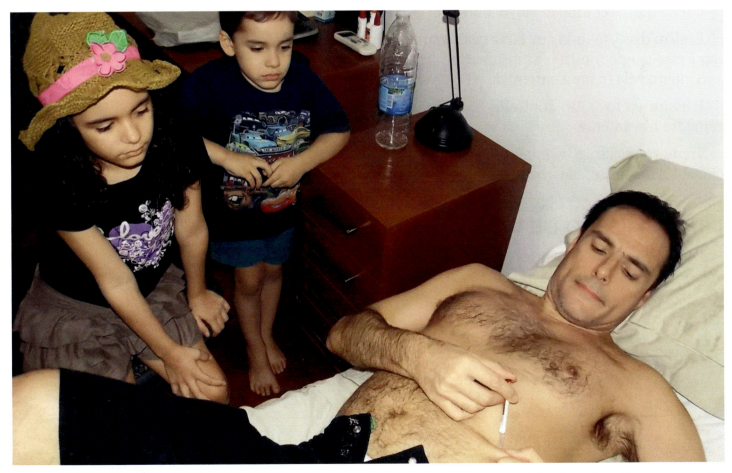

| Os filhos sempre queriam assistir ao pai no dia do Interferon. A cada injeção, acendiam uma vela. Eu preferi assim e os tranquilizava dizendo que isso era apenas um tratamento normal.

Era época de Natal. E, na véspera, eu realizei um exame de sangue. Já havia 2 meses de interrupção do tratamento. Recebi todos os resultados. Menos o da carga viral, que era o que mostraria se eu estava curado ou não.

Mas, analisando as enzimas – as transaminases, vi que elas aumentaram violentamente. E isso indicava que o vírus poderia ter voltado...

Passei um Natal muito apreensivo. Sabendo das chances de ter voltado a ficar doente. De ter recidivado. "Meu Deus...", pensei. "Será possível que o vírus tenha voltado??!". Será possível que eu teria que passar por todo aquele tratamento de novo e em dobro, dessa vez??! Mas... ainda tinha uma ponta de esperança.

No dia 26 de dezembro, logo após o Natal, corri a buscar o resultado da carga viral. E, comprovou-se o que eu já tinha certeza – **o vírus havia voltado**.

Eu estava doente de novo.

E teria que fazer tudo de novo. Enfrentar o Interferon e a Ribavirina, tudo de novo!

E, além disso, tê-lo-ia que fazer pelo dobro do tempo. Pois já havia tentado o tratamento em 24 semanas e esse tempo mostrou-se insuficiente. Teria que fazê-lo por 48 semanas, desta vez. Praticamente um ano inteiro pela frente a enfrentar.

E assim eu fiz... Ato contínuo, logo no dia seguinte, de maneira que iniciei o ano já tomando o remédio novamente.

Tremores, calafrios, vômitos e sensação de drogado... tudo de novo. Dores no corpo. Alterações emocionais. Aftas, tosse, canseira... Tudo de novo... Meu Deus.

MINHA MISSÃO DE VIDA

Durante o meu tratamento – logo no primeiro ciclo, nos primeiros 6 meses em que tentei me curar, desde então, comecei uma busca profunda, uma verdadeira especialização na matéria da Hepatite C.

Pesquisei tudo o que se podia buscar a respeito do vírus. Da doença. Das suas incidências, prevalências e coisas a ela pertinentes.

Descobri, nos estudos, que a **Hepatite C é uma das doenças mais sui generis que existem no mundo.**

Devido, principalmente, a esses fatores bizarros e injustos:

1. A DOENÇA É **SILENCIOSA**.
2. A DOENÇA É UM DOS MAIORES PROBLEMAS DE SAÚDE DO MUNDO.

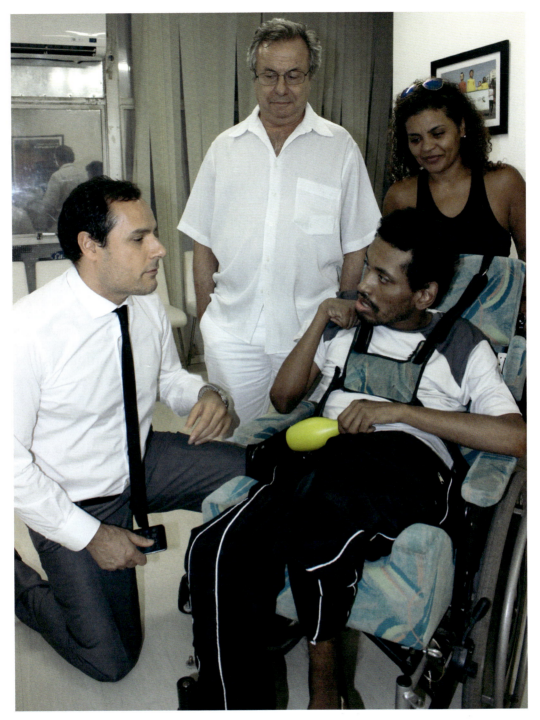

| Na clínica de São Paulo, com nosso médico, dr. Joel Schmilevitch e um paciente de Hepatite, com paralisia cerebral.

3. A DOENÇA É LENTA. ARRASTA-SE POR DÉCADAS NO INDIVÍDUO.

4. A DOENÇA NÃO TEM SINTOMAS EM 85% DOS CASOS. E, quando finalmente os apresenta, o doente tem poucas chances de se tratar – normalmente ficando restrito ao transplante de fígado.

5. Metade dos pacientes acometidos (a ciência afirma ser de 30%, mas meus números dizem que pode ser mais) terão CIRROSE HEPÁTICA.

6. Cerca de 5% dos pacientes poderão evoluir para câncer de fígado.

7. A DOENÇA É GRANDE – TEM MAIS DE 3 MILHÕES DE PORTADORES NO BRASIL, 5 MILHÕES NOS EUA E 180 MILHÕES NO MUNDO.

8. Mas a doença é absurdamente desconhecida. Quando se pergunta por ela, a maioria das pessoas mal ouviu falar e, no máximo, a associarão à outra Hepatite, a A, que é leve e que hoje já é sabidamente curável em 1 mês, sozinha.

9. A DOENÇA MATA. Mas as mortes dela decorrentes não são divulgadas. Os óbitos são, geralmente, atribuídos a outras causas, como Cirrose (que, na verdade, é uma consequência) ou falência de órgãos, hemorragia no esôfago, câncer de fígado etc.

10. A doença não é uma epidemia que está se propagando. Ficando, nesse caso, restrita a situações isoladas de contágio em massa, como no Egito (onde a transmissão ainda é grande). Mas ela é um SALDO de um problema ocorrido nas décadas passadas. E que se instalou em uma geração.

E entre todos esses aspectos, um me desafia a inteligência e o senso de justiça. O fato de o portador não ter a oportunidade, o <u>DIREITO DE SABER</u> que está doente.

Tudo isso me motivou a **LUTAR PELA CAUSA**.

E decidi que iria me devotar a isso. Eu, que já trabalhava com assuntos sociais, sendo presidente de uma associação de ajuda às crianças com câncer e também especialista em *marketing*, proprietário de uma agência que tinha grande expertise em *fundraising*.

E, assim, montei a **ABPH - ASSOCIAÇÃO BRASILEIRA DOS PORTADORES DE HEPATITE**.

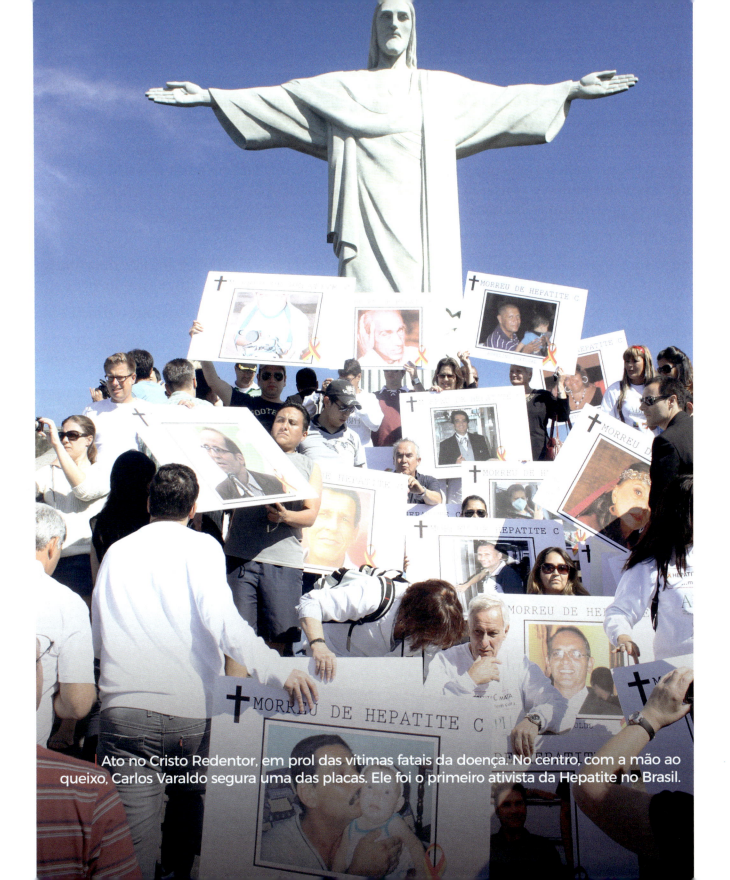

Ato no Cristo Redentor, em prol das vítimas fatais da doença. No centro, com a mão ao queixo, Carlos Varaldo segura uma das placas. Ele foi o primeiro ativista da Hepatite no Brasil.

A ABPH

Fundei-a com meu fiel companheiro de vários anos, Alexandre Ferreira. **E fiz um voto de trabalhar pela causa**, de corrigir as injustiças, de ajudar meus companheiros de doença **até o final de minhas forças**, ou o final do vírus no mundo.

Nesse voto, prometi a Deus que **não visaria ganhar e nem aceitaria ganhar NEM UM CENTAVO que fosse derivado da causa da Hepatite. Que trabalharia de graça** e poria a minha agência de *marketing* para também trabalhar sem qualquer lucro obtido daí.

Nesse voto acompanhou-me o Alexandre.

E seguiram-me na dedicação diversas pessoas, como a minha ex-esposa e mãe de dois filhos, Virgínia Alves, que viu todo o meu sofrimento e o de tantas pessoas que se vitimaram do vírus.

A ABPH surgia, assim, de uma célula forte. Bonita. Imaculada e PURA. Com o único objetivo de se fazer o BEM.

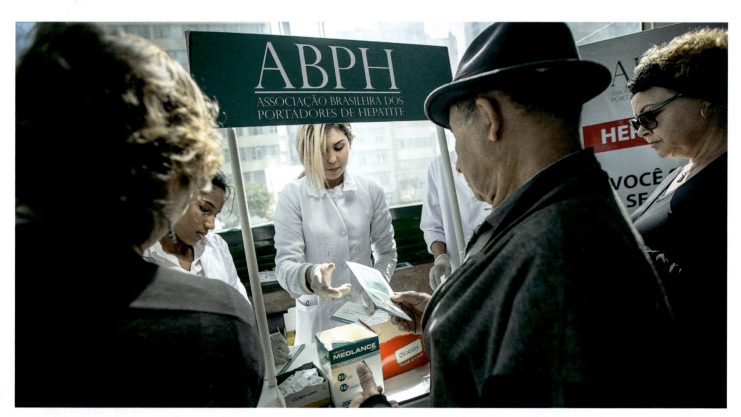

| Primeiras testagens, em São Paulo.

O LANÇAMENTO DA ABPH

Tivemos o melhor padrinho de todos para um início de uma luta tão longa e dura – **O CRISTO REDENTOR**.

Como minha agência de *marketing* tinha relacionamento com a Arquidiocese do Rio de Janeiro, pois fazia campanhas de *marketing* para ela, resolvi pedir ao querido Padre Omar Raposo, o guardião do Cristo, que o pudesse iluminar de vermelho e amarelo para nós, no dia 19 de maio de 2012.

Ele respondeu, em curta mensagem no celular: "Diga-me quando, e o iluminaremos".

Assim foi.

Naquela noite, reunimos um pequeno grupo aos pés da estátua do Cristo Redentor. Realizou-se uma missa celebrada pelo próprio padre Omar e "*voilá*" – iluminou-se o maravilhoso monumento.

E foi como se o Redentor nos abençoasse, que lançasse, Ele próprio, essa missão tão linda e importante – que era a de se combater a HEPATITE.

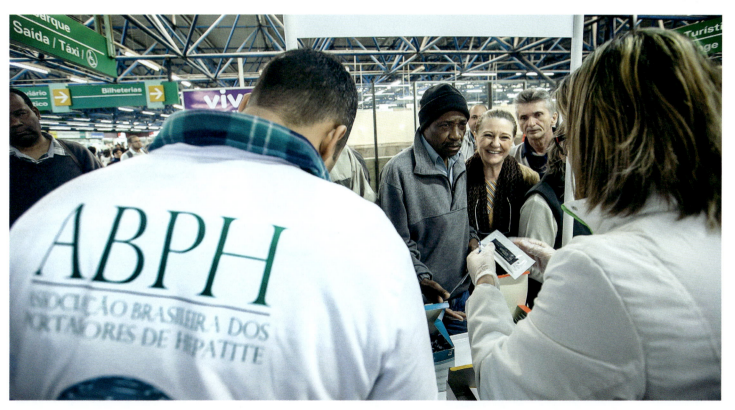

| Testagem em metrô de São Paulo.

AÇÕES DA ABPH

Formou-se uma grande associação, uma entidade que arregimentou cerca de 500 mil doadores, graças ao esforço de *marketing* de minha agência. Mandamos cartas. Pedimos doações. E 100% do resultado das campanhas vão para a causa.

DIVULGAÇÃO DA HEPATITE

Um dos primeiros passos que precisou ser dado, no Brasil, foi o de tornar conhecida essa monstrenga de milhões de doentes, cuja cara ninguém conhecia.

Para isso eu abordei diversos programas de televisão, rádio etc. e consegui espaço para dar diversas entrevistas. Entre elas, aparições importantes, como no Jô Soares, Globo News e outras, que somam mais de 150.

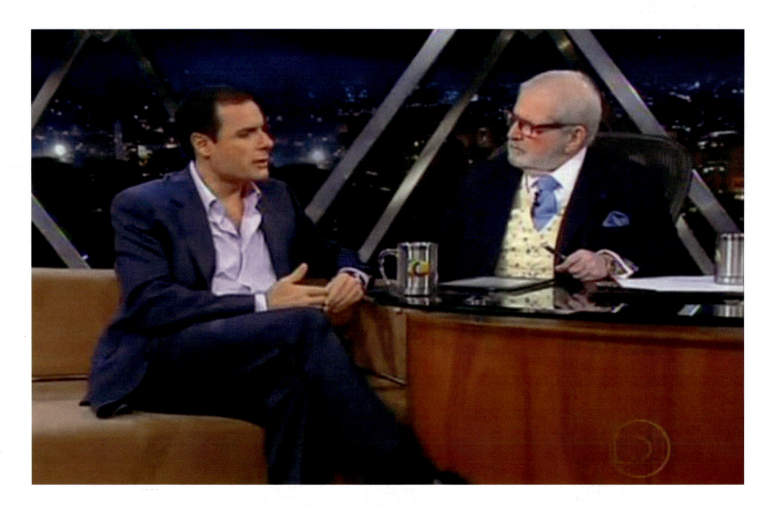

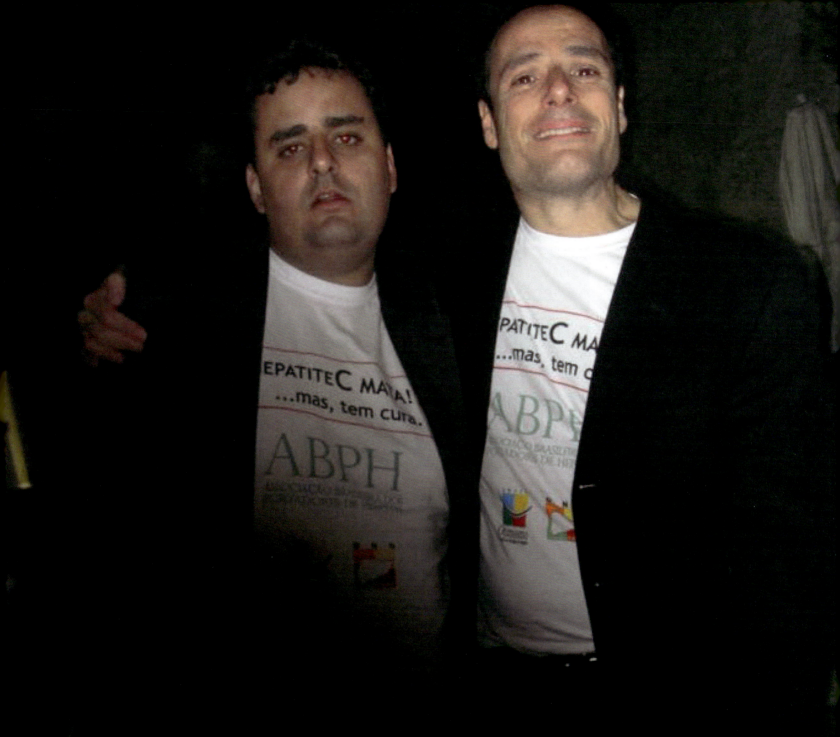

| Emocionados, quando iluminamos o Cristo Redentor com as cores da causa da Hepatite. Eu fiz um voto – trabalhar até o final das minhas forças para ajudar os que necessitam. Meu grande e fiel amigo e companheiro de trabalho, Alexandre Ferreira, mesmo sem ter a doença, acompanhou-me no voto.

Além disso, a ABPH conseguiu espaço em diversos jornais e revistas, em matérias sobre a doença.

E cada pedrinha ia compondo o imenso forte que necessitava (e ainda necessita) ser construído para tirar a ignorância sobre a causa.

Eu acredito que as pessoas que deram o nome de Hepatite B e Hepatite C às doenças foram extremamente infelizes, no ponto de vista de *marketing*. Pois toda vez que se fala de Hepatite, tende-se a pensar na Hepatite A. Isso causa uma grande confusão e prejudica o impacto da causa, dando uma imagem suave (por causa da outra Hepatite), ao invés de trazer espanto, associando a doença à possibilidade de morrer.

Eu, como homem de *marketing*, a teria batizado com outro nome, talvez de Mal de Houghton (descobridor da doença), ou até algum nome mais simples, mas que fosse único, diferente e falasse e impactasse por si só.

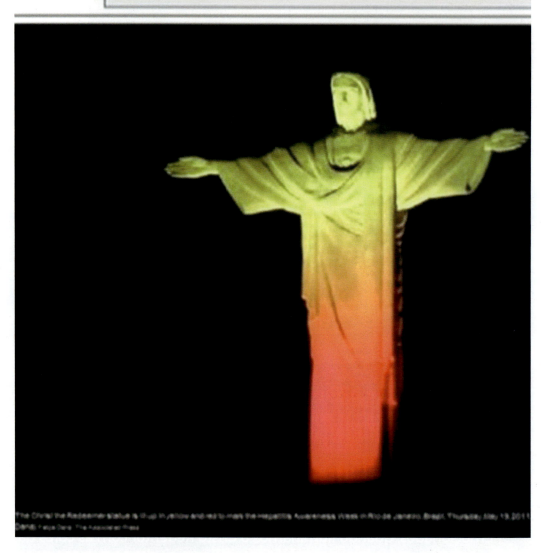

| O Cristo iluminado em notícia do Washington Post – EUA.

26

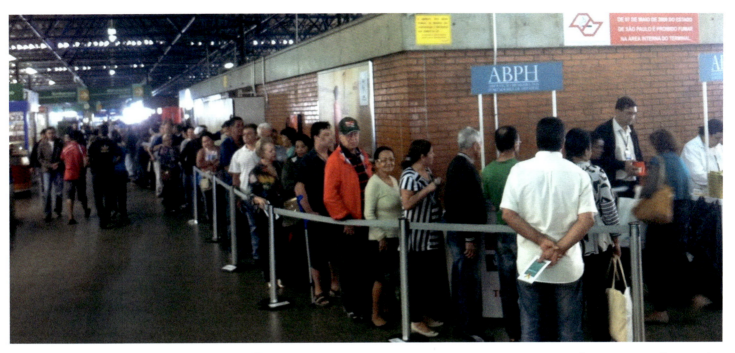

| O povo formando filas para se testar no Metrô Bresser, São Paulo.

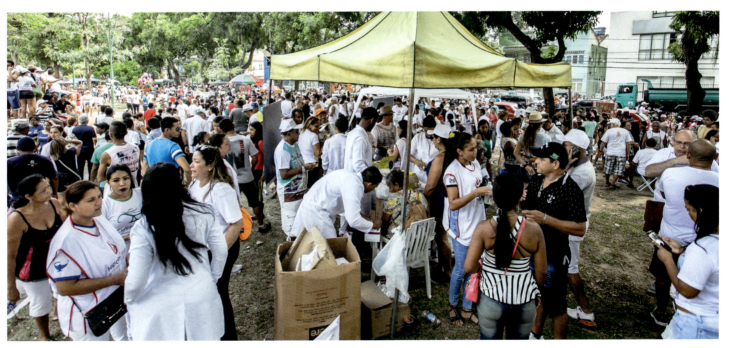

| Testamos multidões contra a Hepatite C, em todo o país.

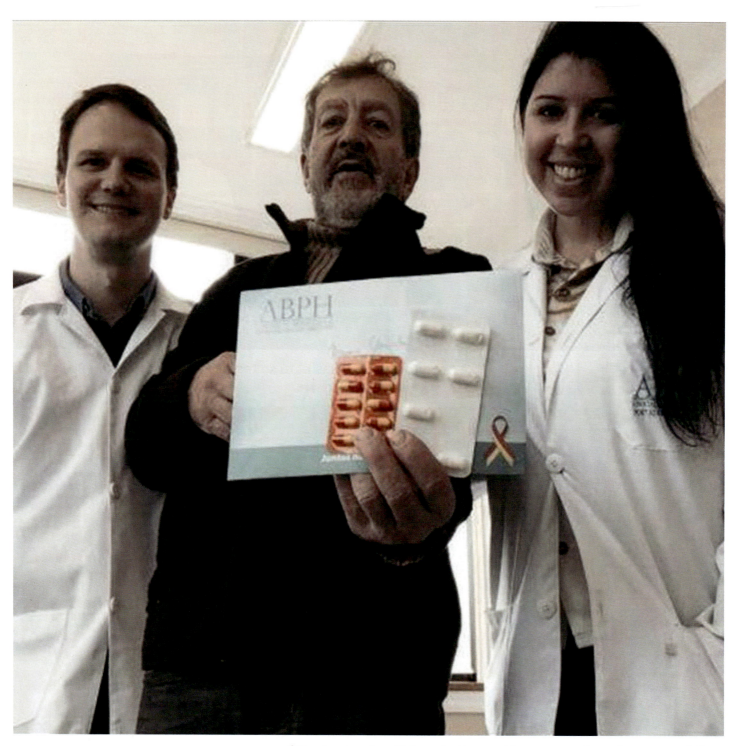

| Paciente da clínica de Porto Alegre, recebendo os remédios.

MEU IRMÃO DE HEPATITE (continuação)

Um certo dia, voltando a pé do trabalho, hora de rush entre os transeuntes, São Paulo vinha agitada e apressada, rumo ao descanso. Ao atravessar a rua, eu miro um homem que passa por mim sem me notar, mas cuja fisionomia me havia afixado na memória.

Seria ele???

Aquele homem de rua, que eu encontrei há seis meses? Antes do meu tratamento??? Mas... está muito sujo, ele não tinha tanta aparência de andarilho assim. Mas... será?

Meu Deus! É ele, sim! Só pode ser. Girei, sem completar a travessia e saí a passos largos atrás do moço. Dessa vez, vou propor ajuda a ele! Não posso deixá-lo vagar por aí, assim, abandonado, sem tratamento.

— Ei, você não é o cara que tinha Hepatite? Que me parou um dia na Paulista?

Ele me olhou de cima a baixo. Ele, com roupinha surrada e maltrapilha, olhos ainda mais esbugalhados, barba já um pouco branca, abandonada na cara, já exibindo os mais de 50 anos que devia ter... — Sim, disse. — Sou eu, sim. E você?

Eu, de terno, ao estilo paulista, executivo, típico da região, gravata que me emprestava certa seriedade... — Eu... sou aquele que disse que também tinha a sua doença! Eu estou me tratando! Eu comecei já o tratamento. E já zerei o vírus! E, veja, estou bem! Não aconteceu nada!

— Hein? Mas... você não morreu? Isso não tem cura... Quando eu fui lá, o médico falou que...

— Não!!! Interrompi. — Tem cura, sim! E é possível. É que o remédio é duro. Tem que ser forte pra aguentar. Mas... tem CURA! Olha... eu quero te ajudar! Quero ajudar você a se tratar também! Você pode se curar, irmão! Como você se chama?

— Luís Carlos, disse. Dessa vez, muito espantado com o que acabara de ouvir...

— Luís, eu quero te ajudar! Você vai se curar!!! Mas você não pode fazer esse tratamento morando na rua. Se você quiser, a gente vai te ajudar, mas a gente tem que pôr você em algum lugar. Tem que arrumar um lugar para você ficar. E a gente te arruma médico, remédio e tratamento. Mas... você tem que querer. Tem que deixar a gente te ajudar. O que você acha?

— Então eu não vou morrer???

— Claro que não!

— Eu... vou me curar??? Mas... será, meu Deus?

— Vai! Vai, sim! Deus é pai!

E, naquele instante, as lágrimas vieram-lhe aos olhos sofridos da rua, da luta, da dureza que o destino lhe impusera. E eu mal contive as minhas e, num ato espontâneo, nos abraçamos e ali ficamos, unidos na irmandade da doença e do acaso que nos juntara, o mendigo e o executivo, o incluso e o marginalizado. O aceito e o repugnado. Talvez para os que passavam... Não para nós. Nós éramos IRMÃOS. E nos abraçamos. E choramos juntos no pedido a Deus. Que nos curasse, a ambos. Que abençoasse aquela união. Aquele pacto. Aquela busca para o bem.

— Luís, eu disse – saindo do rápido transe, nós precisamos nos encontrar amanhã. Pode ser? Você promete? Eu vou passar aqui nessa esquina da Alameda Santos à 1 hora da tarde. E a gente vai te levar pra algum lugar. Vamos cuidar de você.

E me despedi... E fui. Mas sem deixar de pensar, no caminho, se ele realmente voltaria. Se ele, em sua neurose urbana, que lhe deixava poucos instantes de lucidez, teria o bom senso de regressar ali. Na hora em que a gente marcou. Na esquina da Alameda Santos. Para que nós começássemos a sua longa jornada de tratamento médico...

Não...! Ele não vai voltar. Ele é da rua! Ele está perturbado!

Droga! Eu errei de novo. Ele não vai voltar. Por que eu não dei um jeito de já arrumar um lugar pra ele hoje mesmo?! Deixei-o escapar das minhas mãos de novo!!! Pobre homem. Sem ninguém.

No dia seguinte, fui ao local. Claro, eu estava ciente de que ele não retornaria. Que inocência a minha...

Na esquina, uma figura alta. Cabelos longos, parado, inquieto, com uma sacolinha pendurada aos ombros.

Luís me esperava.

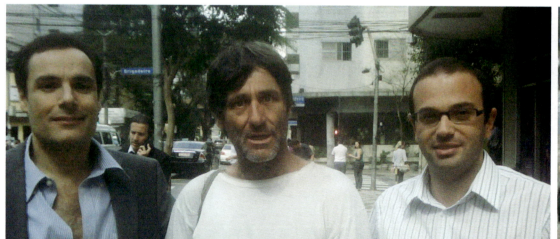
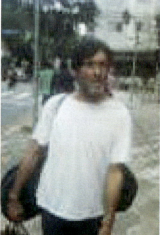

| Luís foi à esquina, na hora marcada, para iniciarmos a longa jornada rumo à sua Cura. Continua.

O AMOR PELA CAUSA ME AJUDOU NA SEGUNDA FASE DO TRATAMENTO

Enquanto desenvolvia todo esse trabalho com a associação, ao mesmo tempo eu me tratava, arrastando-me por onde passasse, enfrentando a terrível fadiga, anemia, falta de ar e todos os sintomas do Interferon e Ribavirina, de novo.

Mas a ABPH e o contato com os pacientes me animavam, me mantinham "aceso". Eu fazia questão de dar "consultas" a todos que me procuravam pelo Facebook etc. (nossa página de Facebook chegou à marca de 160 mil seguidores). Eu ouvia sobre cada caso, aconselhava, explicava sobre a doença e suas evoluções etc., e tudo isso me motivava e me mantinha esperançoso na luta. Era como se a luta pelos outros fosse trazer a minha própria CURA.

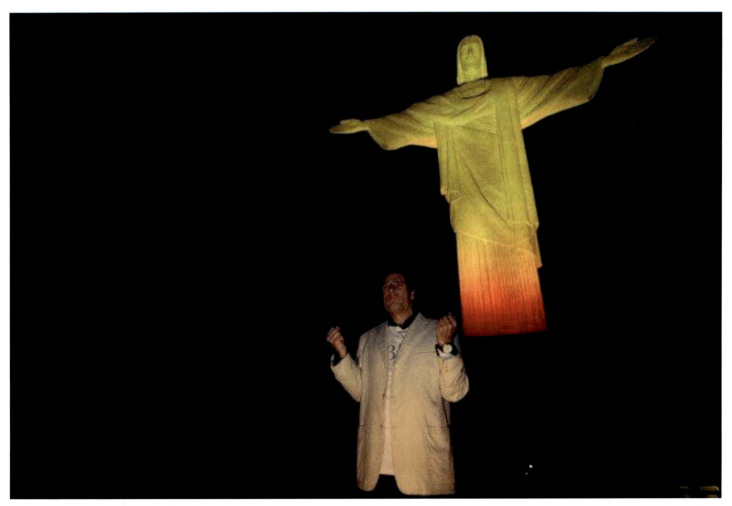

| Discursando aos pés do Cristo Redentor, iluminado para a causa da Hepatite.

AS CLÍNICAS GRATUITAS DA ABPH

Uma das formas que encontramos de ajudar os pacientes de Hepatite C foi a de montar clínicas de atendimento gratuito para eles.

Meus "irmãos de Hepatite" (como comecei a chamá-los) passaram a ter, gratuitamente, uma clínica no coração de São Paulo. Nessa clínica, com um esforço inicial, foi adquirida uma máquina moderníssima, importada, chamada FibroScan®. A máquina era, na época, uma grande novidade, inexistente na rede de atendimento público, disponível apenas a custos altíssimos em clínicas particulares e até hoje realiza o importante exame de "ler" o estágio do fígado. Em rápidos minutos, sem qualquer invasão, como se fosse um ultrassom, revela ao examinador o grau de Fibrose em que o paciente se encontra e se, porventura, já tem Cirrose.

Até a introdução dessa máquina, todos os pacientes teriam que se submeter ao exame de biópsia de fígado, internando-se, tomando anestesia (geral, em muitos casos) e extraindo um pedaço do órgão para a análise. Tudo isso para se realizar a mesma coisa que nossa máquina faz em 5 minutos, sem qualquer invasão ou risco.

A iniciativa foi um verdadeiro sucesso. E atraiu gente dos quatro cantos do Brasil.

Após um ano de operação dessa clínica (foi aberta no início de 2013), nós resolvemos abrir mais duas.

E, assim, inauguramos no mesmo dia, simultaneamente, uma clínica no **Rio de Janeiro** e outra em **Porto Alegre**, em dezembro de 2014.

Um ano mais tarde, abrimos a quarta e a quinta clínicas gratuitas – nas cidades de **Fortaleza** e **Belo Horizonte**.

As clínicas são instaladas em locais nobres de cada cidade – Jardins, Ipanema, Moinhos de Vento, Savassi, Aldeota e contam com médicos hepatologistas, radiologistas, enfermeiros e exames.

Até a presente data, contamos com 3 anos de atendimento em São Paulo e 2 anos no Rio de Janeiro e Porto Alegre. E já são mais de 30 mil pacientes atendidos.

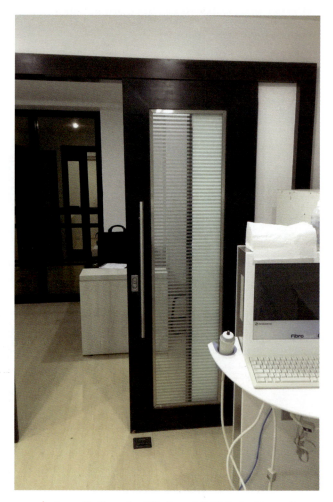

| A sofisticada Clínica ABPH de Fortaleza.

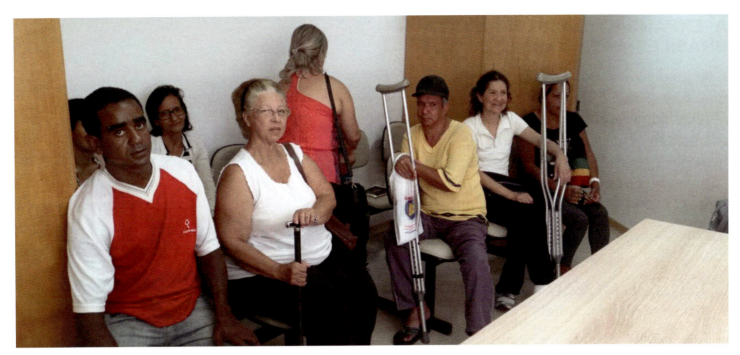
| Clínica ABPH de Belo Horizonte.

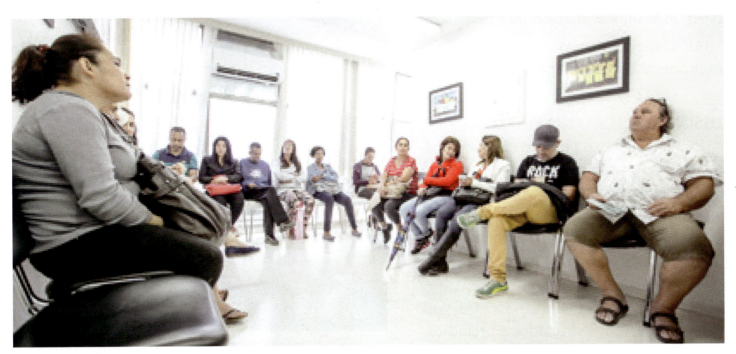
| Com meus "irmãos de Hepatite" na clínica ABPH de São Paulo.

A EXPANSÃO DA EXPERIÊNCIA BRASILEIRA PELO MUNDO

O modelo de clínicas gratuitas com exames FibroScan® e médicos hepatologistas obteve tanta aceitação, que resolvemos expandi-lo. Afinal, o que funciona para o bem deve ser expandido. Por isso tencionamos abrir clínicas semelhantes em todo o Brasil e em diversas partes do mundo.

Que Deus nos proteja nessa missão.

CLÍNICA NO MÉXICO
A primeira internacional

Escolhemos o povo mexicano, por sua bondade e pelo carinho que eles têm pelo brasileiro, para ser o primeiro beneficiado recebendo as clínicas gratuitas internacionais.

A Cidade do México será o local de nossa primeira atividade no México.

DISCRIMINAÇÃO NO MÉXICO

Paradoxalmente, o primeiro caso de discriminação que viemos a sofrer pela Hepatite, em todos esses anos em que convivemos com a causa, foi justamente no país que escolhemos para ajudar, por conta de seu povo tão bondoso.

Justamente onde os rotarianos e todos que escutaram sobre o nosso projeto mostraram-se tão tocados por nossa iniciativa, foi onde fomos vitimados e prejudicados pelo estigma e pela ignorância.

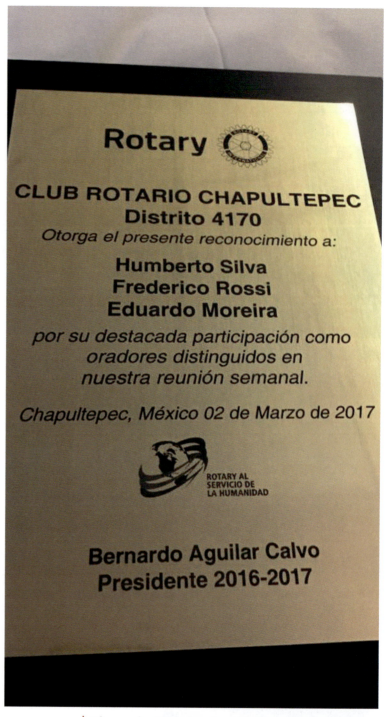

| Placa do Rotary do México, em homenagem à nossa palestra, na capital do país.

A cidade do México é um lugar extremamente difícil para se encontrar um bom escritório para alugar. Os imóveis são velhos, os prédios em más condições de segurança e conforto e as poucas boas opções são muito afastadas do centro.

Passamos uma semana inteira trabalhando na Cidade do México, com minha esposa Andrea e meus filhos Marcelo e Gabriela, ainda crianças, indo atrás das salas para alugar.

Os filhos brigando e impacientes. O trânsito parado, infernal. O clima seco. Os imóveis que não convenciam... Pois queremos sempre o que há de melhor para que possamos dar alto padrão aos nossos beneficiados. Para que eles se surpreendam. Para que se encantem com esse ato de amor. Para que pensem: Poxa vida, além de gratuito, é tudo de primeira!

Assim, procuramos os melhores bairros – Polanco, Insurgientes, região da Reforma e Avenida Presidente Masaryk.

Essa última seria o ideal para nós. Assim poderíamos seguir o padrão de estar junto às grandes marcas e grifes do mundo. Como fazemos nas 5 cidades onde estamos. Não importa se a clínica é gratuita. Não importa se pessoas pobres e simples vão a ela. Todos são meus irmãos. E eu quero que eles tenham o que é de melhor.

Assim, ao invés de simplesmente pedir a alguém que fizesse a escolha da sala no México, dedicamos a essa tarefa nosso próprio tempo e investimento. E trabalhamos muito. Mas nada de excelente aparecia.

Até que em um de nossos últimos dias na cidade, vimos um homem em cima de uma escada, acabando de afixar uma placa. Os dizeres liam "Oficina en Renta".

Parei o carro e fui perguntar. Já passava das cinco e a recepção disse que já não nos atenderiam mais. O "não" não é uma das palavras que me caem muito bem... Assim, resolvi também perguntar para os homens da escada. Um deles disse: "Parece que a moça da sala ainda está lá. Ainda não a vi descer". E eu pedi que ele tentasse um contato. O homem, que punha a placa para ela, ligou diretamente em seu celular e convenceu-a a atender os primeiros candidatos.

Subimos. Vimos a sala. Era ótima, mas enorme. Não servia.

A moça, pura bondade mexicana, nos colocou em contato com o proprietário, pois havia uma possibilidade de alugar apenas parte da enorme sala. "Fale com ele", insistiu ela.

Falamos com o proprietário e marcamos para o próximo dia. Voltamos lá. O lugar era realmente o melhor do México. O prédio era de estilo moderno, tipo um *business center* com grande recepção, catracas para entrar, monitores de telas supervisionando todos os andares e a sala, muito boa.

O proprietário, a princípio, nos atendeu bem e nos dedicou 2 horas de conversa. Resolveu conosco que dividiria a sala. Que ele próprio a repartiria conosco, pois sua firma mudaria para um espaço menor e ali seria ideal.

Ele se encantou, aparentemente, pela nossa iniciativa de ajudar o povo mexicano etc.

Firmamos um pré-contrato e deixamos 500 euros como depósito.

Deixamos o México vitoriosos e com a sensação de missão cumprida.

Já de retorno ao Brasil, recebo a comunicação do mesmo proprietário de que não mais seria possível nos alugar a sala. Alegou motivos que não faziam sentido.

Cheguei a oferecer que ficaríamos com 100% do espaço, se ele não iria mais compartilhar etc.

Ele não quis. Argumentou que não seria possível dividir. E que já até tinha alugado para outro.

Tentamos de todas as maneiras possíveis. Mas não houve jeito.

A sala, todavia, encontra-se para alugar até hoje, anunciada e tudo.

Nosso homem no México, que gerenciará nossa clínica, Sr. Salvador, disse ter escutado desse proprietário que ele se arrependeu de alugar para uma clínica de Hepatites.

E imagino que a primeira pergunta que eu havia escutado desse mesmo proprietário, se "A hepatite era coisa contagiosa?", "Se não era um negócio perigoso, que se passava fácil etc.".

Imagino que essa dúvida tenha voltado à cabeça dele. E, apesar de saber que o trabalho seria de cunho humanitário tão importante para o seu país, acabou por rejeitar a nossa vinda. E prejudicar, assim, a instalação de nossas atividades. Pois já há 2 meses estamos sem conseguir lugar para colocar a máquina, os médicos e o atendimento. E o povo mexicano, necessitado e carente, sem o atendimento gratuito que queremos a ele destinar.

Que Deus ilumine a cabeça desse homem que cometeu não só com a causa da Hepatite, mas com o seu próprio povo, um ato de discriminação ignorante e covarde. E que o ajude a não fazer mais maldades.

Centenas de pessoas deixaram de ser beneficiadas por sua maldade e incoerência.

Temos certeza, contudo, que em pouco tempo conseguiremos superar a dificuldade de nos instalar e realizaremos uma grande obra ao povo mexicano, que eu amo tanto.

Já recebemos o recurso para a compra da máquina e para começar tudo. Mas a discriminação não nos permitiu fazê-lo até o momento.

Haveremos de conseguir, em breve, se Deus quiser.

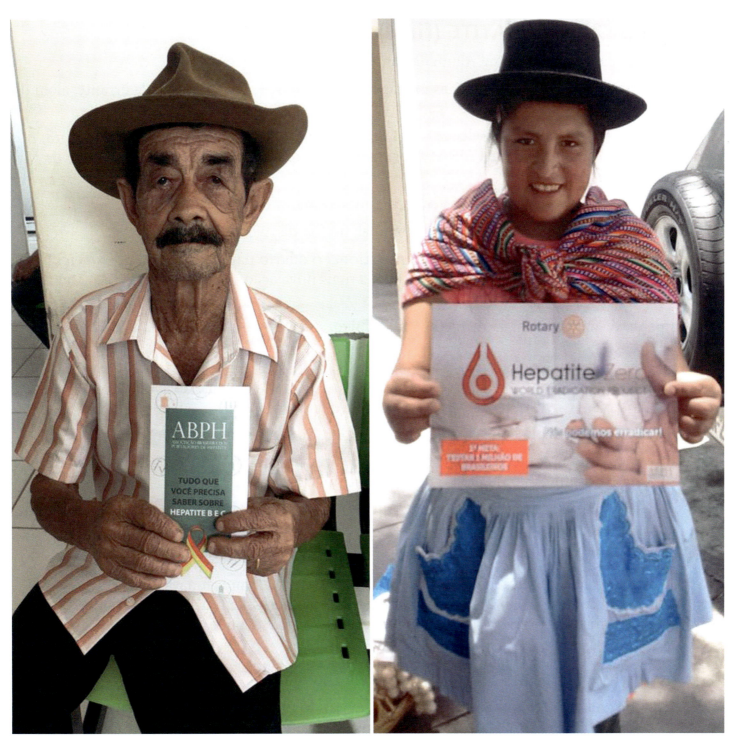

| O projeto Hepatite Zero chegou a diversos países da América Latina.

MEU IRMÃO DE HEPATITE (final)

Luís me esperava na esquina da Alameda Santos, conforme me prometera.

Sua mochilinha continha, humilde, as únicas coisas que lhe pertenciam na vida errante, além do corpo sem banho, com olhos aflitos e fígado doente.

Cumprimentei-o com alegria e disse: "Oi, Luís! Que bom que você veio! A partir de agora, nós vamos começar a sua história de CURA! A primeira coisa que temos que fazer é tirar você da rua. Achar um lugar para você ficar".

Ele concordava, com um balançar de cabeça complacente.

Assim, partimos em direção a um pequeno hotel, no fim da Avenida Paulista.

Conversei com a recepção, acertei tudo, inspecionei o quarto para ver se o atenderia etc. E pusemo-nos a planejar os primeiros detalhes daquela mais nova ação – talvez a primeira ação importante que faríamos na Hepatite.

Acompanhava-me nessa missão o meu grande amigo, sócio e vice-presidente da ABPH, Alexandre Ferreira.

— Bom, Alexandre, a coisa é a seguinte: Vamos pôr o Luís aqui por uns 3 ou 4 dias, mas o importante é que a gente consiga encontrar um lugar definitivo para ele – uma pensão, um quarto, uma casinha etc. Para que ele se sinta em uma casa, que tenha uma vida quieta e com rotina. Que tenha a tranquilidade e conforto para que ele possa aguentar o duro tratamento – argumentei.

Organizamos tudo no hotel, saímos e deixamos o recepcionista muito recomendado e com uma boa gorjeta para nos informar de tudo o que pudesse sair dos trilhos.

Mas Luís era um personagem. Uma pessoa diferente. Cativante, dócil, comunicativa, engraçada, falante, de extremo carisma.

E tudo correu muito bem.

Mas, assim mesmo, ele estava longe. Queria-o mais próximo. Me importunava a ideia de que pudéssemos, por algum motivo, voltar a perdê-lo. Deixar aquele homem que o destino me colocou à frente, provavelmente como uma missão a cumprir ou como um teste, não sei... que pudéssemos perdê-lo de vez.

Logo tratei de comprar um celular para o Luís.

E assim fomos equipando-o. E trazendo-o de volta à sociedade.

Quando cheguei em casa, fui logo ao armário, revirando todas as roupas e escolhendo as que eu poderia dar para o Luís. Afinal, por sorte tínhamos praticamente o mesmo corpo, o mesmo tamanho. Até o número de sapatos era praticamente o mesmo.

Lembro-me de ter enchido uma mala de roupas. E pus boas roupas lá, além de outras coisinhas.

Luís ficou muito emocionado ao receber as roupas.

Voltei a encontrá-lo no hotel. E já nesse regresso, encontrei-o mudado. Barbeado, banhado, parecia já um outro homem. Incrível o que um banho, um descanso, higiene, ou a falta desses, pode fazer com uma pessoa!

Ele me descrevia: "Humberrrto (arrastando o "r" como carioca que é), eu precisei parar a barba no meio, descer e comprar mais barbeador, meu irrrmão! Usei uns 5 ou 6. E quase que não dá. Hahaha".

E, logo distraindo-se com outro tema, emendou, agarrando o controle remoto da TV. "Aqui tem televisão, né? Tem até canal a cabo!!!".

— É, respondi. – Gostou daqui, Luís?

— Ô, disse ele. – Meu Deus. Jesus é pai!

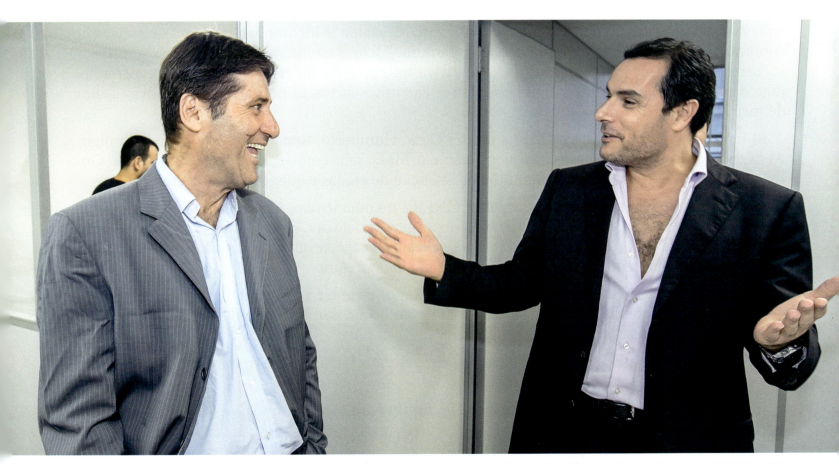

| Conversando com "meu irmão de Hepatite", na ABPH – SP.

Fiquei comovido com a gratidão que meu irmão nos mostrava, com cada item que lhe proporcionávamos. Coisinhas hoje tão simples, tão básicas. Mas ele as mirava como itens de um tesouro, que estivesse ainda, aos poucos, desembrulhando...

Quando passou às roupas, ficou muito agradecido. Era época já de frio. E as blusas que chegavam lhe seriam muito importantes...

Incumbi nossa equipe de encontrar uma pensão ou casinha para o Luís.

Uma semana depois, informaram-me que havia uma casinha, um quarto, na verdade, que lhe serviria de moradia. Quase uma casa mesmo, onde ele poderia iniciar sua nova vida.

Apenas necessitaríamos dar um depósito lá etc. e já estaria disponível a ele.

E vimos Luís alojado, já em seu lar definitivo.

Os dias se passaram. Luís tornava-se cada vez mais próximo, mais presente. Volta e meia me ligava. "Humberrrto, como você "exta", meu irrrmão?", "Olha, deixa eu falar, eu tava pensando e... Olha, eu tava muito precisando de tal coisa". "Humberrrto, desculpa te incomodar, mas será que você não compraria umas coisinhas no supermercado pra mim?". E lá ia eu, no meio do domingo, às pressas, socorrer o meu irmão de Hepatite, que aguardava na porta do supermercado. E lá percorríamos juntos os corredores, atirando vários itens para os carrinhos fartos, que abasteceriam a nova casinha de meu irmão.

Muitos chegaram a me aconselhar, a dizer: "Olha, Humberto, toma cuidado com esse homem. Abra os olhos. A gente sabe que você quer ajudar etc. Mas... sabe como é... Tem gente que abusa! Que tira proveito. Vê que você está com muito boa intenção de ajudar e quer tirar vantagem!!!".

Mas... por incrível que pareça, eu sempre CONFIEI no meu irmão. Algo inexplicável, que não fazia sentido técnico, me garantia que eu podia depositar confiança e esperança nele. Por mais que os outros narrassem experiências com ele nas quais ele demonstrasse querer explorar, ou enganar. Algo em nosso relacionamento nos mantinha em sintonia divina, pura.

Apesar de eu representar a possibilidade dos recursos e ele ter a necessidade, muitas vezes até o desespero, essa combinação, que teria tudo para desembocar numa relação de extremo consumo e oportunismo, conosco... nunca foi assim.

Luís entendeu, desde o primeiro dia, que eu e ele éramos irmãos. Que tínhamos o mesmo Pai. E que o Seu amor nos unia, num destino inexplicável.

E assim seguimos. Luís ficou mantido por nós durante muitos meses.

E, nesse interregno de tempo, procuramos deixá-lo em condições para ser atendido, preparando-o para o longo tratamento, rumo à distante Cura.

Meu irmão de Hepatite foi consultado por uma médica hepatologista chamada Mônica Valverde.

Mônica concordou em atendê-lo sem nos cobrar nada. Aliás, ela tem um coração muito bom e dedica, há anos, um dia de sua semana para atender os pacientes carentes, trabalhando de graça.

Luís fez vários exames. Seu genótipo era igual ao meu – o genótipo 3. E ele estava quase pronto. Em um de seus exames, diagnosticou-se, entretanto, também a Sífilis, a qual precisou ser tratada e curada antes de se iniciar o tratamento da Hepatite C.

Depois de várias sessões, sempre acompanhadas por nossa Virgínia, que foi peça fundamental em toda a história de Cura do Luís, ele estava finalmente pronto. Ia começar o tratamento. Tomaria a primeira injeção de Interferon.

Em um intenso convívio, no qual Luís ficou muito próximo de todos nós, foram descobertas algumas coisas ao seu respeito:

1. Ele vinha de uma família boa, no Rio. Sua mãe tinha sido grande atriz de cinema e chegou a fazer um filme com o mestre Federico Fellini. Ela ficou com problemas mentais e não reconhecia mais o filho. A mãe, contudo, era adotiva.

2. Existia um irmão de criação, também no Rio, que não se importava muito com ele.

3. Luís chegou a ser da alta sociedade. Foi casado com a filha do dono da rede de hotéis Othon. Volta e meia, ele nos dedicava alguma história pitoresca dessa época, de quando "vivia na riqueza".

4. Ele sofria de um quadro de esquizofrenia. E isso poderia agravar violentamente os efeitos colaterais do Interferon.

5. Ele era viciado em *crack*. Essa última descoberta foi, evidentemente, a que mais nos preocupou e a que mais pesou em todo o nosso convívio com ele.

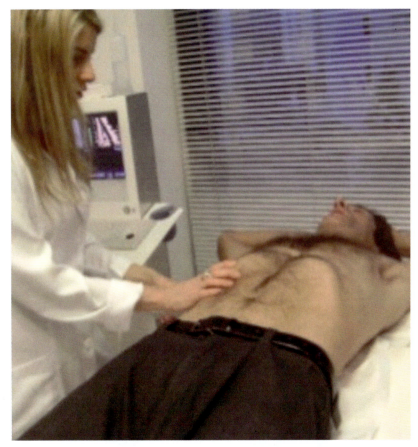

| Dra. Mônica Valverde tratou de nosso irmão com muito carinho, quando ainda não tínhamos clínicas próprias.

Largando o vício...

Conseguimos, com muita conversa, com muita tática, que Luís se conscientizasse e largasse (pelo menos temporariamente) o vício do *crack*.

E assim partíamos para o tão esperado tratamento. Fosse o que Deus quisesse.

Apenas uma coisa me preocupava muito mais do que qualquer outro fator em seu tratamento – Ele morava sozinho. Como iria enfrentar as longas horas de efeito que o remédio trazia, as neuroses, a vontade de conversar, de desabafar, de reclamar, de xingar, e mesmo a vontade de desistir de tudo.

Seria muito difícil isso, eu pensava. Como ele vai atravessar toda essa fase?

Se eu, que tenho todo o apoio de minha mulher, Andrea, escutando-me noites a fio, ficando ao meu lado, cuidando de mim como um inválido, se eu com tudo isso ainda quase não aguento esse terrível tratamento, como ele vai fazer??? Sozinho, em sua casinha? No seu quartinho... No silêncio frio das noites de São Paulo, sob o efeito da droga que mexe com todo o estado psicológico da pessoa... Como ele vai fazer??? A gente dá atenção pra ele etc., mas nós não teremos condições de estar aí com ele durante o ano inteiro, 24 horas por dia...

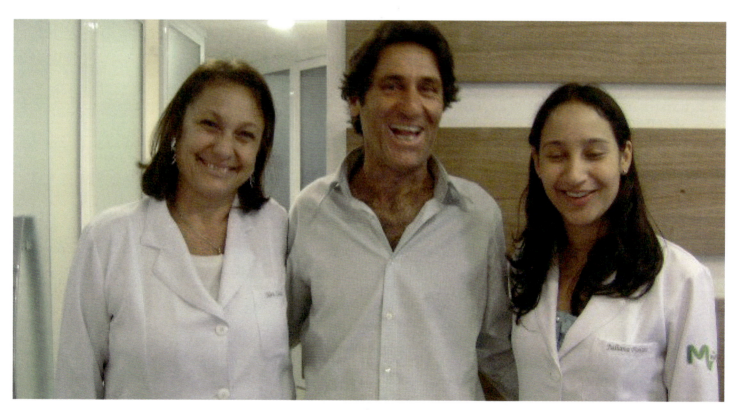

| Luís, descontraindo com a equipe da dra. Mônica.

UM ANJO EM SEU CAMINHO

Um dia, já quase às vésperas de seu tratamento começar, chega-me a seguinte notícia: "O Luís arrumou uma namorada!".

Recebi a novidade como mais um milagre, uma providência Divina, das já tantas operadas por Deus, nessa história toda de Hepatite.

A notícia era ainda melhor do que eu podia imaginar: Luís, que tinha boa aparência e ficou quase um galã com o bom trato que recebeu de nossa equipe, tinha boa lábia e fazia sucesso com as mulheres. E essa que ele conheceu parece que ficou encantada. A tal ponto que foi morar com ele.

Eu apoiei muito essa união! Dei graças ao bom Deus. Assim, incluímos (com muito bom grado) mais uma pessoa em nossa lista de assistidos. E o Luís passou a ter uma esposa.

Era uma mulher de descendência japonesa. Embora também passando alguns dias na rua etc., a mulher parecia vir de boa origem. Tinha boa cultura e sua conduta para com ele era impecável. Tratava do moço como se o houvera conhecido e esposado há décadas.

E assim, com esse apoio, chegou o dia do Interferon. E Luís tomou a primeira dose. E, apesar do suadouro, tremedeira, delírios, que sempre dá forte na primeira dose, ele aguentou! Sobreviveu ao primeiro desafio.

E o restante de todo o tratamento transcorreu em uma normalidade de um paciente qualquer, que tenha casa, mulher, carinho, recursos e muito amor.

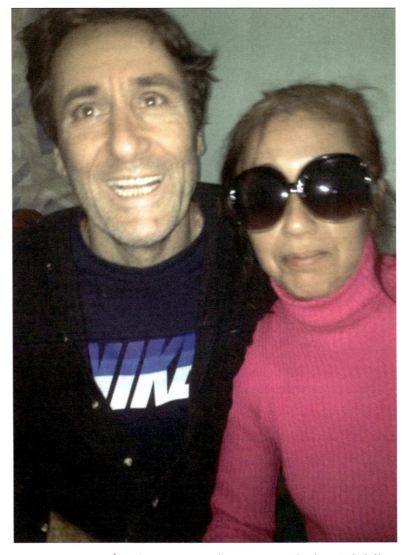

| Luís e sua então companheira, Michiko.

A MINHA CURA

Dessa vez, eu fiz o tratamento todo. Longos dias, longas semanas. Quarenta e oito, no total. Praticamente um ano inteiro, de novo... Eu contava nos dedos, riscava o calendário, antecipando a hora em que eu interrompesse o martírio. O corpo, fraquinho, já quase não aguentava mais. Eu tive, em todo o trajeto, todavia, muita ajuda, da família – meu filho Henrique, que fazia questão de estar comigo na maioria das noites em que eu tomava a injeção e começava a "viagem" dos efeitos... Minha mulher, Andrea, que tanto me ouviu conjecturar, planejar, analisar... Minha mãe, que me emprestava a força que Deus materializa em todas as mães, para situações nas quais o filho não consegue erguer-se por si próprio... Meu grande amigo Alexandre também esteve sempre ao meu lado. E todos os irmãos de Hepatite foram muito solidários e presentes.

Nesse segundo tratamento, descobri algo que me ajudou tremendamente – o fato de manter-me ativo. O corpo quase não podia com o seu próprio peso. Mas, mesmo assim, eu fazia uma sessão de corrida de meia hora, bem devagar, claro, mas fazia. Sempre antes de tomar o remédio. Isso me purificava. Além disso, no dia do remédio eu consumia de 8 a 10 litros de água para "lavar" os efeitos nocivos e me purificar.

Assim fui, entre falta de ar, tosse ininterrupta, anemia, magreza, alterações do humor, aftas etc. Até que chegou o dia. Tomei a última injeção. E arrastei-me pela derradeira semana das pílulas de Ribavirina.

No tratamento de Hepatite C, a ciência tem uma regra para decretar a Cura: Se em 12 semanas após o último remédio o vírus não tiver voltado ao organismo, o paciente pode se considerar Curado – o que os médicos chamam de Resposta Virológica Sustentada (RVS).

Nessa linda tarde ensolarada, eu aguardava a minha comida no restaurante Galetto's, na Alameda Santos... E toca o telefone. Era a minha secretária: "Humberto? Parabéns!!! Não saiu nada no exame! Você está Curado!".

Depois de quase dois anos de sofrimento, escutar uma frase assim... As lágrimas quase vieram-me, abruptas, traindo a tranquilidade anônima em que eu esperava a comida, à mesa do restaurante repleto de gente... Mas nem tive muito tempo, pois da varanda do restaurante avistei um personagem - um amigo, que passava pela rua - meu irmão de Hepatite, Luís.

Gritei a ele, chamando-o, sem me importar com os circunstantes nas outras mesas: "Luís! Luís!!!". Ele, ao me ver, entrou ao meu encontro.

— Luís, tenho uma coisa pra contar e você vai ser o primeiro a saber!!! Eu curei, Luís! Curei a Hepatite! Tô curado!!!

Luís, que por coincidência do destino, acabou também o seu tratamento na mesmíssima época que o meu – emendou: "Pois eu também tenho a mesma notícia, meu irmão!!! Eu me curei! Me deram o resultado agorinha há pouco!!!".

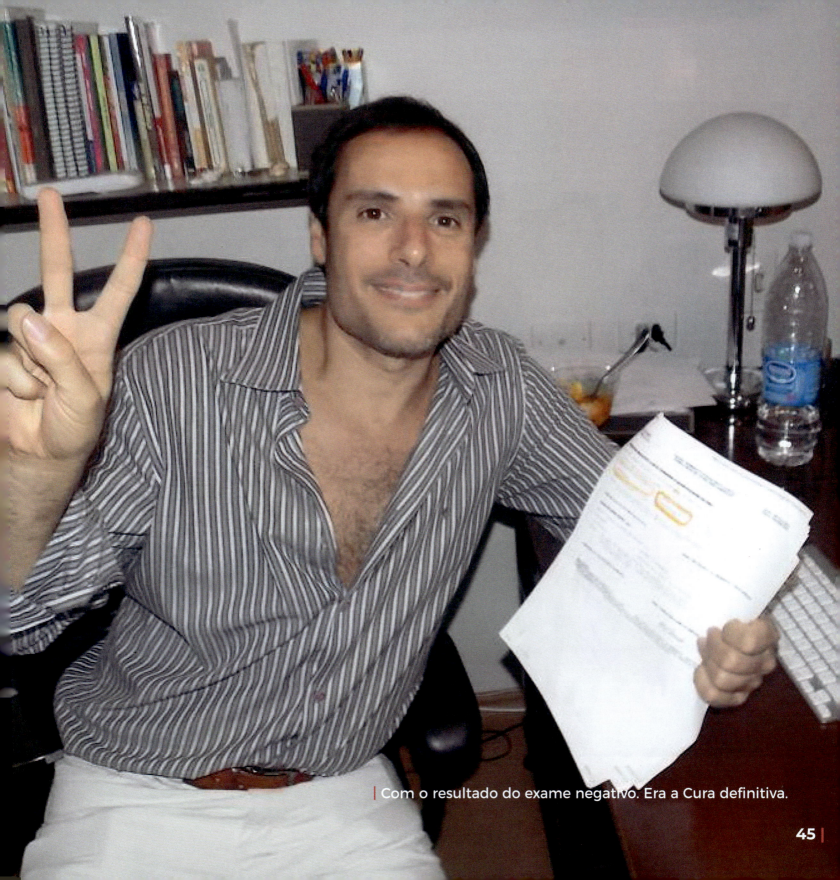

| Com o resultado do exame negativo. Era a Cura definitiva.

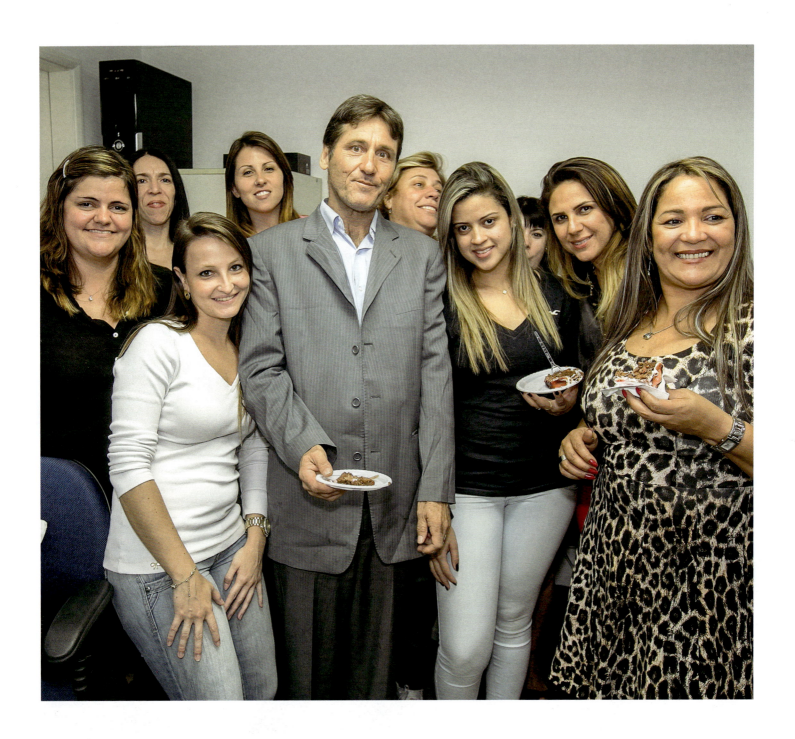

E assim, juntamo-nos outra vez, no mesmo abraço que nos houvera unido no começo de nossa história... dessa vez, CURADOS por DEUS!

Luís saiu de nossas vidas... Fizemos uma grande despedida. Todos queriam cumprimentá-lo, desejar-lhe sorte. Foram quase três anos sob nossa tutela...

Demos-lhe uma festa carinhosa de despedida. Ele usou o seu terninho, muito alegrinho e até levou sua companheira, que na rara oportunidade, por gratidão, disse, permitiria uma foto sua...

Luís voltou às ruas. Não sei se para o vício... Mas nunca mais ele me procurou para pedir ajuda, nem nada mais. Às vezes, viam-no por aí, zanzando, de novo a pedir nas calçadas. Mas sua dignidade, seu amor, sua gratidão por seu irmão, nunca lhe permitiram, por mais necessidade que talvez voltasse a ter, de vir a mim, com novos pedidos.

Luís foi um capítulo especial em minha vida, em nossa história de ajuda e simbolizou o que queremos fazer por todos que padecem desse terrível mal...

Que Deus ajude o meu irmão.

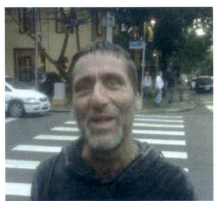
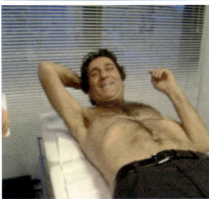
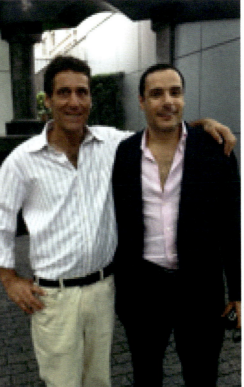
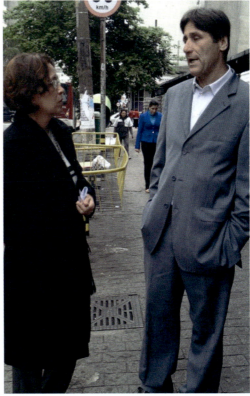

VIDA APÓS O INTERFERON...

E assim me Curei. Venci o vírus.

Bem... o vírus pode ter saído de mim. Mas a Hepatite, como causa, não. Ela me inflamou pelo resto da vida. E eu serei um eterno lutador pelos meus irmãos portadores, enquanto eu viver, enquanto tiver forças e enquanto essa doença existir no mundo. Não sossegarei até que o último paciente seja curado e que a doença seja, se Deus quiser, eliminada pelos esforços de toda a humanidade. Farei minha parte nessa luta. Darei o melhor de mim. Afinal, os portadores das Hepatites, principalmente os que não estão diagnosticados, precisam de nós. Fiz, desde então, da luta contra as Hepatites a minha missão de vida.

O LANÇAMENTO DA WORLD HEPATITIS FUND DURANTE ENTREVISTA NA ONU

Na busca incessante de expandir a ajuda para os portadores, aonde for que pudéssemos levá-la, ocorreu-nos fundar uma associação que rompesse as fronteiras de nosso país e pudesse agregar benefícios para necessitados em diversas partes do mundo. Fundei, assim, a W.H.F ou Fundo Mundial para a Hepatite.

O lançamento foi feito durante uma entrevista que eu e meus companheiros de causa, Chico Martucci e Carlos Varaldo, concedemos à Rádio ONU, na sede das Nações Unidas, em Nova York.

A cerimônia de lançamento foi muito bonita e reuniu personalidades do Egito, Índia, Paquistão, EUA, México e Inglaterra. O evento foi realizado no hotel J.W. Marriott, do Central Park de Nova York, e teve a participação da banda *Jazz for Peace*. Ao final, fizemos, cada um dos participantes, um voto de lutar incessantemente contra a doença, em cada país onde estivéssemos.

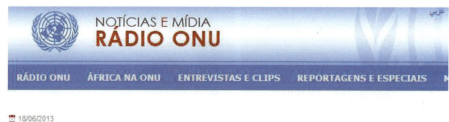

Carlos Varaldo, presidente da ONG Grupo Otimismo do Rio de Janeiro, Humberto Silva, presidente da Associação Brasileira dos Portadores de Hepatites e Francisco Martucci, presidente da ONG "C" Tem Que Saber "C" Tem Que Curar.

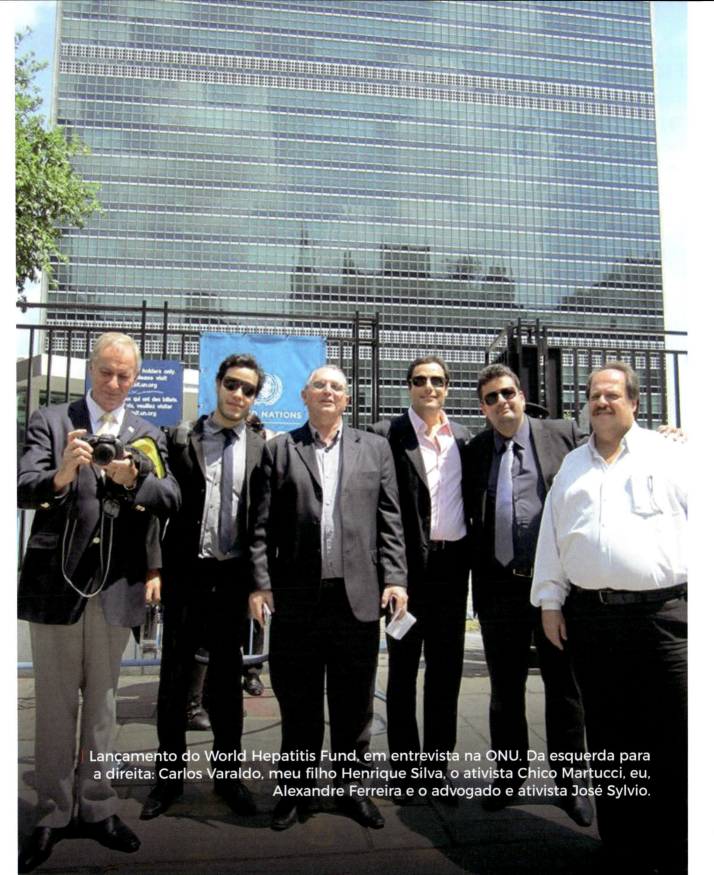

Lançamento do World Hepatitis Fund, em entrevista na ONU. Da esquerda para a direita: Carlos Varaldo, meu filho Henrique Silva, o ativista Chico Martucci, eu, Alexandre Ferreira e o advogado e ativista José Sylvio.

A FRUSTRAÇÃO INICIAL DO SONHO DA WHF

Nem tudo o que um sonhador sonha se concretiza. Pelo menos, não de imediato. O grande projeto do Fundo Mundial da Hepatite (World Hepatitis Fund) ficou dormente por alguns anos. Apenas mantendo o seu escritório virtual em Nova York.

Não conseguimos erguer a entidade. Eram muitos compromissos no Brasil. Muita coisa para se fazer. Muitos projetos. Todos urgentes. E nós... talvez sonhemos mais do que temos capacidade de realizar.

Foi apenas com a ideia da abertura das clínicas gratuitas pelo mundo, todavia, que o grande sonho do World Hepatitis Fund pode ser **retomado**.

Sempre acreditamos que os Estados Unidos eram o ponto de partida fundamental para que um projeto de envergadura mundial como esse pudesse ser implantado.

Poucos outros lugares teriam o respeito mundial como os Estados Unidos. E a cidade para isso deveria ser Nova York. E, a partir dela, retomamos o projeto do WHF.

ALTO NÍVEL DE CIRROSE HEPÁTICA

De acordo com estudos que foram obtidos por meio dos resultados estocados em nossas máquinas de FibroScan® – um nível altíssimo de Cirrose Hepática tem sido encontrado, proporcionalmente, nos pacientes que se submetem ao exame.

Cerca de 25% dos pacientes apresentam o nível F-4 (Cirrose Hepática).

Outros 20% estão avançando para a Cirrose.

FIBROSCAN® ITINERANTE PELO BRASIL

A ABPH tem saído a campo, levando o exame para lugares distantes deste grande país, às pessoas que não têm condições de vir até os grandes centros, no sul e sudeste.

Estivemos já em algumas cidades do Brasil, como Campo Grande - MS, Rio Branco – AC etc., onde a fila de pacientes esperando para realizar a biópsia era considerável. Mas, devido à escassez de atendimento na rede pública, esses pacientes chegavam a esperar mais de um ano para realizar o exame. E, sem o exame do fígado, seja a biópsia, seja o FibroScan®, eles não poderiam dar entrada no pedido dos remédios para se iniciar o tratamento.

Desse modo, quando chegamos a essas regiões e "limpamos a fila", realizando de uma só vez atendimento a centenas de pessoas, nós damos a possibilidade para que elas saibam como estão e, **assim, consigam o remédio, dando entrada no protocolo de saúde pública (SUS)**. De igual maneira, tencionamos expandir a experiência brasileira para diversos outros países do mundo.

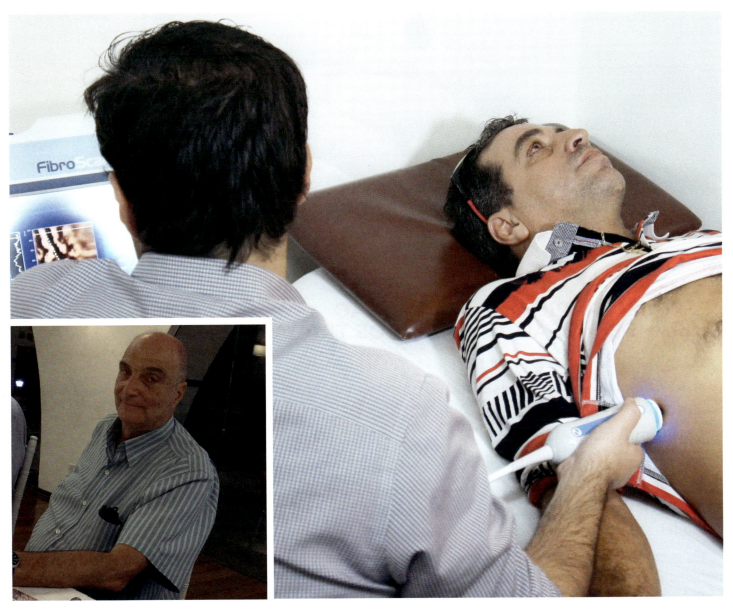

| Nosso companheiro rotariano Alexandre, morto pelo vírus da Hepatite C.

| Dr. Antonio Sérgio, nosso médico de São Paulo, realizando exame FibroScan®.

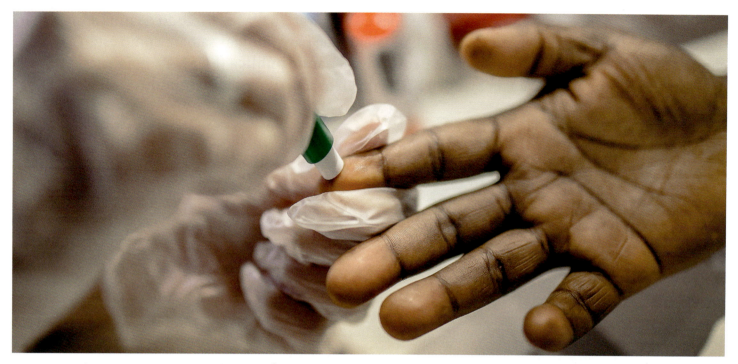

| A testagem é o único caminho para que derrotemos a doença.

TESTAGEM RÁPIDA NA POPULAÇÃO
A GRANDE MISSÃO, O MAIOR DOS TRABALHOS

A maior <u>**injustiça**</u> da causa da Hepatite C é o **SILÊNCIO**.

E nessa injustiça figuram dois elementos importantes, coautores da maldade que aflige os milhões de portadores de Hepatite B e C no mundo.

Agente maléfico 1 – O VÍRUS.

Agente maléfico 2 – As autoridades de saúde, os governos, que têm sido, até hoje, coniventes com o silêncio da doença.

O vírus é, naturalmente, um inimigo da raça humana. Tem por sua missão enganar, dissimular-se, esconder-se e alimentar-se de nossos fígados, de nossa tragédia.

Os governos, todavia, figuram na causa como "um agente duplo". Pois quando se imagina que eles estão trabalhando para o combate da doença e o auxílio das pessoas, eles estão, na verdade, e de forma unânime no mundo, contribuindo para o silêncio maldito da doença. Pois os governos permitem que a doença acometa milhões de portadores em silêncio, matando-os aos poucos, sem que esses portadores sejam diagnosticados.

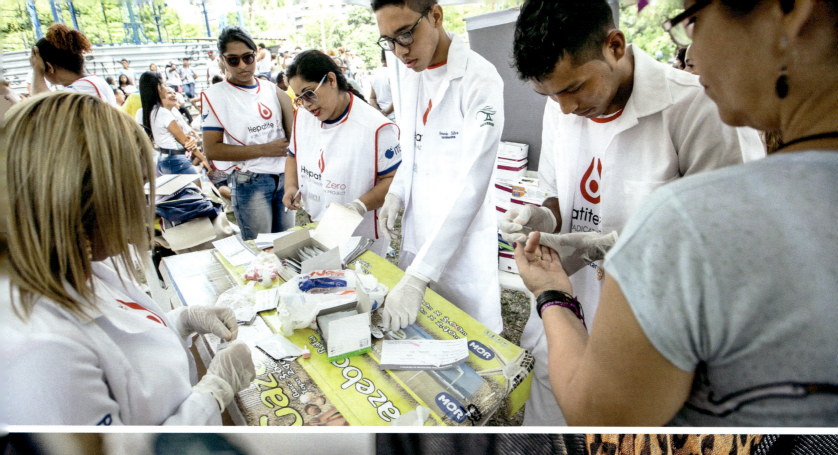
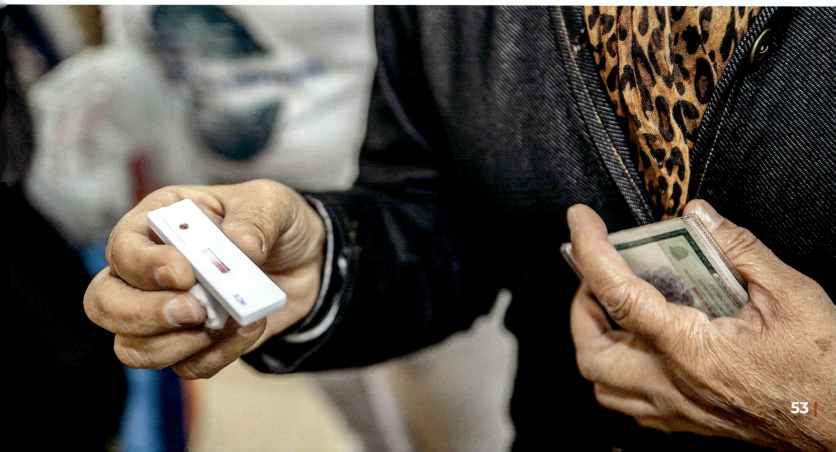

POR QUE OS GOVERNOS FAZEM ESSA MALDADE?

Imagino que a principal causa que leva os governos a não combater as Hepatites B e C seja em virtude do silêncio e da lentidão da doença.

Eles sabem que a doença mata. Eles sabem que a doença vai levar milhões ao transplante de fígado e ao câncer de fígado. Mas... quando isso vai acontecer?

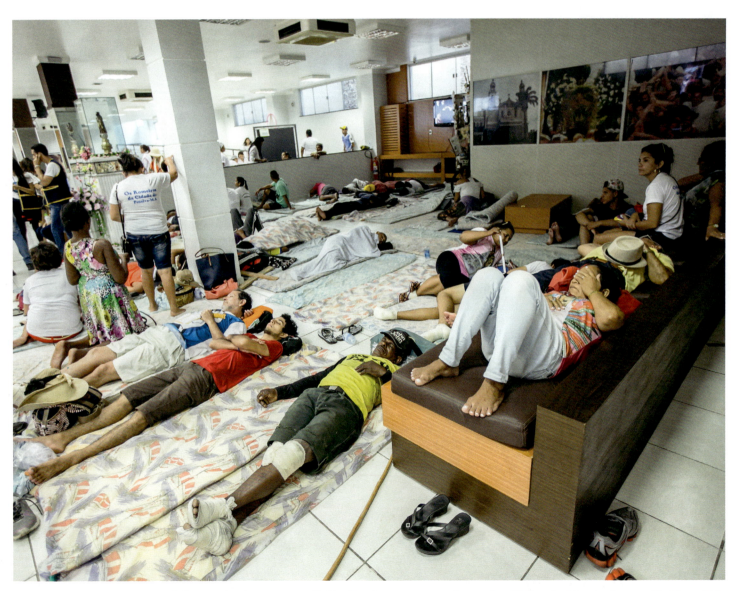

| Durante testagem feita junto aos romeiros do Círio de Nazaré, em Belém-PA.

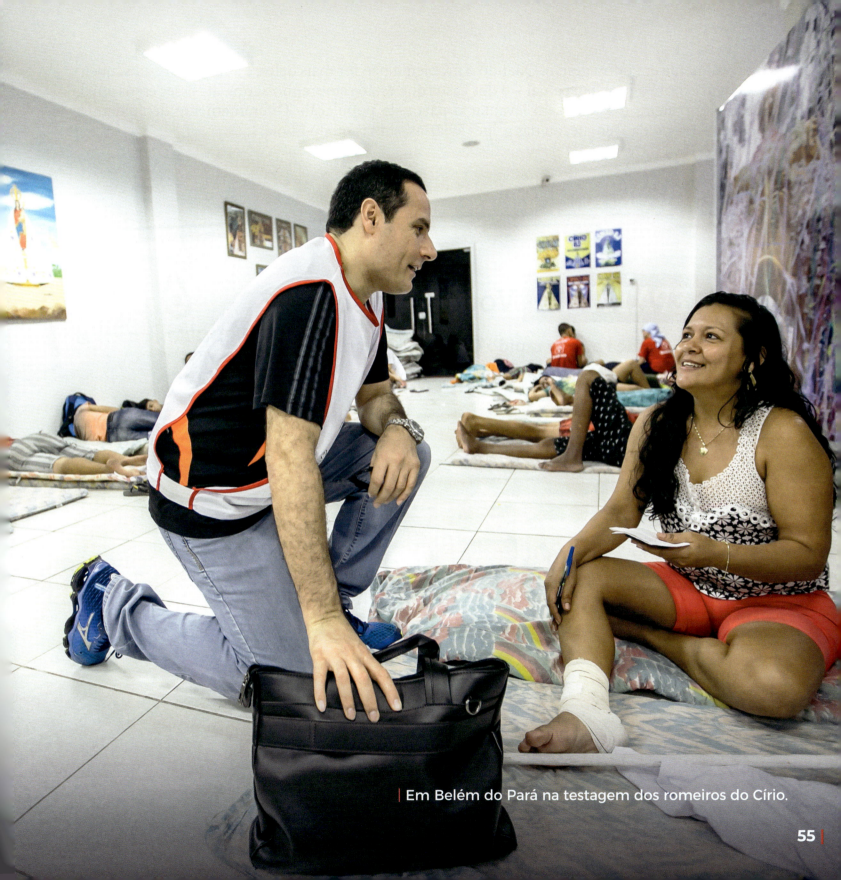

Em Belém do Pará na testagem dos romeiros do Círio.

Provavelmente em outra gestão. Quando o problema não for mais deles, e sim de seus subsequentes. Além disso, até o problema atual – o dos casos que estão estourando agora, até esses casos atuais ocorrem de maneira discreta, sem levantar o pavor da população. Diferentemente de epidemias como a da Aids ou da Dengue, ou das gripes aviárias, suínas ou do Ebola.

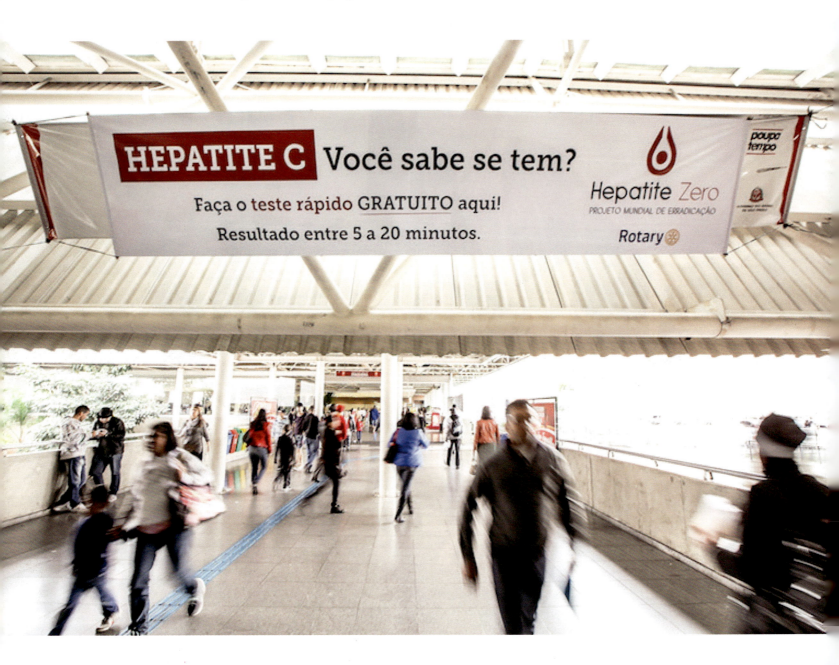

Assim, como todo e qualquer governo do mundo está sobrecarregado de problemas a resolver, o das Hepatites, por ser tão discreto e desconhecido, vai "sendo empurrado com a barriga".

Mas quem estuda a situação da causa das Hepatites B e C, principalmente dessa última, tem plena consciência de que os governos têm sido corresponsáveis pelas milhões de mortes que ocorrem no mundo, a cada ano.

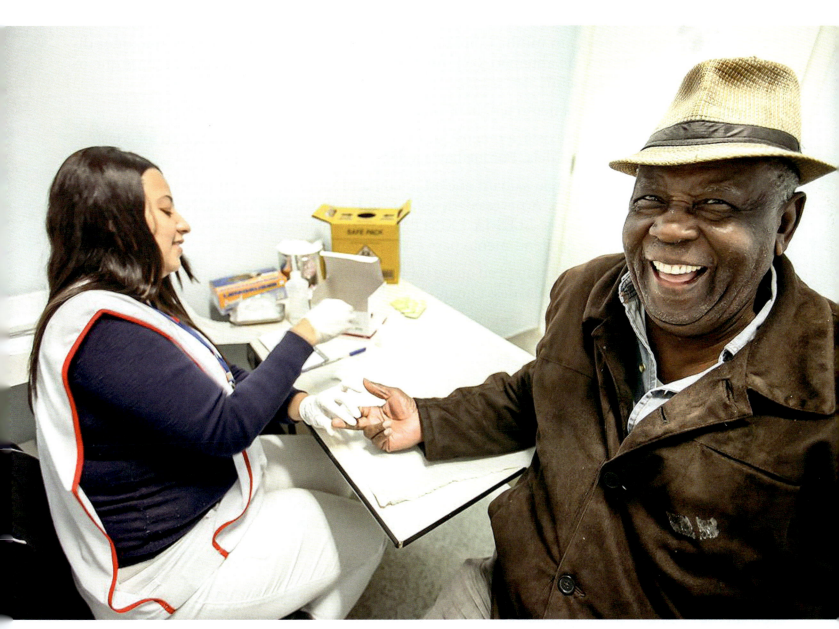

| A população é consciente e se prontifica a ser testada.

CONIVENTES DOS CONIVENTES

Muitos médicos e entidades protetoras dos direitos dos pacientes têm sido também coniventes com a política do não diagnóstico.

A desculpa (que a meu ver é um pensamento conveniente, covarde e omisso) é a de que "O que adianta descobrir os portadores, se eles não terão onde ser atendidos e nem como se tratar?".

Esse tipo de argumento é, em minha opinião, "uma beleza". "Uma maravilha". Assim, quer dizer que por não contarmos, de antemão, com uma estrutura de atendimento, deixaremos que os portadores morram em silêncio?!

Não sei se esse tipo de pensamento tem mais peso em ignorância ou em maldade...

Ora, qualquer estrutura que exista, a menos que oriunda diretamente da natureza, só foi construída porque houve a necessidade dela. Porque havia a demanda.

O fato de que os portadores não saibam que estão contaminados não substitui, não anula a realidade de que já haja a demanda. A necessidade está já aí. Já existem os doentes. Nós não estamos sugerindo que eles sejam criados. ELES JÁ EXISTEM. Logo, estamos atrasados violentamente na construção de uma estrutura de atendimento para esses pacientes.

O que vem acontecendo no mundo (e eu quase fui vítima fatal disso) é uma omissão generalizada quanto à observação dessa demanda, dessa quantidade de gente que precisa ser socorrida.

Os governos se aproveitam covardemente do fato de não estarem todos os portadores, ou seja, 95% dessa população contaminada batendo às suas portas (pois esses não sabem que carregam o vírus). E, por isso, não criam a estrutura. E por falta da estrutura construída, argumentam que não é conveniente diagnosticar.

Como se isso fosse impedir a doença de evoluir nas pessoas que estão contaminadas.

A única coisa que impedirá que a doença progrida nessas pessoas, vítimas do silêncio do vírus e do governo, é que elas descubram que estão doentes. E que, a partir disso, possam correr em busca de tratamento.

Assim, os governos em não promoverem o diagnóstico de todos que estão contaminados, vêm condenando 30% deles, pelo menos, à Cirrose, ao transplante, e desses, muitos também ao Câncer de Fígado e... à morte.

O alto custo do remédio etc. etc.

Esse é outro exemplo da situação de "quem nasceu primeiro, o ovo ou a galinha?". Ou da propaganda que ficou famosa no Brasil "Tostines vende mais porque é fresquinho, ou é fresquinho porque vende mais?".

Claro que se houvesse uma quantidade imensa de pessoas pedindo o remédio, os governos teriam que intervir e fazer alguma coisa. E os próprios laboratórios disponibilizar-se-iam a desenvolver políticas de distribuição mais justa aos povos mais carentes.

Assim, da mesma forma que somos absolutamente contrários à política de preços absurdos dos medicamentos, entendemos que mesmo os lucros dos fabricantes poderiam continuar (o que não é de todo ruim, pelo estímulo que isso produz para o descobrimento de novas drogas) mas, que PERCENTUALMENTE, *per capita*, por pessoa, o lucro dos remédios fosse modesto e possibilitasse que se tratasse toda a população. Falarei mais disso nos próximos capítulos.

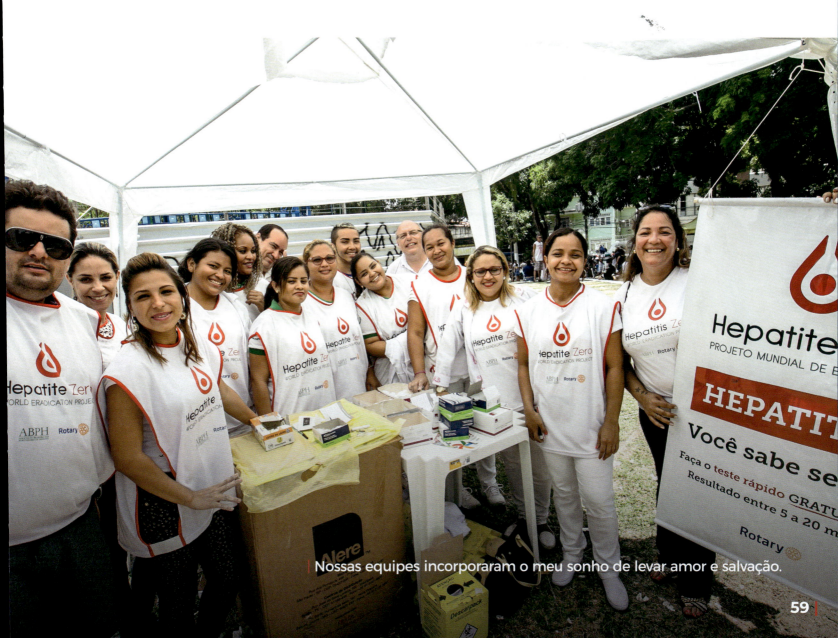

Nossas equipes incorporaram o meu sonho de levar amor e salvação.

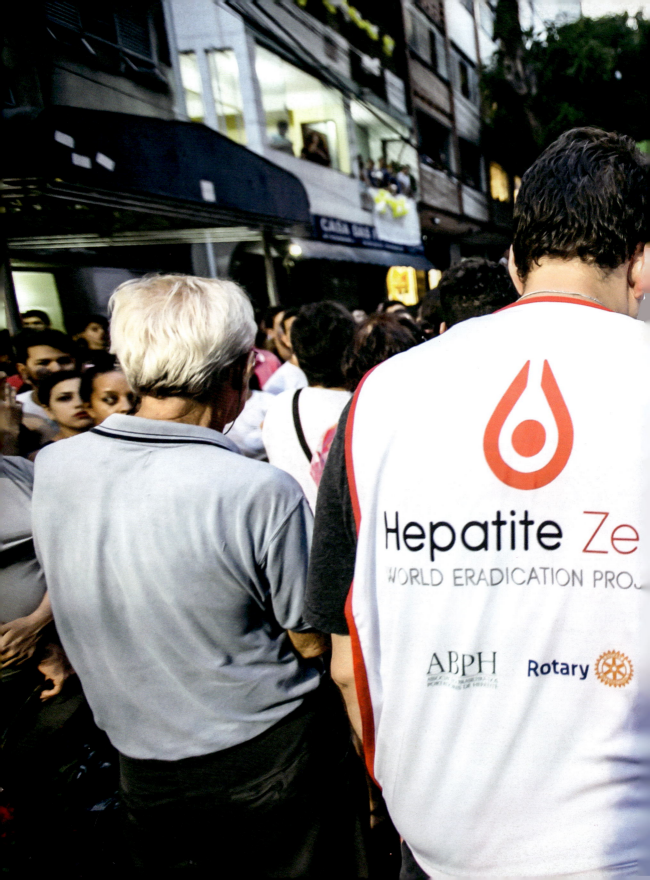

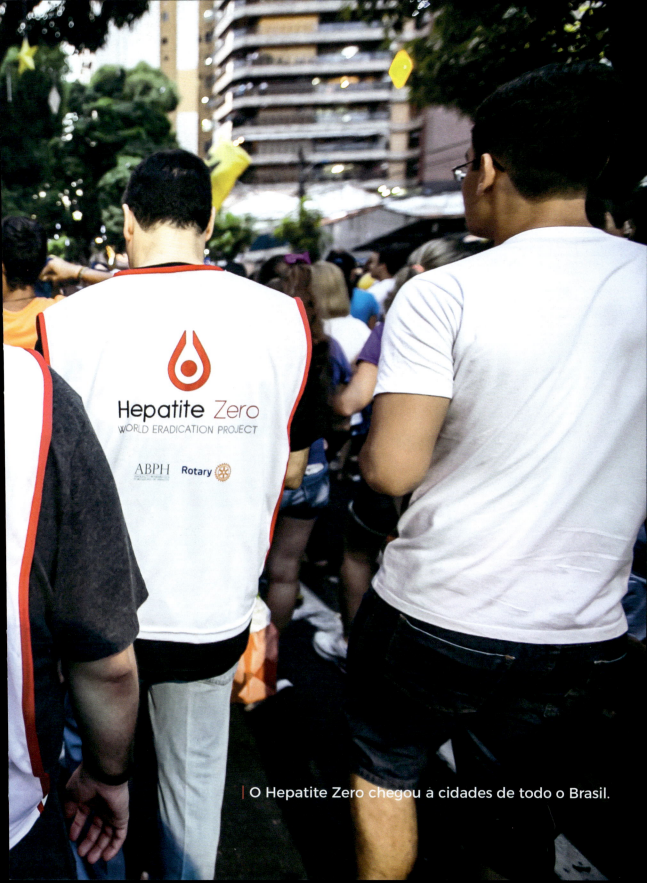

O Hepatite Zero chegou a cidades de todo o Brasil.

GILEAD DEU UM GRANDE EXEMPLO

Se, por um lado, a fabricante do remédio Sovaldi (e depois também do composto Harvoni, ambos fármacos que revolucionaram o tratamento da Hepatite C, gerando cura próxima aos 100% dos casos) recebeu duras críticas pelo altíssimo custo em que lançou os seus remédios, por outro ela deu exemplo humanitário no seu relacionamento comercial com o Egito.

O Egito é o país onde a predominância é a maior do mundo na Hepatite C - tem cerca de 10 milhões de pessoas (pelo menos) infectadas com o vírus da Hepatite C, dizem os especialistas (o governo reconhece 7 milhões).

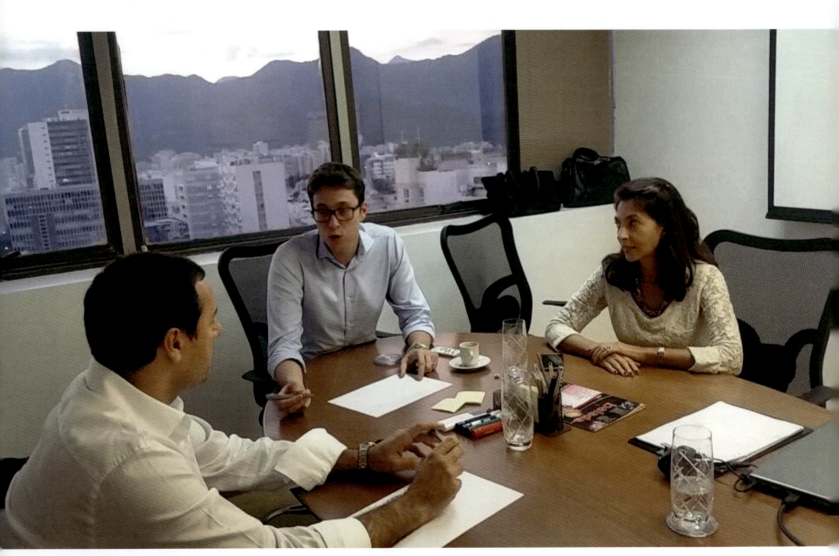

Reunião com a equipe da Gilead Brasil (Renan Rosa e dra. Fabiane El-Far), na ABPH Rio de Janeiro.

A Gilead negociou um acordo com o governo egípcio para o fornecimento de cerca de 1 milhão de tratamentos. O custo do tratamento chega, per capta, a apenas 1 por cento do custo que teve nos EUA.

Com isso, a experiência egípcia ganhou grande evolução e hoje o diagnóstico e tratamento deu um salto surpreendente.

Experiências assim devem ser copiadas e ampliadas pelo mundo, para que consigamos atingir a erradicação da doença.

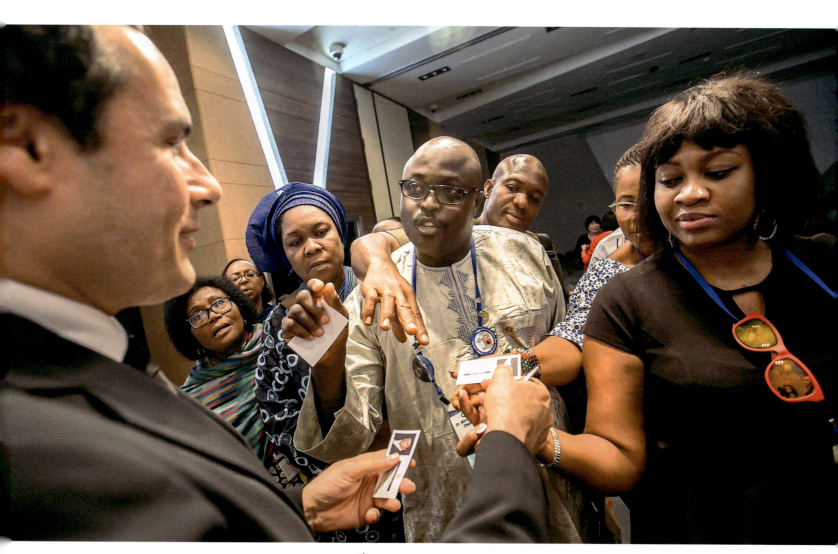

| Em Seul, Coreia, após palestra pela Hepatite Zero - Rotary.

O GENÉRICO DA ÍNDIA

Em 2015, o laboratório Gilead, detentor da patente dos revolucionários remédios para a Hepatite C (Sofosbuvir e Ledipasvir, que combinados formam o Harvoni), licenciou empresas da Índia para produzirem a versão genérica dos remédios por uma fração do preço praticado no primeiro mundo.

A Gilead compreendeu que o desafio de se diagnosticar todo o mercado consumidor em potencial na Índia (cerca de 30 milhões de pessoas) nunca poderia ser atingido por ela. Assim, muito melhor seria deixar que outros fabricantes locais pudessem ter a oportunidade de mercado e, com isso, aumentassem o número de tratamentos. Além disso, em acordo praticamente inédito, a Gilead estendeu a permissão para que a representante indiana possa comercializar o genérico em outros 90 países considerados pobres. Em troca, a Gilead receberá royalties a cada medicamento vendido.

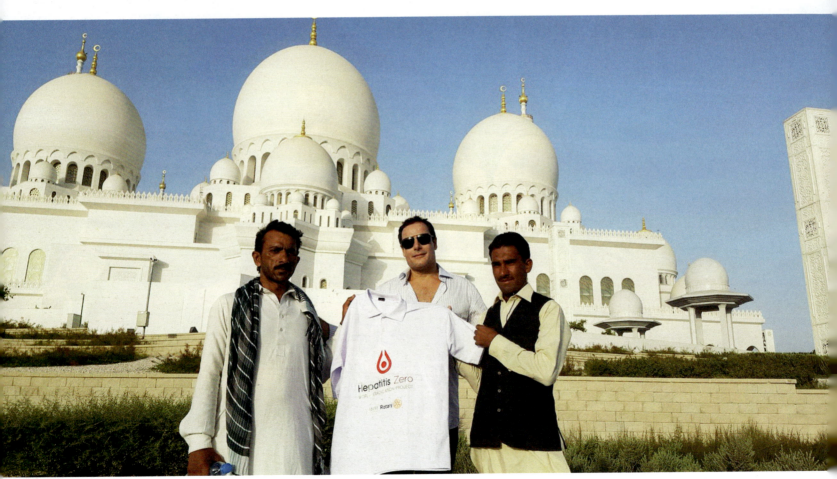

| Levando Hepatite Zero a Abu-Dhabi – Emirados Árabes.

Esse é um exemplo de favorecimento de situação para os mercados pobres, enquanto os ricos ainda lutam para a compra de cada remédio.

O preço inicial do medicamento nos EUA foi de U$ 84.000,00 ou cerca de U$ 1.000,00 por pílula consumida – já que o tratamento é de 3 meses. Isso gerou muito protesto por parte dos portadores, ativistas etc.

Se de um lado a empresa foi duramente criticada pelo preço considerado abusivo no primeiro mundo, por outro, a mesma deu novamente, nesse caso, um exemplo de democratização ao dar o acesso ao remédio para os países pobres.

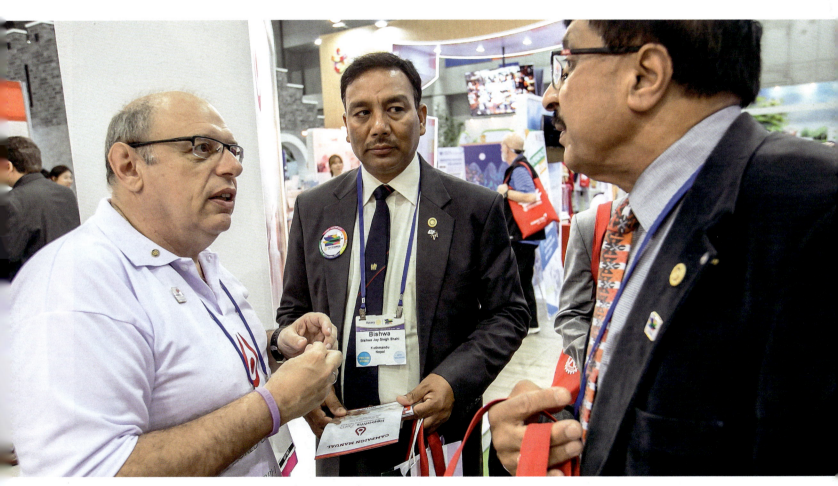

| Eduardo Lima, gerente ABPH, com grupo do Nepal.

O BRASIL E AS HEPATITES

Nosso país tem um sistema de saúde privilegiado. O SUS (Sistema Único de Saúde) foi concebido para respaldar o que determina a nossa Constituição – que a saúde é dever do Estado.

A Constituição brasileira determina que "a saúde é um direito de todos e um dever do Estado".

Assim, todos os doentes de nosso país têm direito a serem tratados gratuitamente pela rede pública de saúde.

Ocorre que há uma tremenda lacuna entre o direito de ser tratado e a obrigação de tratar – que é o silêncio da doença.

E enquanto no Brasil cerca de 3 milhões de pessoas têm o vírus da Hepatite C e outros 800 mil têm o da Hepatite B, apenas 5% dessas pessoas foram contempladas com a assistência do governo. Por quê? Simplesmente porque os portadores, sem saber que têm o vírus, não podem ir ao governo pedir um remédio.

Ninguém chegaria ao médico pedindo um remédio se não soubesse que está doente. Isso é coisa elementar.

E, atrás dessa mórbida e covarde conveniência, o governo brasileiro tem se escondido (pelo menos até o ano de 2015), cometendo uma enorme OMISSÃO DE SOCORRO.

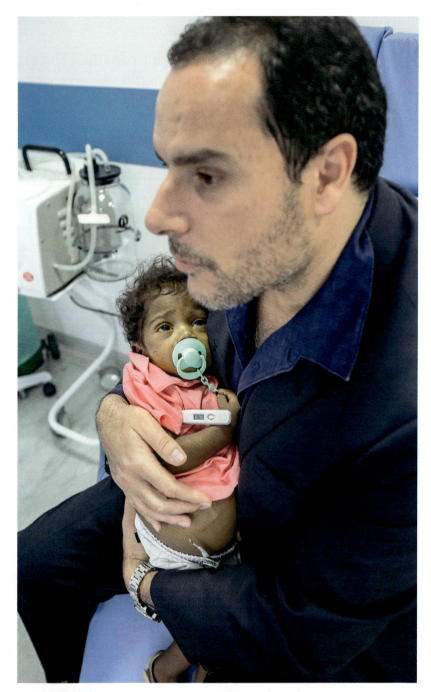

| Menininho que passou por nossa clínica, mas já em estado adiantado de problema hepático, não conseguiu voltar para o tratamento, vindo a falecer em hospital de São Paulo, semanas após a foto.

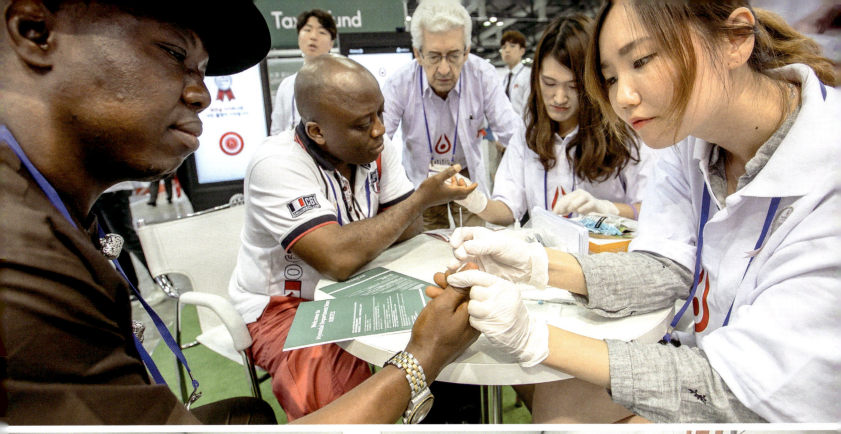
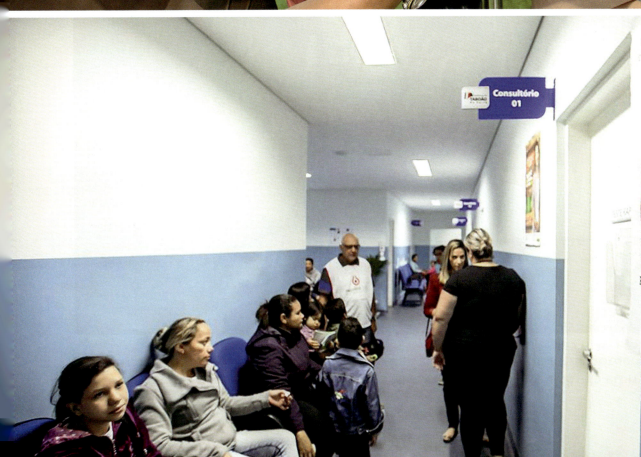
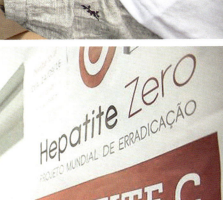

HÁ GRAUS DE OMISSÃO

Até os ruins podem ser considerados bons, se comparados aos péssimos. Assim, um ou outro governo, nesses 25 anos de conhecimento sobre o vírus, têm realizado um pouco mais do que seus companheiros péssimos.

E hoje há, no Brasil, um movimento por parte do governo que busca uma campanha tímida, pequeníssima, mas já alguma coisa, para o diagnóstico da Hepatite C.

Exceção

O presente ministro da saúde do Brasil, devo dizer, dr. Ricardo Barros, foi na direção contrária do que foi dito acima e destinou 300 mil *kits* de testagem ao projeto Hepatite Zero para que mais portadores pudessem ser diagnosticados. Perante a necessidade total, isso é pouco. Mas somos agradecidos a ele por isso.

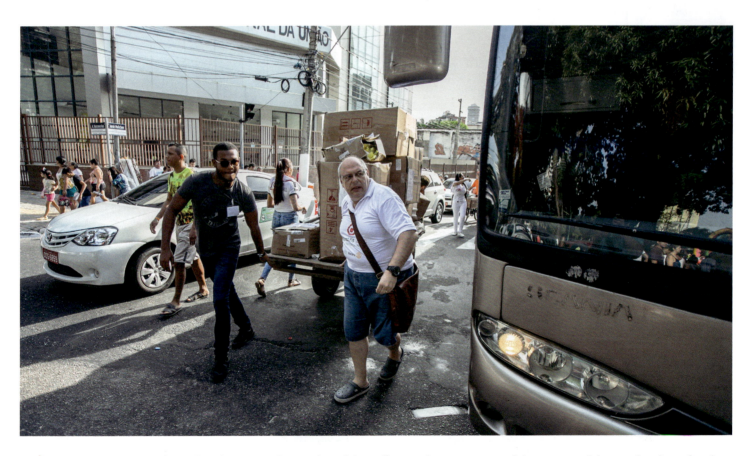

| Nosso gerente Eduardo Lima, na festa do Círio, não se deu por vencido com o bloqueio do trânsito. Arrumou uma carroça e puxou as caixas com os *kits* até a praça marcada para a testagem.

MUDANÇA DE PARADIGMA

As HEPATITES B e C têm que obter um novo paradigma. Tem-se que ficar estabelecido pela Organização Mundial de Saúde um conceito que é o básico, que é o primordial e que é, em meu entender, a *conditio sine qua non* para o enfrentamento da doença: O CONCEITO DE QUE AS HEPATITES B E C SÃO DOENÇAS SILENCIOSAS E **QUALQUER ENFRENTAMENTO DELAS TEM, NECESSARIAMENTE, QUE COMEÇAR NO DIAGNÓSTICO**.

Não podem mais os governos ficarem a esperar que o doente venha, por si só, pedir socorro após ter descoberto "quase que por milagre" que estava contaminado.

Não! Tem-se que ficar determinado em nossa sociedade a obrigatoriedade de que os governos têm de diagnosticar. Não fazer o diagnóstico, por meio de testagens em massa, é o mesmo que não enfrentar a doença, que não fazer quase nada contra ela. Afinal, apenas 5% dos infectados conseguem descobrir que têm o vírus antes das fases avançadas.

A SITUAÇÃO DA HEPATITE NO MUNDO

Este é o mapa da prevalência das Hepatites A, B e C, respectivamente, no mundo, segundo o "*chart*" apresentado pela Organização Mundial de Saúde (OMS) em 2012.

HAV - SITUAÇÃO ENDÊMICA	REGIÕES	IDADE MÉDIA DOS PACIENTES	MODO DE TRANSMISSÃO MAIS COMUM
Muito alta	África, partes da América do Sul, Oriente Médio e sudeste asiático.	Abaixo de 5	Pessoa para pessoa - água e comida contaminadas.
Alta	Bacia Amazônica Brasileira, China e América Latina.	5-14	Pessoa para pessoa, surtos comuns - água e comida contaminadas.
Intermediária	Sul e leste europeu, algumas regiões do Oriente Médio.	5-24	Pessoa para pessoa - água e comida contaminadas.
Baixa	Austrália, EUA e Europa Ocidental.	5-40	Surtos por causas comuns.
Muito baixa	Norte da Europa e Japão.	Acima de 20	Exposição a áreas de epidemia durante viagens aéreas, causas incomuns.

| Worldwide Endemicity of HAV Infection 5, 11, 42, 44, 45.

Número estimado de casos por região continental

REGIÃO	1990 POPULAÇÃO (EM MILHÕES)	INCIDÊNCIA (POR 100,000 / ANO)	CASOS (POR ANO)
América do Norte	275	10	28.000
América Central e do Sul	453	20-40	162.000
Europa	791	5-60	278.000
África e Oriente Médio	827	20-60	251.000
Ásia	2893	10-30	676.000
Oceania	28	15-30	5.000
Total			1.400.000

| Fonte: Hadler SC. Global impact of hepatitis A virus infection changing patterns. In: Hollinger FB, Lemon SM, and Margolis HS, eds. Viral Hepatitis and Liver Disease. Baltimore, Williams & Wilkins, 1991: 14-20, with permission (http://lww.com).

Prevalência de Hepatite B

	Nº de estudos	Nº de participantes	Prevalência estimada (%, 95% CI)	População por país	Positivos para Hepatite B
Bangladesh	16	94352	3·10% (2·99–3·21)	151 125 475	4 678 624
Bhutan	1	2106	5·84% (4·92–6·93)	716 939	41 873
India	129	3 764 669	1·46% (1·44–1·47)	1 205 624 648	17 553 389
Indonesia	14	69 639	1·86% (1·76–1·96)	240 676 485	4 468 684
Myanmar	1	65 236	3·40% (3·26–3·54)	51 931 231	1 765 643
Nepal	15	772 238	0·82% (0·80–0·84)	26 846 016	218 943
Sri Lanka	1	1913	2·51% (1·90–3·31)	20 758 779	520 868
Thailand	31	920 403	6·42% (6·37–6·47)	66 402 316	4 260 008
Total	208	5 690 556	1·90% (1·90–1·90)	1 789 987 553	34 000 099

| Prevalência Sudeste Asiático.

	Nº de estudos	Nº de participantes	Prevalência estimada (%, 95% CI)	População por país	Positivos para Hepatite B
Algeria	4	6338	2·89% (2·50–3·33)	37 062 820	1 070 132
Angola	4	2142	12·42% (11·09–13·88)	19 549 124	2 427 669
Benin	1	424	15·57% (12·42–19·34)	9 509 798	1 480 299
Burkina Faso	7	39 082	12·05% (11·73–12·38)	15 540 284	1 872 850
Burundi	2	219	9·13% (5·97–13·73)	9 232 753	843 174
Cameroon	17	14 391	12·24% (11·71–12·78)	20 624 343	2 523 763
Cape Verde	1	179	7·26% (4·26–12·10)	487 601	35 412
Central African Republic	6	2100	13·86% (12·44–15·40)	4 349 921	602 775
Congo	4	2328	10·95% (9·75–12·29)	4 111 715	450 381
Côte d'Ivoire	8	6268	9·40% (8·70–10·14)	18 976 588	1 783 218
DR Congo	7	21 559	5·99% (5·68–6·31)	62 191 161	3 724 143
Equatorial Guinea	1	2042	8·81% (7·66–10·12)	696 167	61 366
Eritrea	2	29 594	2·49% (2·32–2·67)	5 741 159	142 976
Ethiopia	18	29 941	6·03% (5·77–6·31)	87 095 281	5 253 468
Gabon	9	6270	11·48% (10·72–12·30)	1 556 222	178 705
Gambia	7	6574	12·28% (11·50–13·09)	1 680 640	206 309
Ghana	12	18 255	12·92% (12·44–13·42)	24 262 901	3 135 370
Guinea	3	5736	15·06% (14·16–16·01)	10 876 033	1 638 231
Kenya	8	19 249	5·16% (4·86–5·48)	40 909 194	2 110 386
Liberia	4	1499	17·55% (15·70–19·55)	3 957 990	694 431
Madagascar	7	52 375	4·60% (4·42–4·78)	21 079 532	968 753
Malawi	3	581	12·22% (9·80–15·14)	15 013 694	1 834 720
Mali	8	28 657	13·07% (12·69–13·47)	13 985 961	1 828 224
Mauritania	4	3149	16·16% (14·92–17·49)	3 609 420	583 422
Mozambique	5	4303	8·34% (7·55–9·21)	23 967 265	1 999 593
Namibia	6	10 890	8·61% (8·10–9·16)	2 178 967	187 683
Niger	3	3915	15·48% (14·38–16·65)	15 893 746	2 460 181
Nigeria	85	111 637	9·76% (9·59–9·93)	159 707 780	15 586 376
Rwanda	2	180	6·67% (3·82–11·37)	10 836 732	722 449
Senegal	10	33 063	11·06% (10·72–11·40)	12 950 564	1 432 032
Seychelles	1	417	0·48% (0·12–1·90)	91 208	437
Sierra Leone	2	368	8·42% (5·99–11·73)	5 751 976	484 541
South Africa	18	136 356	6·70% (6·56–6·83)	51 452 352	3 445 477
South Sudan	3	1193	22·38% (20·10–24·83)	9 940 929	2 224 835
Swaziland	1	3047	19·00% (17·65–20·43)	1 193 148	226 726
Togo	1	230	10·87% (7·45–15·59)	6 306 014	685 436
Uganda	12	10 227	9·19% (8·65–9·77)	33 987 213	3 123 886
Tanzania	14	7185	7·17% (6·59–7·79)	44 973 330	3 223 558
Zambia	3	4239	6·06% (5·38–6·82)	13 216 985	801 313
Zimbabwe	5	5310	14·35% (13·43–15·32)	13 076 978	1 876 583
Total	318	631 512	8·83% (8·82–8·83)	857 003 124	75 641 609

| Prevalência África.

	Nº de estudos	Nº de participantes	Prevalência estimada (%, 95% CI)	População por país	Positivos para Hepatite B
Albania	8	48758	7·79% (7·56–8·03)	3150143	245509
Austria	3	1786	1·23% (0·81–1·86)	8401924	103495
Azerbaijan	1	576	2·78% (1·71–4·49)	9094718	252631
Belarus	1	10156	4·60% (4·21–5·02)	9491070	436425
Belgium	2	3984	0·68% (0·47–0·99)	10941288	74150
Bosnia and Herzegovina	2	8942	1·11% (0·91–1·35)	3845929	42580
Bulgaria	1	2221	3·92% (3·19–4·81)	7389175	289445
Croatia	4	13531	1·11% (0·95–1·30)	4338027	48090
Cyprus	2	9364	2·69% (2·38–3·04)	1103685	29702
Czech Republic	4	5582	1·24% (0·98–1·56)	10553701	130456
Denmark	12	198941	0·91% (0·87–0·95)	5550959	50336
France	33	1412054	0·26% (0·25–0·27)	63230866	165728
Georgia	5	4807	2·64% (2·22–3·14)	4388674	115948
Germany	20	105027	0·70% (0·65–0·76)	83017404	584134
Greece	35	680364	0·97% (0·95–1·00)	11109999	108150
Hungary	4	35511	0·53% (0·46–0·61)	10014633	53301
Iceland	1	1420	0·14% (0·04–0·56)	318042	448
Ireland	1	16222	0·03% (0·01–0·07)	4467561	1377
Israel	20	445427	0·96% (0·93–0·99)	7420368	71184
Italy	70	1980899	2·52% (2·49–2·54)	60508978	1522546
Kazakhstan	2	430	6·05% (4·15–8·73)	15921127	962673
Kosovo*	2	71540	4·17% (4·03–4·32)	NA	NA
Kyrgyzstan	1	979	10·32% (8·56–12·38)	5334223	550313
Lithuania	2	26710	1·70% (1·55–1·86)	3068457	52156
Netherlands	10	1717081	0·40% (0·39–0·41)	16615243	67009
Norway	4	33085	0·01% (0·00–0·03)	4891251	444
Poland	9	5145391	0·42% (0·42–0·43)	38198754	161016
Portugal	3	5610	1·02% (0·78–1·31)	10589792	107597
Moldova	3	4976	7·38% (6·68–8·14)	3573024	263525
Romania	21	152651	5·61% (5·50–5·73)	21861476	1226898
Russia	19	104353	2·73% (2·64–2·83)	143617913	3926499
Serbia	2	52755	0·48% (0·43–0·55)	9647109	46631
Slovakia	1	59279	1·74% (1·64–1·85)	5433437	94500
Slovenia	1	207697	0·28% (0·25–0·30)	2054232	5657
Spain	49	260251	0·34% (0·32–0·37)	46182038	158287
Sweden	6	15523	0·59% (0·48–0·73)	9382297	55606
Switzerland	3	5999	0·18% (0·10–0·33)	7830534	14358
Tajikistan	1	708	7·20% (5·52–9·36)	7627326	549426
Turkey	73	7527924	4·00% (3·99–4·02)	72137546	2887888
Ukraine	1	3594	1·45% (1·10–1·89)	46050220	666280
UK	22	31762297	0·01% (0·01–0·01)	62066350	3300
Uzbekistan	3	9903	6·99% (6·50–7·51)	27769270	1940456
Total	467	52154308	2·06% (2·06–2·06)	898605916	18486179

| Prevalência Europa.

	Nº de estudos	Nº de participantes	Prevalência estimada (%, 95% CI)	População por país	Positivos para Hepatite B
Argentina	11	3 549 199	0·77% (0·77-0·78)	40 374 224	312 806
Barbados	1	500	1·40% (0·67-2·91)	280 396	3 926
Belize	5	2 231	4·71% (3·90-5·67)	308 595	14 524
Bolivia	4	1 357	0·44% (0·20-0·98)	10 156 601	44 908
Brazil	108	3 898 502	0·65% (0·65-0·66)	195 210 154	1 275 813
Canada	25	498 814	0·76% (0·74-0·79)	34 126 240	260 865
Chile	2	1 179	0·68% (0·34-1·35)	17 150 760	116 375
Colombia	5	3 794	2·29% (1·86-2·82)	46 444 798	1 065 023
Costa Rica	2	7 262	0·62% (0·46-0·83)	4 669 685	28 936
Cuba	1	538	1·30% (0·62-2·70)	11 281 768	146 789
Dominican Republic	1	489	4·09% (2·65-6·25)	10 016 797	409 685
Ecuador	1	500	2·00% (1·08-3·68)	15 001 072	300 021
Guatemala	1	12 668	0·22% (0·15-0·32)	14 341 576	31 699
Haiti	2	155	13·55% (9·00-19·89)	9 896 400	1 340 803
Jamaica	3	825	3·76% (2·65-5·29)	2 741 485	103 013
Mexico	32	787 039	0·20% (0·19-0·21)	117 886 404	237 858
Nicaragua	2	1 452	0·55% (0·28-1·10)	5 822 209	32 078
Panama	3	6 493	1·68% (1·39-2·02)	3 678 128	61 746
Peru	18	18 213	2·10% (1·90-2·32)	29 262 830	615 366
Suriname	2	1 253	3·91% (2·97-5·14)	524 960	20 529
USA*	4	112 505	0·27% (0·24-0·30)	312 247 116	843 724
Venezuela	15	138 249	0·48% (0·44-0·52)	29 043 283	139 283
Total	248	9 043 217	0·81% (0·81-0·81)	937 089 925	7 622 334

| Prevalência Américas.

	Nº de estudos	Nº de participantes	Prevalência estimada (%, 95% CI)	População por país	Positivos para Hepatite B
Australia	27	1 167 112	0·37% (0·36-0·38)	22 404 488	83 121
Brunei Darussalam	3	4 507	4·06% (3·52-4·68)	400 569	16 265
Cambodia	5	5 829	4·05% (3·57-4·59)	14 364 931	581 596
China	167	9 942 577	5·49% (5·47-5·50)	1 359 821 465	74 601 204
Fiji	3	4 433	4·80% (4·21-5·48)	860 559	41 349
Japan	42	5 507 701	1·02% (1·01-1·02)	127 352 833	1 294 431
Kiribati	3	987	22·70% (20·19-25·41)	97 743	22 183
Laos	1	13 897	8·74% (8·28-9·22)	6 395 713	558 710
Malaysia	8	240 943	0·74% (0·70-0·77)	28 275 835	208 540
Marshall Islands*	3	808	7·80% (6·14-9·86)	NA	NA
Federated States of Micronesia	2	1 428	3·50% (2·66-4·59)	497 585	17 422
Mongolia	9	6 813	9·07% (8·41-9·78)	2 712 738	246 070
Nauru	3	5 939	17·55% (16·60-18·53)	NA	NA
New Zealand	15	309 130	4·11% (4·04-4·18)	4 368 136	179 357
Niue*	1	1 147	11·86% (10·11-13·86)	NA	NA
Palau*	1	34	2·94% (0·41-18·14)	NA	NA
Papua New Guinea	9	8 514	14·59% (13·85-15·35)	6 858 945	1 000 565
Philippines	10	160 096	4·63% (4·53-4·73)	93 444 322	4 326 212
South Korea	19	3 651 102	4·36% (4·36-4·37)	48 453 931	2 111 914
Samoa	1	398	5·53% (3·67-8·25)	186 029	10 283
Singapore	11	28 577	4·09% (3·87-4·33)	5 078 969	207 943
Solomon Islands	4	3 543	18·83% (17·57-20·15)	526 447	99 108
Tahiti*	1	50	2·00% (0·28-12·88)	NA	NA
Tonga	2	1 202	14·81% (12·91-16·93)	104 098	15 416
Tuvalu*	1	28	7·14% (1·79-24·48)	NA	NA
Vanuatu	4	2 925	17·54% (16·20-18·96)	236 299	41 443
Vietnam	13	14 459	10·79% (10·29-11·31)	89 047 397	9 607 438
Total	368	21 084 179	5·26% (5·26-5·26)	1 811 489 032	95 270 570

| Prevalência Pacífico Ocidental.

	Nº de estudos	Nº de participantes	Prevalência estimada (%, 95% CI)	População por país	Positivos para Hepatite B
Afghanistan	2	4511	1·62% (1·29-2·03)	28 397 812	459 552
Bahrain	1	4859	1·19% (0·92-1·54)	1 251 513	14 939
Djibouti	1	9006	10·40% (9·79-11·05)	834 036	86 775
Egypt	29	353 431	1·71% (1·67-1·76)	78 075 705	1 338 923
Iran	45	17 965 990	0·96% (0·95-0·96)	74 462 314	713 547
Iraq	2	495 998	0·67% (0·65-0·70)	30 962 380	208 310
Jordan	2	19 000	1·86% (1·68-2·06)	6 454 554	119 919
Kuwait	2	12 642	0·80% (0·66-0·97)	2 991 580	23 900
Lebanon	9	31 538	1·21% (1·10-1·34)	4 341 092	52 719
Libya	2	68 761	2·16% (2·05-2·27)	6 040 612	130 193
Morocco	8	232 765	1·09% (1·05-1·14)	31 642 360	345 699
Oman	3	1477	5·55% (4·49-6·84)	2 802 768	155 604
Pakistan	67	1 221 014	2·76% (2·73-2·79)	173 149 306	4 772 683
Palestine*	1	778	1·80% (1·07-3·02)	..	..
Qatar	2	1275	1·73% (1·14-2·61)	1 749 713	30 191
Saudi Arabia	36	312 787	3·18% (3·12-3·24)	27 258 387	866 675
Somalia	9	4535	14·77% (13·77-15·84)	9 636 173	1 423 646
Sudan	9	5965	9·76% (9·03-10·54)	35 652 002	3 478 536
Syria	2	4039	2·62% (2·17-3·17)	21 532 647	565 105
Tunisia	4	43 984	6·17% (5·95-6·40)	10 631 830	655 787
United Arab Emirates	2	1859	0·70% (0·41-1·20)	8 441 537	59 032
Yemen	15	15 641	8·38% (7·96-8·83)	22 763 008	1 907 954
Total	253	20 811 855	3·01% (3·01-3·01)	579 071 329	17 409 688

| Prevalência Mediterrâneo Oriental.

Prevalência de Hepatite C

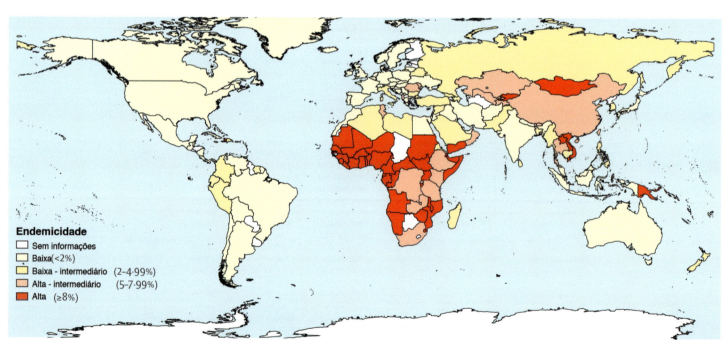

| Mapa endemicidade.

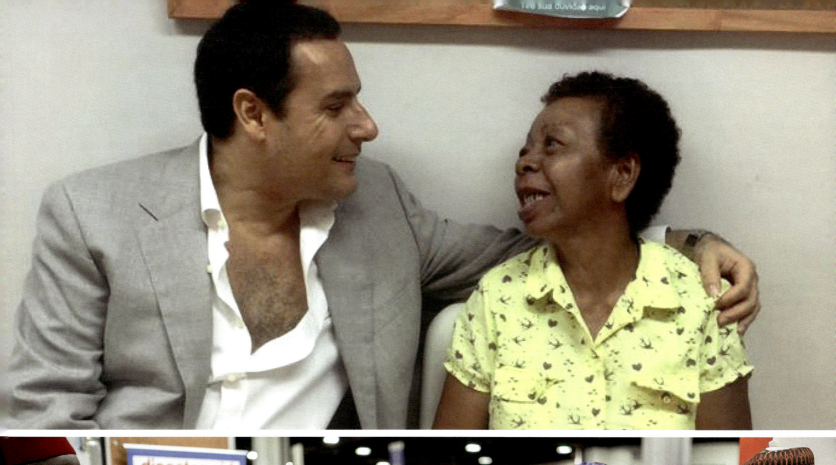
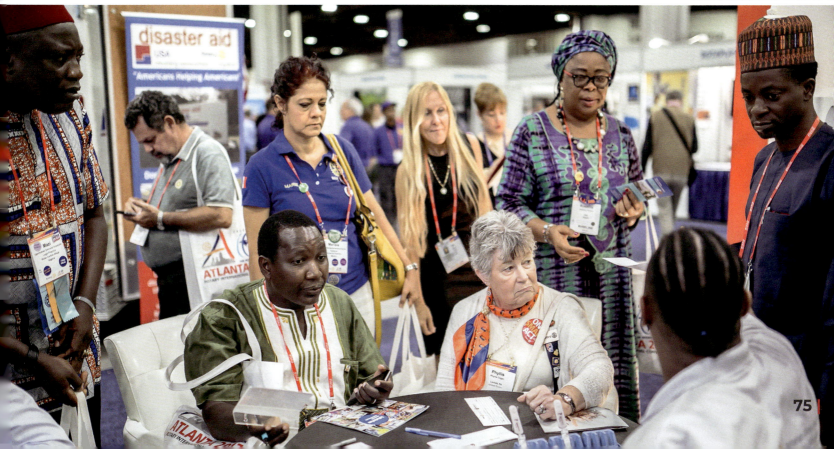

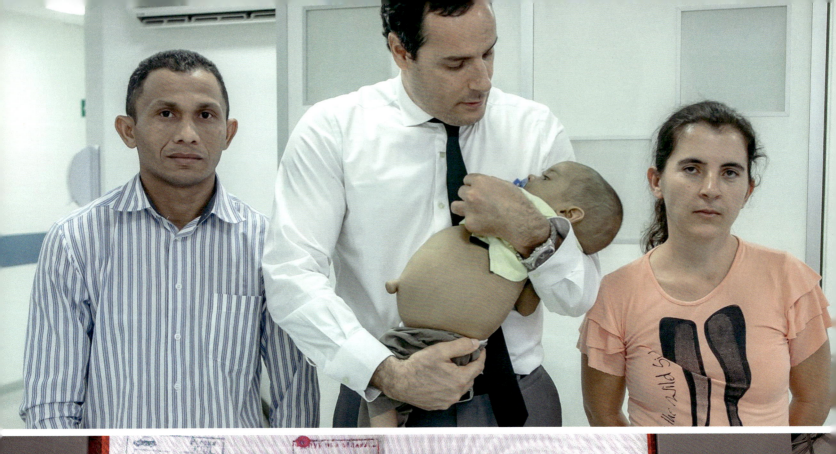
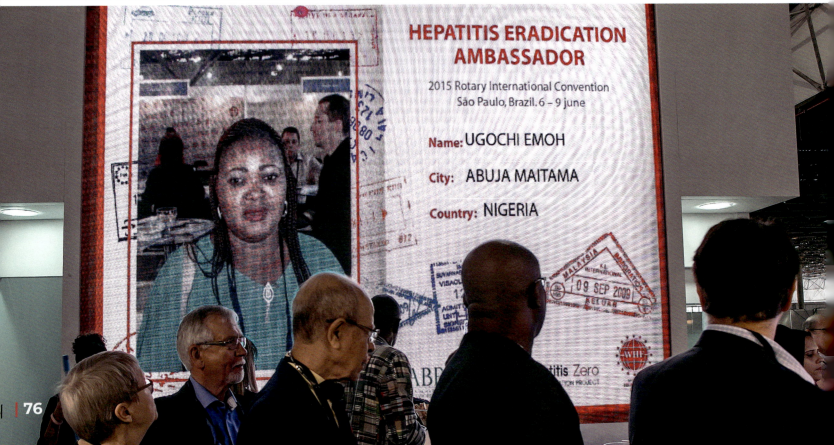

A HEPATITE C É UM SALDO DO PASSADO

Poucos países no mundo têm uma incidência de novos casos de Hepatite que mereça alarde. O Egito é um dos poucos, mas isso também se deve ao altíssimo número de casos que o país apresenta. Pois a Hepatite C está estagnada, parada em um saldo de pessoas que se contaminaram no passado. Novos casos acontecem, mas em pequeníssima escala.

O CAMPEÃO DE CASOS DE HEPATITE C

O **Egito** tinha aproximadamente 87 milhões de habitantes em 2016.

Estima-se que 15% ou mais de sua população possa estar contaminada com o vírus da Hepatite C.

Isso deveu-se a uma campanha de vacinação do governo contra a Esquistossomose, fazendo uso de seringas de vidro. Essas seringas foram responsáveis pela transmissão em massa do vírus.

O governo divulga um número que fica na casa dos 7%, mas extraoficialmente as ONGs apontam para até três vezes mais prevalência.

O FIM DO INTERFERON

Com a chegada dos remédios inibidores de Polimerase (que tratam a doença na metade do tempo e sem praticamente efeitos colaterais) por via oral, a Hepatite C sofreu uma grande revolução. E, a partir disso, começou-se a vislumbrar a possibilidade da erradicação da doença da face da Terra.

O FENÔMENO DO CUSTO QUE NÃO É POR UNIDADES

Se pensarmos bem, o acordo entre a Gilead e o Egito só ocorreu porque um laboratório não tem praticamente custo ao aumentar a quantidade dos produtos que fabrica. Claro que alguma coisa sempre se tem que acrescentar. Um pouco mais de energia elétrica, um pouco mais de turnos de funcionários, talvez um pouco a mais no preço do frete. Mas o que realmente encarece qualquer produto é a sua matéria-prima por unidade. Imaginemos um fabricante de sapatos que gasta U$ 10,00 para produzir um par. Se produzir dois pares, provavelmente gastará U$ 20,00. Esse não é o caso dos fabricantes de remédios.

O que há na matéria-prima de um remédio? Basicamente, farinha e um pouco da substância que é o seu princípio ativo. Mas isso, perante o custo final, representa quanto? Muito, muito pouco. Na verdade, além dos custos de distribuição e margem de venda para a farmácia e impostos, o que tem mesmo de pesado é o INVESTIMENTO, a tecnologia, o estudo, a pesquisa que foi empregada para o descobrimento e desenvolvimento do remédio. E esse é um custo só. Ele não vai se alterar se um laboratório resolver vender duas caixas do remédio, ao invés de uma. Ao contrário do exemplo do fabricante de sapatos.

Em novembro de 2011, a Gilead investiu 11 bilhões de dólares na aquisição da indústria Pharmasset. O que tinha a indústria para valer tanto? A patente do remédio que revolucionaria o tratamento da Hepatite C – que veio a se chamar Sofusbovir ou Sovaldi. Esse era o custo, já imobilizado, realizado da empresa. Esse custo é único. E, não importa quantos remédios fabrique, não aumentará. Pelo contrário, será diluído, de maneira per capta, a cada tratamento que vender.

A Gilead tinha um plano para o Egito. Uma estimativa de quantos pacientes ia tratar. De quantos remédios ia vender. Suponhamos que esse número tenha sido 200 mil. Aí, uma das partes ousou perguntar: "Por que não tratamos o dobro?

Ou 3 vezes, ou mesmo 5 vezes mais pacientes?". "Mas... não poderemos gastar 5 vezes mais", respondeu o comprador.

Mas e se, ao invés de 5 vezes mais caro, a carga fosse apenas 2 vezes mais cara? E lhes entregaríamos 5 vezes mais remédios. 5 vezes mais pacientes tratados e curados...

Esse exemplo do que foi, não com esses números exatos mencionados, claro, mas coisa nessa linha de raciocínio, possibilitou ao governo egípcio lançar um plano para tratar 1 MILHÃO DE PACIENTES DE HEPATITE C.

Mesmo que isso não seja suficiente em um país onde os números oficiais apontam para 7 milhões de casos. Mas foi, sem dúvida alguma, um enorme avanço. E está nesse exemplo, creio, uma das portas para a erradicação.

Afinal, o fabricante não tem interesse em ganhar por unidade. Mas, ao contrário disso, estabelece um número meta de lucro que estima obter. Esse número vem de acordo com um estudo de mercado, das possibilidades e da história de tratamento que o governo tem aplicado etc.

O fabricante sabe que dificilmente obterá mais venda, mais lucro. Ora, qualquer quantia que ele possa obter acima da meta que estabeleceu, lhe será um ganho absurdo. Livre, afinal, o custo da sua matéria-prima, da tecnologia, já estava todo coberto no lote que iria vender pelo preço normal. O excedente lhe entrará todinho como ganho. E é nesse EXCEDENTE que os governos têm que se fixar para poder aproveitar e tratar toda a população. Dessa maneira, é um verdadeiro caso "*win-win*", onde todos ganham e o custo por paciente cai vertiginosamente.

Essa política tem que ser aplicada nos países que não têm condições de bancar a compra do remédio e a Organização Mundial de Saúde precisa trabalhar para arrumar campanhas de incentivo para que ambas as partes, tanto os governos como os fabricantes de remédios, possam ter interesse nesse tipo de negociação.

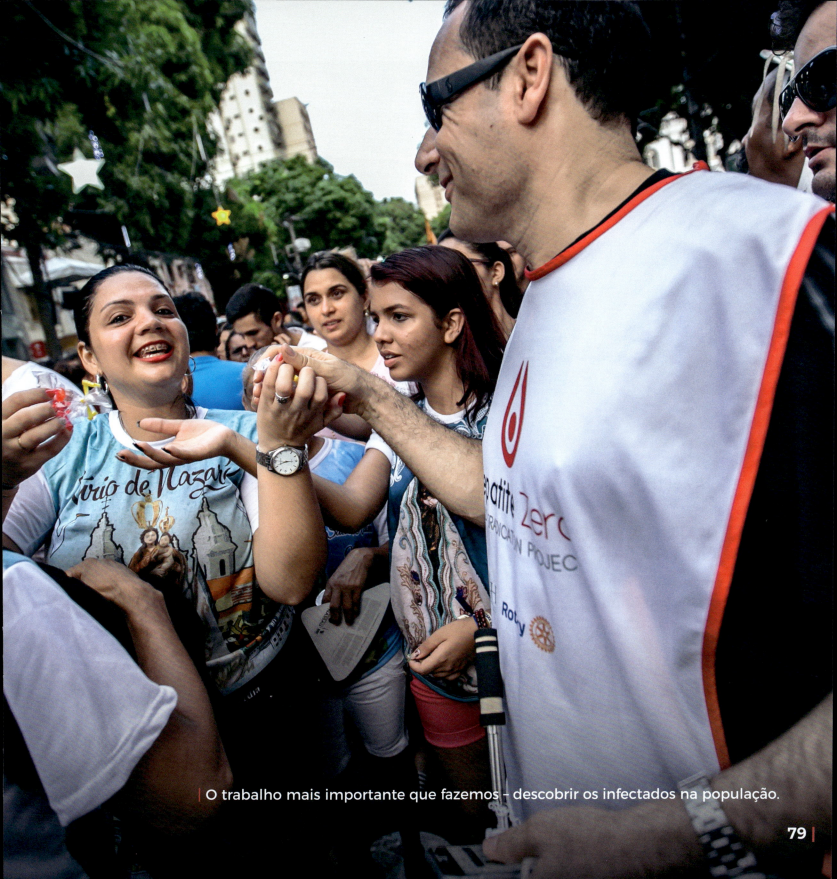
| O trabalho mais importante que fazemos – descobrir os infectados na população.

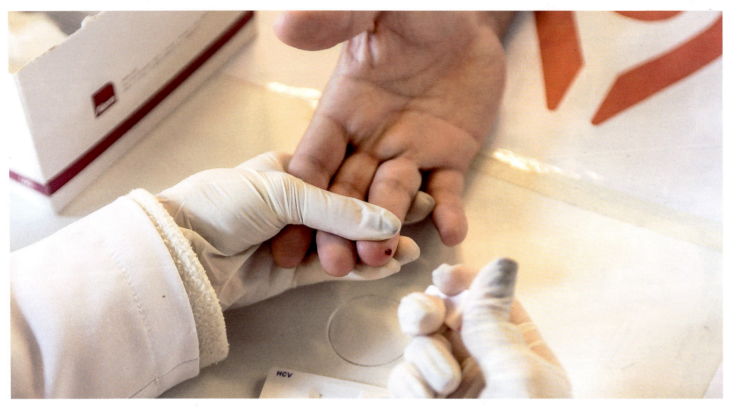

| Qualquer enfrentamento da Hepatite B e C só poderá começar com o diagnóstico. A ABPH já realizou cerca de 1 milhão de testes gratuitos. Nossa meta é testar o mundo inteiro.

A ESTRUTURA MÉDICA E HOSPITALAR NECESSÁRIA PARA SE TRATAR TODA A POPULAÇÃO

Com o advento dos novos remédios para a Hepatite C (e também será o caso, acreditamos, para o novo remédio que cura a Hepatite B), o atendimento médico especializado fica sendo não tão necessário como outrora, na época dos remédios antigos.

O Interferon exigia uma expertise da parte do médico tremenda. Tinha-se que monitorar o genótipo, a probabilidade de cura com um tempo de tratamento, contra um outro mais longo. Tinha-se que requisitar vários exames de carga viral para acompanhar a eficácia do remédio sobre o vírus etc., além do próprio acompanhamento do estágio do fígado do paciente.

Com os remédios novos, todavia, nos casos em que o paciente tiver um fígado em bom estágio (aproximadamente 50% dos casos), poderão ser automaticamente atendidos e tratados por um clínico geral, com um simples treinamento sobre o básico do tratamento.

Mesmo os casos de Cirrose poderão, ainda, ser vistos pelo clínico geral se a Cirrose for inicial, chamada de *Child* A. Essa última hipótese é uma decisão, todavia, mais aprofundada. Mas a dos casos de fígado bom poderão, com certeza, ir para médicos sem especialidade em hepatologia, coisa que desafogará o atendimento, pois um dos grandes argumentos contra a testagem em massa é o da malha de especialistas disponíveis para o atendimento dos novos diagnosticados.

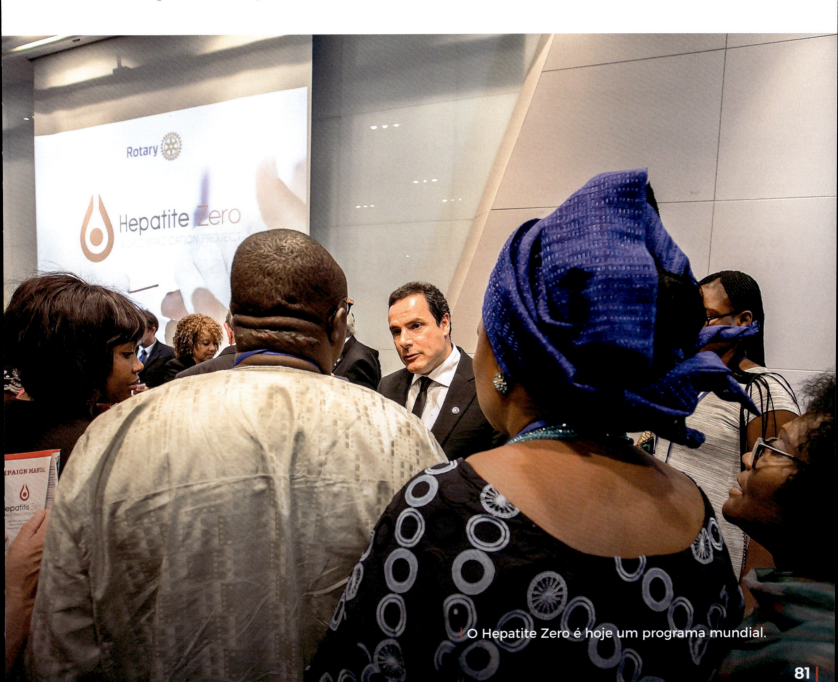

O Hepatite Zero é hoje um programa mundial.

A multiplicação de postos de atendimento - Projeto ECHO

Um dos congressos que frequentei foi em Albuquerque, promovido pela Universidade do Novo México, nos EUA, organizado pelo criador e organizador do Projeto Echo – o dr. Arora. Esse médico, imigrante indiano há vários anos radicado nos EUA, desenvolveu uma técnica de multiplicação de clínicas para atendimentos especializados a partir de videoconferências, onde um especialista pode dar início a pelo menos 20 clínicas espalhadas pelo país e controlar o atendimento delas (geralmente dos casos mais complicados) com total eficácia, à distância.

Por coincidência do destino, dr. Arora tem sua formação em Hepatologia e desenvolveu o sistema justamente para ajudar a disseminar o atendimento aos pacientes portadores de Hepatite C.

O custo para a implantação desse sistema é extremamente baixo, coisa que tornaria possível o atendimento de milhões de pacientes em diversas partes do mundo, com poucos médicos especialistas, necessários proporcionalmente.

NÃO VAMOS INVENTAR DOENTES... ELES JÁ EXISTEM! ELES JÁ ESTÃO DOENTES. APENAS NÃO SABEM DISSO.

Toda vez que se propõe ao Estado, ou mesmo a alguns médicos, que se faça testagem em massa, ouve-se sempre opiniões contrárias, como se isso fosse desestabilizar toda a rede de atendimento médico que existe em seus países.

Ocorre que isso não pode ser uma escolha. Não queremos ver a viabilidade de nada. Isso é simplesmente um absurdo!!! Os portadores que têm o vírus já estão doentes. Muitos estão em estado já grave, com seus fígados todo comidos pelo vírus. Mas deixá-los lá, sós com a sua terrível condição, isso sim é uma escolha. Covarde. Mórbida. Criminosa.

É como se passássemos por uma rua que tivesse um buraco gigantesco, que engolirá os próximos carros que ali passarem, mas que deixássemos isso sem denunciar.

Da parte do governo, é como passar por gente que está morrendo e virar o rosto, deixando-os aí.

Os governos sabem quantos são os seus pacientes de Hepatite B e C. Eles sabem que, se a cada 100 pessoas testadas pelo banco de sangue, tentando doar sangue, dois aparecem infectados, logo tem-se 2% de prevalência. Basta aplicar isso para o todo da população. Se um país tem esse caso em uma população de 100 milhões, o total de infectados será de 2 milhões. E assim por diante. Claro que o exemplo de estatística vai aí simplificado, sem considerar regras como o de diferenciar faixas etárias, posições geográficas e grupos específicos. Mas é, em linhas gerais, simples assim.

A Hepatite C é um saldo do passado. Cada país tem um número de casos a ser resolvido.

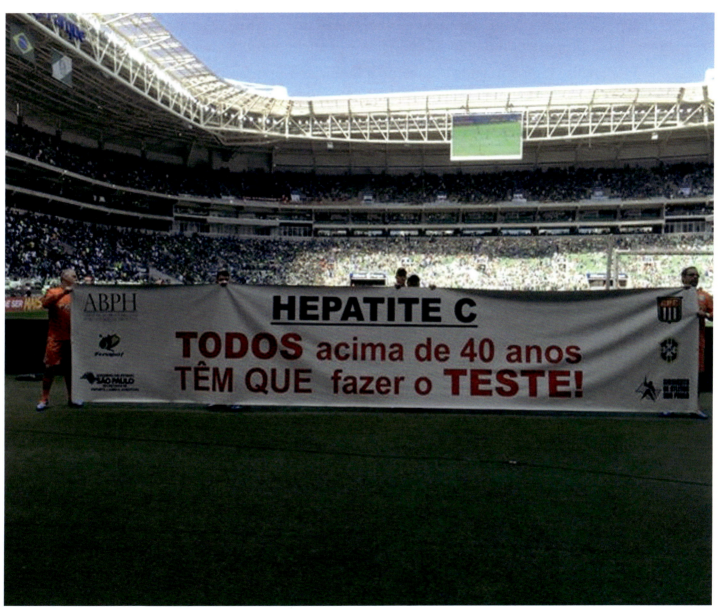
| Ações de conscientização foram feitas em diversos jogos do Campeonato Brasileiro.

É diferente do caso de novas epidemias como a da Dengue, nas quais os casos existentes são visíveis e que aumentam em um determinado período. Ou de um caso como o de Câncer, onde a doença vai surgindo em pessoas novas, em lugares novos, sem muita possibilidade exata de se localizar os portadores em potencial.

Não. A Hepatite C já está localizada nos portadores. Quem tem Hepatite C, já tem. E o quadro da doença está parado aí. Nessa gente que já tem. Que já pegou há anos. E que tem que ser descoberta e tratada. Está nesse pormenor um dos maiores diferenciais do quadro da Hepatite C. Claro que ainda há casos novos. Mas, proporcionalmente, ao todo isso é pequeno (embora ainda mereça muita atenção).

Esse tipo de análise também ajuda o governo a ludibriar a opinião pública, com respeito à sua não atuação. O pensamento de que é muito difícil buscar onde se possa "surgir" a doença, pois ela pode aparecer aqui e ali...

Na verdade, o diagnóstico em massa da Hepatite C é algo que só precisa ser feito, basicamente, **uma só vez**, para que se descubra quase todos os seus portadores.

Já que a doença quase não se transmite mais. Diferentemente de uma doença como o Câncer, Diabetes etc., cujos casos novos surjam a cada instante.

Ok, pode ser que já não esteja se alastrando mais.

Mas... esses que já pegaram... precisam ser descobertos e salvos!!!

E eu lutarei até o final de minhas forças para que isso se transforme em realidade em todo o mundo. Não posso admitir que eu tenha recebido essa doença, que se transformou em uma missão (pois por meio dela vi a injustiça que existe nessa causa) e fazer vistas grossas para essa omissão, para essa barbaridade que é cometida com meus irmãos de Hepatite.

Que Deus me dê forças. E que me dê a oportunidade de receber a atenção de pessoas. E que essas pessoas, como você, que me lê agora, possam transformar-se em aliados contra essa injustiça social mundial, que é a Hepatite C.

E também lutarei pela erradicação da Hepatite B. Pois ela, ainda que em violência menor do que sua prima, a C, ataca o fígado de nossos irmãos, levando-os também à Cirrose e ao Câncer de Fígado, tirando a vida de tantos, covarde e silenciosamente.

E de tudo faremos para promover políticas de combate às outras Hepatites – A (questão de saneamento básico), D (parasita do vírus B), E (parasita do vírus A) e G (cujos danos ainda não foram comprovados em seres humanos).

Espero poder comover o coração dos governos, dos legisladores, da mídia, dos homens de poder, da população, plantando sementes de indignação e levando projetos claros de viabilidade para se enfrentar a doença. E... havemos de vencer! Tenho fé em Deus.

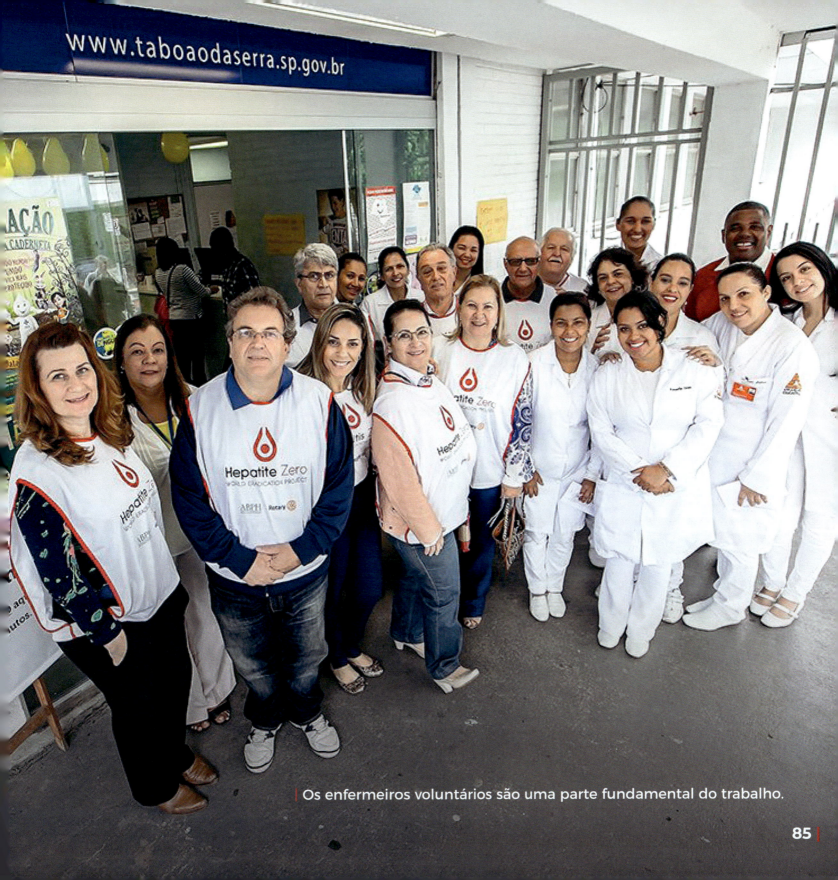
Os enfermeiros voluntários são uma parte fundamental do trabalho.

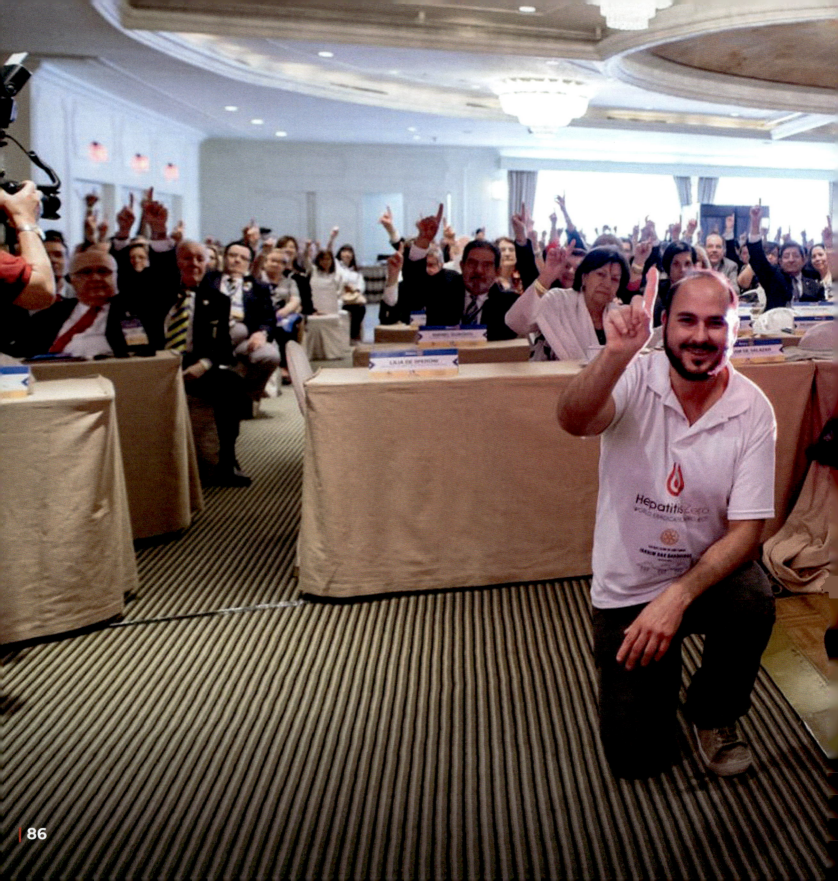

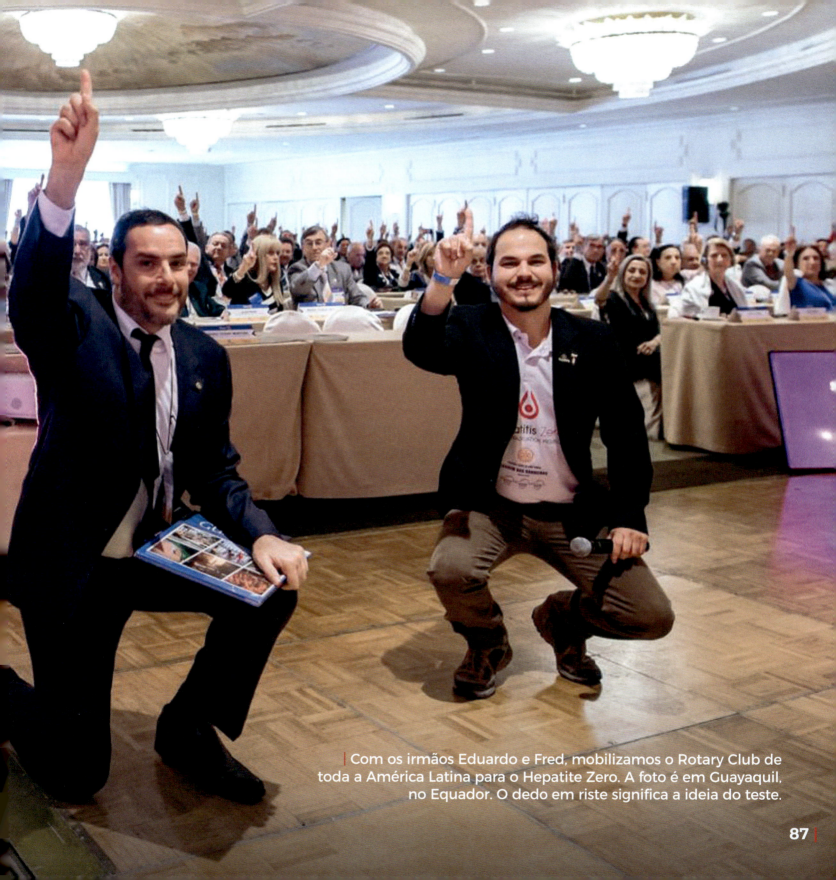

Com os irmãos Eduardo e Fred, mobilizamos o Rotary Club de toda a América Latina para o Hepatite Zero. A foto é em Guayaquil, no Equador. O dedo em riste significa a ideia do teste.

O PAPA E EU...

O encontro que quase aconteceu.

Tínhamos um novo Papa. E ele era argentino. E, diziam, carismático. Sua inauguração aos olhos do mundo começaria com a Jornada Mundial da Juventude, no Rio de Janeiro.

Em meio a tanta correria com as campanhas de *marketing*, as campanhas de Hepatite etc., quase que não lembrei do evento, vindo a pensar nele somente em cima da hora.

Um dia, me veio à cabeça: — "Meu Deus! Na semana que vem o Papa vem pra cá". Isso poderia servir pra causa da Hepatite. Imagina... se o Papa falasse alguma coisa sobre o tema! Muita gente ia dar atenção para a Hepatite, tão renegada no mundo. E mais! A estada do Papa aqui coincidirá com o Dia Mundial da Hepatite, 28 de julho.

Com esse pensamento na cabeça, fui atrás de nosso grande amigo e padrinho da causa, o Padre Omar. Ele realizava uma procissão em Ipanema, bem atrás da rua da minha casa. E com ele estava o Dom Orani (hoje Cardeal Orani), que seria o anfitrião do Papa Francisco durante toda a sua estada no Rio.

Fui à procissão, que já se encerrava, entrando na sua estação final, na Igreja Nossa Senhora da Paz. Ali localizei o Padre Omar. E pedi a ele a influência de Dom Orani para se chegar ao Papa com um pedido. Padre Omar me disse: "Dom Orani está lá na sacristia. Vamos lá.". E, com sua maneira direta, informal, me conduziu ao líder da Arquidiocese, como se isso fosse o mesmo que me levar ao sacristão da igreja. Cheguei a ele com facilidade e fui rapidamente aproveitando os poucos minutos que teria para expor o projeto, enquanto ele se despia de seu hábito. Disse: "Dom Orani, lembra-se de mim? Eu sou o cara da campanha da... Diabetes! Quer dizer... da Hepatite!", emendei, tentando esconder o nervosismo que me dava sempre ao falar com um padre e o embaraço pelo erro tão absurdo!!! Que coisa, pensei!!! Como pode eu falar de Hepatite o dia inteiro e na hora de "chutar pro gol" ter feito uma lambança dessas??? Será o subconsciente, ainda da época em que eu era coroinha em Mauá, com meus 9 anos e sob o olhar severo do Monsenhor Alexandre, rsrs? Só pode ser algo assim. Mas continuei: "Dom Orani, nós queríamos pedir para o Papa falar algo sobre a causa, no Dia Mundial da Hepatite ele vai estar aqui. Tem como encaixar alguma coisa no discurso dele? Se você pedir ele atende, não?". E Dom Orani, com seu olhar penetrante, me respondeu: "Não é tão fácil assim. A agenda do Papa é feita com meses de antecedência, pelo Vaticano. Eu posso tentar, mas não é fácil. Me manda o que você tem".

Eu saí derrotado... Teria sido pela gafe aquela negativa? Mas resolvi persistir.

Voltei ao Padre Omar e pedi pra ele, uns dias depois, que me conseguisse dois convites para ir à exibição privada que o Papa teria, no Teatro Municipal do Rio de Janeiro, onde receberia apenas convidados VIP etc. E, como sempre, meu pedido ao Padre Omar retornou com um simpático SIM.

E lá fomos eu e minha esposa, à bela apresentação que fizeram para o Papa, com corais e outros *shows* típicos, no suntuoso e histórico teatro. Sentamo-nos em boa posição – talvez na sexta fileira, ou algo assim. Podíamos ver o pontífice com boa facilidade.

O *show* foi todo bonito e emocionante e, no final, anunciaram: "Sua santidade vai conversar com 6 representantes da plateia. Esses representantes, que já foram pré-selecionados, por favor, venham até o palco".

Minha mulher, ao ouvir isso, me cutucou com o cotovelo e disse: "Vai lá!". Eu não entendi bem, achei que era brincadeira e ela insistiu: "Vai lá! Ele vai conversar com pessoas da plateia. Vai lá!!! Esta é a sua chance!!!". Ao que eu respondi: "Não, Andrea! Não pode. São pessoas já escolhidas, não posso!". Mas, ela, com seu ímpeto feminino e argentino, não desistiu: "Vai lá!!! Vai lá!!! Você não pode perder essa chance!". Eu pensei bem e... frente ao desafio respondi: "Bem... o máximo que vai acontecer é não me deixarem. Vou tentar", concluí, já me levantando e ajeitando o paletó, como se eu fosse, realmente um dos pré-escolhidos. Formou-se uma fila no canto direito de acesso ao palco e já o primeiro convidado estava com o Papa Francisco, que o recebia com carinho, conversando e acenando para que o próximo subisse também.

Eu quase não me aguentava de nervoso. "Passei pela primeira barreira", pensei. "Estou aqui na fila e ninguém me interceptou. A segurança do Papa está quieta, tranquila. Será possível que vai dar?". Eu nem me arriscava a olhar para a minha mulher, para que algum olhar atento não detectasse nessa mirada o ardil, a farsa que tentávamos impor. "Mas... é pelo bem da causa", pensava. "É pelo bem da humanidade!". Enquanto mantinha a firme postura de um VIP (estava bem vestido, com terno escuro etc.), eu puxava conversa com o enorme homem que esperava na fila, à minha frente – que descobri ser o embaixador dos Estados Unidos, no Brasil. "Ah, é?", disse eu. "Ah, legal. Sabe que o cônsul de vocês em São Paulo é meu vizinho, mora no meu prédio, dois andares acima do meu (e era verdade)?". E continuei: "Mas ele é bom vizinho, sabe. Não dá problema algum. Muito educado e bem-comportado", emendei num gracejo que arrancou uma risada do embaixador e nos colocou, para quem via, em situação de intimidade de quem era já conhecido um do outro há muito tempo.

O plano funcionava bem. Eu estava ali. Ninguém me interceptou. O embaixador conversava comigo, em inglês. Tudo certo. O careca que fazia a segurança do Papa passava o olhar tão despercebidamente, perante toda aquela normalidade, que nada, absolutamente nada, mostrava que ia me impedir de subir e fazer o meu pedido ao santo Papa. Já ensaiava o que ia pedir a ele. Que falasse da Hepatite – doença que mata mais que a Aids - em seu discurso do dia 28, pois era o Dia Mundial da Hepatite etc. E já me rejubilava todo por dentro, pela façanha.

De repente, um vozerio imenso, aos ecos, rompia o silêncio do fim da apresentação em que o Papa fazia... Um escândalo. Um falatório que não vinha de um grupo, mas... de uma mulher apenas. Ela surgiu, do nada, e meteu-se embaixo do palco, à frente, vociferando coisas ininteligíveis. Pedia, contudo, e isso pode ser compreendido, que o Papa falasse das vítimas da violência de algum lugar no Brasil etc. e vestia a camiseta com o rosto de uma criança estampada – o que sugeria ser sua filha, provavelmente assassinada.

E o vozerio roubou a cena. Nisso, foi-se o americano. Foi falar com o Papa. E eu era o próximo. Meu pé direito já estava sobre o palco. O esquerdo ainda um degrau abaixo dele. E, nessa confusão que a mulher causou, a segurança do Papa pôs-se desesperada, investindo sobre todos que estavam perto do palco, além da mulher, lá na frente. O careca (figura que acompanha todos os Papas, e pode ser visto sempre, correndo, de terno, ao lado dos papa-móveis) veio direto em minha direção e me questionou: "E você, quem é?". Respondi: "Ah, eu sou da Associação Brasileira dos Portadores de Hepatite". Ele rebateu: "Mas onde está sua credencial para subir ao palco, como os outros?". "Mas eu vim pelo Padre Omar, Dom Orani...". E ele: "Desça já daí! Ninguém pode subir. Só os que já têm credenciais!". "Mas eu... Mas eu...". Ele finalizou: "Desça já daí, senhor. Ou a coisa vai ficar feia. Vamos levá-lo preso!". E eu, humilhado, pensando que os outros iriam julgar essa expulsão em público, exposta, não tive outra escolha e disse ao segurança que não haveria necessidade de me prender, que eu sairia voluntariamente...

Foi assim a minha experiência com o Papa Francisco.

Não consegui merecer vê-lo. Não quis Deus que isso tivesse acontecido.

Eu... apenas um missionário para uma causa humanitária. Um sonho que, mediante a grandeza da opulência humana, dos símbolos, das tradições dos homens, ficou diminuído, quedou-se insignificante.

Afinal, quem era eu? Que importância tinha eu, apesar de meu sonho, que eu portava, alimentando-o, crescendo, achando que era de tanto valor... Que importância tinha eu e meus crédulos, meus horizontes, minhas aspirações??? Absolutamente nenhuma. Eu era um desconhecido. Ainda que de terno escuro. Ainda que falasse inglês fluente, com o chefe de meu vizinho - o embaixador enorme dos EUA. Não importava nada disso. Eu era um ninguém. Um desordeiro, que tentava burlar o sistema para cometer um crime, chegando à presença da figura mais importante do mundo – o Papa. Eu... eu não era ninguém.

Talvez minha própria soberba, meu egoísmo, minha vaidade tenham feito que eu merecesse isso... pensei. Pois momentos antes de subir ao palco, eu já me via triunfante pelo feito que alcançaria... antevia todos me cumprimentando depois e eu já me imaginava descrevendo a "façanha". Assim, deixei, por poucos minutos, que a vaidade invadisse o meu pensamento e, ainda que por uma boa causa, obscurecesse a minha missão humanitária. Maldito ego, concluí! Nessa missão eu não posso ter ego. Terá sido ele, o ego o maior inimigo do homem que me fazendo pecar em pensamento de vaidade, obstruiu aquele palco tão próximo e os poucos passos que eu daria até o Papa Francisco? Pois eu, quando já convicto de ter logrado passar pela segurança do Papa, já com o pé sobre o palco. Quando eu era o próximo a ser chamado. Quando o Papa, inclusive já me olhava, esperando o momento para que ele me chamasse... nessa hora talvez tenha pensado: "Ah, agora os colegas vão ficar admirados com a minha façanha. Isso sim é que dará visibilidade à causa etc.". E... essa vaidade, que por breves malditos instantes passou à minha cabeça, com certeza, pensava, fez com que todo o céu maravilhoso que já me receberia se transformasse em abismo e que eu caísse, derrotado e humilhado, mesmo, com gente que já se ria do meu ousado fracasso, interrompido ao agarro do segurança careca que se preparava para me algemar... Sim. Fui eu o grande responsável por tudo, pensava....

De qualquer maneira, saí humilhado. Com muita dor moral. Com muito sentimento de insignificância. Eu era um nada. Pensei que ia ser um vencedor. Um astro. Saí como um nada. Como um criminoso. Um imbecil. Um reles. E na minha cabeça veio a frase que um dia me disseram no Facebook: "Você é um lixo da humanidade".

Senti muita tristeza. Poucas vezes na vida experimentei tanta amargura. Tive vergonha de mim mesmo. Lembrei-me da frase: "Senhor, eu não sou digno de que entreis em minha morada, mas... dizei uma só palavra e serei salvo". Eu não fui digno. Eu não tinha importância. Eu era um ninguém. Afinal, quem eu pude, ousadamente, pensar que era??? A ponto de querer meter-me a falar com o Papa! O homem mais importante do mundo. Mas voltei meu pensamento a Deus. Lembrei: "Os últimos serão os primeiros". Sempre confiei nisso. Não é nos opulentos. Não é nos soberbos. Não está nos poderosos a graça que será concedida por Deus. Está nos oprimidos. Nos fracos e injustiçados. Nos pobres e nos coitados.

E eu saí do teatro municipal do Rio, frente à multidão que se concentrava na porta, ao lado de fora, esperando por um rápido relance do Papa, como que todos eles aí tivessem me assistido na derrota, tivessem-me visto ser enxotado, como um intruso, um criminoso, um cão, na festa importante que a cidade recebia. Eu... e minha causa da Hepatite...

E voltamos, tristes, como naufragados de um temporal, para a nossa casa, onde as crianças e meu pai, inocentes, nos esperavam chegar pra contar sobre o Papa...

O PROJETO HEPATITE ZERO

Um dia, lendo uns artigos, deparei-me com a informação *"en passant"* de que o Rotary tinha sido o idealizador e o responsável pela erradicação da Poliomielite, com o seu magnífico projeto *End Polio Now*.

Aprofundei-me um pouco no assunto. Mas era difícil encontrar informações mais detalhadas.

Consegui alguns livros etc.

Na verdade, a Pólio, também conhecida como Paralisia Infantil, doença que, como o nome diz, invalida as crianças, atingindo-lhes as pernas etc., teve no Rotary um aliado fantástico.

Pelo fato de contar com mais de 1,2 milhão de associados em 200 países no mundo e de ter em seus membros um espírito engajado de extrema solidariedade, o Rotary logrou algo que a princípio poderia parecer impossível. E, após 25 anos de intensas campanhas, praticamente erradicou a doença da face da Terra.

Hoje, a Pólio ainda existe. Mas está restrita, em números pequeníssimos, a apenas 2 países – Afeganistão e Paquistão, uma vez que a Nigéria acaba de ser declarada *"Polio Free"*.

Isso foi o resultado de milhares de ações, envolvendo a sociedade de todos os países, mídia, governos e doações.

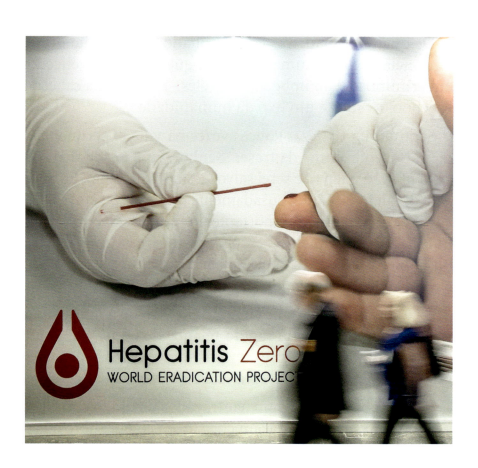

Aplicou-se a vacina em toda criança que nascia, e hoje esse *"case"* é um acontecimento praticamente único, obtido por iniciativa e esforço de uma entidade privada.

A erradicação total no mundo tem data estimada e pretendida para 2018.

ISSO ME INSPIROU. E me fez pensar: "Ah, se eu conseguisse buscar o método deles...". Algo a gente aprenderia e poderia usar também na causa da Hepatite.

Mas Deus tinha um destino mais maravilhoso nessa misteriosa missão que Ele me enviava...

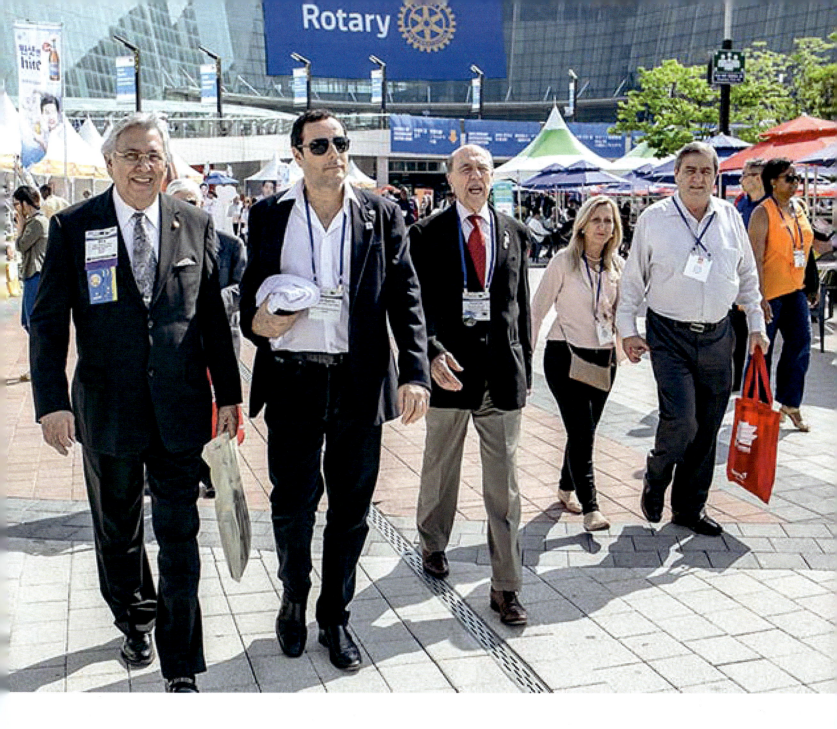

MINHA ENTRADA, COM A HEPATITE, NO ROTARY

Por coincidência do destino, novamente, soube que o Rotary International teria sua convenção mundial para quase 50 mil pessoas na minha cidade, São Paulo, no ano de 2015.

Montamos na ABPH uma força-tarefa em 2 meses, para que conseguíssemos um espaço no congresso. Conseguimos. E, após isso, seguimos com o projeto de sermos o estande mais chamativo, mais visitado, de toda a feira. Contratamos uma empresa especializada e desenvolvemos um lindo desenho. O espaço era enorme e tínhamos uma gigantesca tela de LED.

Além disso, abrimos testagens de Hepatite C para todo o público presente e fizemos uma cabine de fotos para que os frequentadores pudessem levar de lembrança, com sua própria foto, em *display* de acrílico, um porta-retrato com os dizeres "Embaixador Mundial da Erradicação das Hepatites Virais".

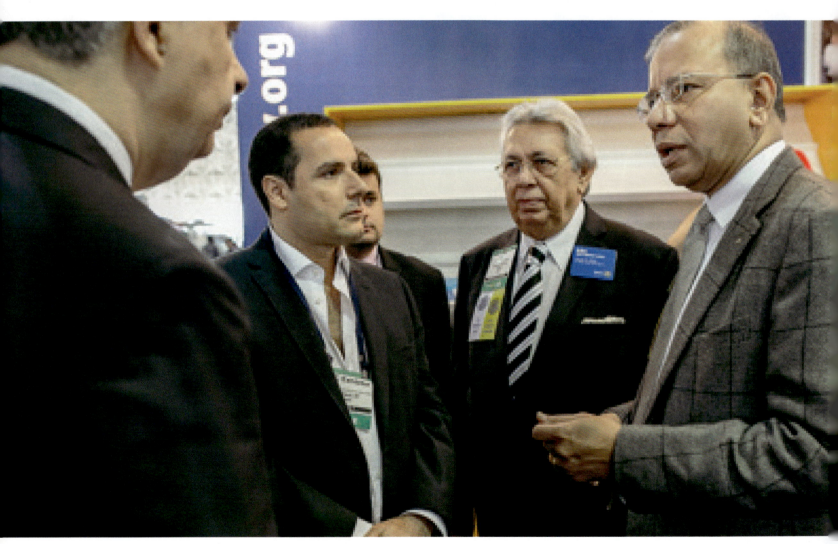

Com Marcelo Haik (de costas), o diretor do Rotary América Latina, Bira e o presidente do Rotary Internacional, Ravi Ravindran.

E o nome, cidade e país de onde vinham os visitantes rotarianos.

Nos bastidores, trabalhamos o *networking* de relacionamento com vários rotarianos importantes, tentando mostrar-lhes a necessidade de se fazer algo contra uma doença que assolava meio bilhão de pessoas em todo o mundo.

Tivemos acessos a muita gente, como os líderes Bira, diretor do Rotary Brasil e América do Sul (o principal cargo para a região), e o presidente do Rotary mundial, K. Ravi Ravindran.

O sucesso e receptividade no Rotary foram muito, muito altos, graças a Deus.

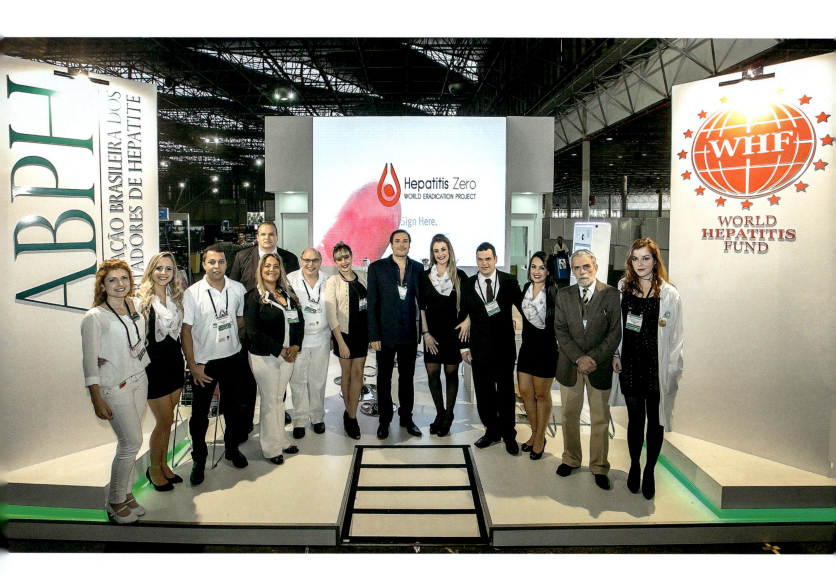

| Estande da ABPH na convenção do Rotary - São Paulo.

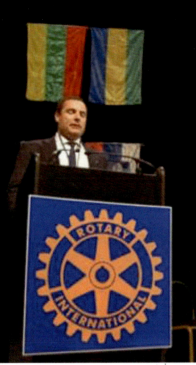
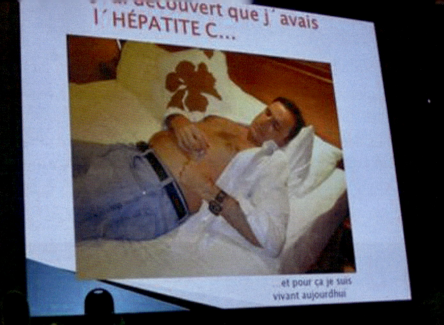

| Palestra para todo o Rotary de língua francesa, em Cannes.

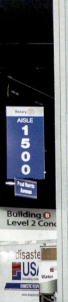
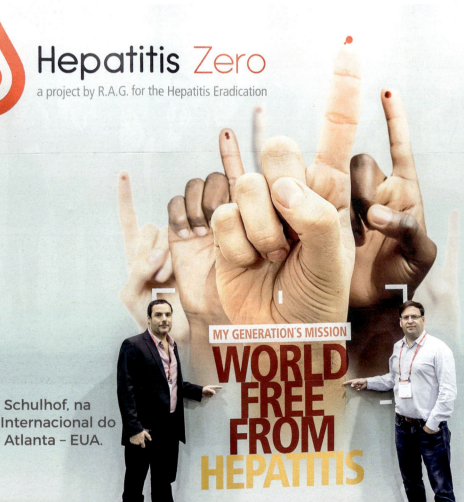

| Com Mark Schulhof, na Convenção Internacional do Rotary, em Atlanta – EUA.

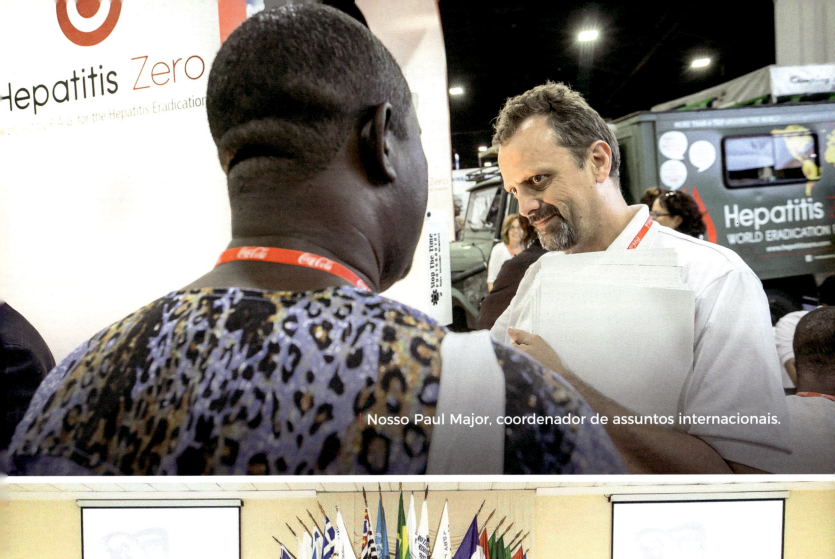
Nosso Paul Major, coordenador de assuntos internacionais.

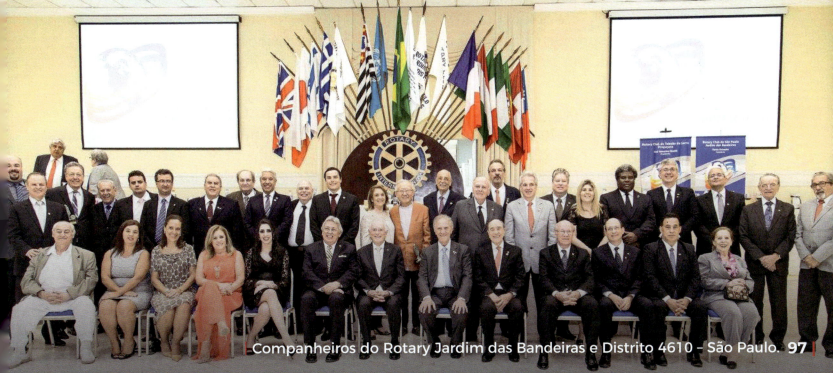
Companheiros do Rotary Jardim das Bandeiras e Distrito 4610 – São Paulo.

NOSSA ENTRADA COMO MEMBRO ROTARIANO

O destino quis que, com tudo isso, nós tivéssemos nos encontrado no Rotary, no sentido de esbarrarmos pela coincidência da causa que levávamos, com uma gente extremamente boa e generosa – gente a qual sempre buscávamos. Gente que tem como lema "Dar de si antes de pensar em si". Gente maravilhosa.

COMO ASSUMI A LUTA MUNDIAL CONTRA A HEPATITE DENTRO DO ROTARY

Quando abordei o Rotary e levei nossa causa, meu objetivo era (e já um objetivo muito audacioso) o de que eles pudessem "comprar minha ideia" e ficar com ela para levar ajuda por meio de suas ações, de seus clubes. Eu não era e nem imaginava tornar-me um rotariano. Eu simplesmente levei a causa a eles para que eles a tocassem. E, se isso acontecesse, eu ficaria muito feliz e já realizado. Pois sabia que o projeto estaria em boas mãos.

Quis o destino, todavia, que o Rotary tivesse gostado tanto da causa e a abraçado com tamanha generosidade e amor, que junto com tudo isso, nos convidaram – a mim e ao meu sócio Alexandre – para que também pudéssemos ser rotarianos. E aceitamos, com muito gosto, pois vimos neles pessoas muito, muito especiais, do tipo das que gostamos de ter por perto – e tão raras de se encontrar no dia a dia.

Assim, tornamo-nos nós também rotarianos, tendo entrado para o clube de São Paulo, o do Jardim das Bandeiras, que é parte do distrito 4610. Mas, para ainda maior surpresa do destino, fomos convidados pelo próprio presidente mundial do Rotary, Ravi, a formarmos um RAG (Rotarian Action Group) especializado em Hepatites, pois o Rotary tem grupos que defendem várias causas. E não tinha nenhum em Hepatite.

E, com isso, fomos lançados como presidentes mundiais da causa no RAG do Rotary contra a Hepatite. Isso tudo foi obra do destino. E nós olhamos para o futuro, e elevando o pensamento a Deus, reafirmamos o nosso compromisso, a nossa disponibilidade em trabalhar, como sacerdócio para essa causa, corrigindo injustiças, abrindo possibilidades de tratamento, levando a luz do diagnóstico aos 500 milhões de portadores da doença espalhados pelo mundo.

E esperamos, como servos de Deus nessa dura, mas tão importante missão, podermos um dia olharmos para trás e constatar que a maioria dessas vidas foi salva.

Para isso... **eu não sou ninguém**. E nada conseguirei, a menos que outras pessoas venham comigo nessa divina missão de amor.

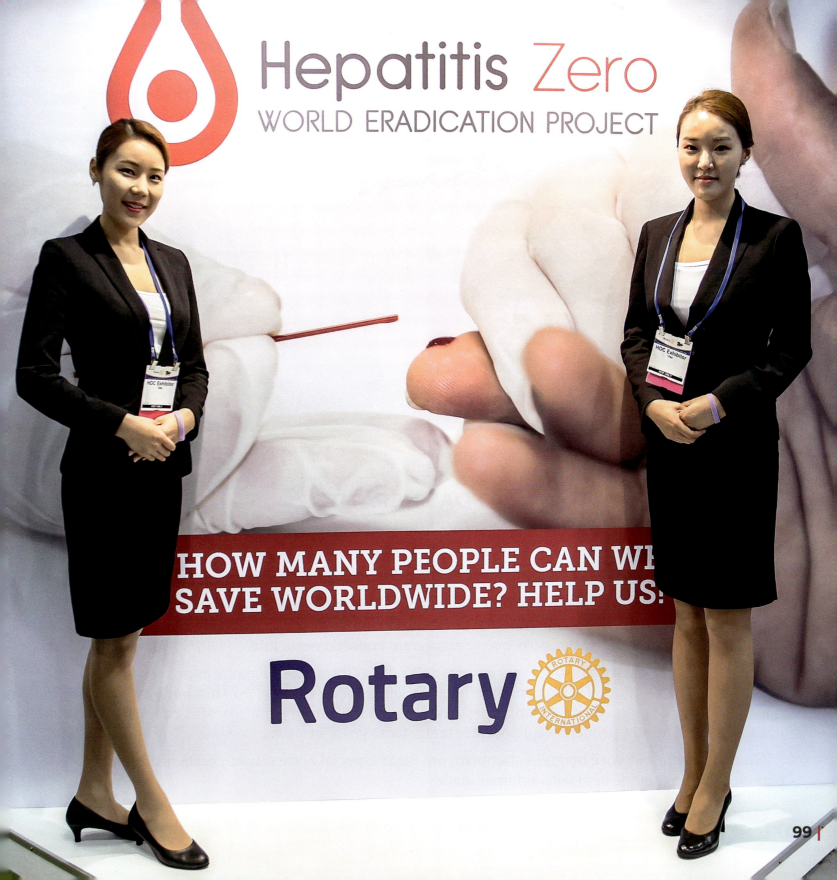

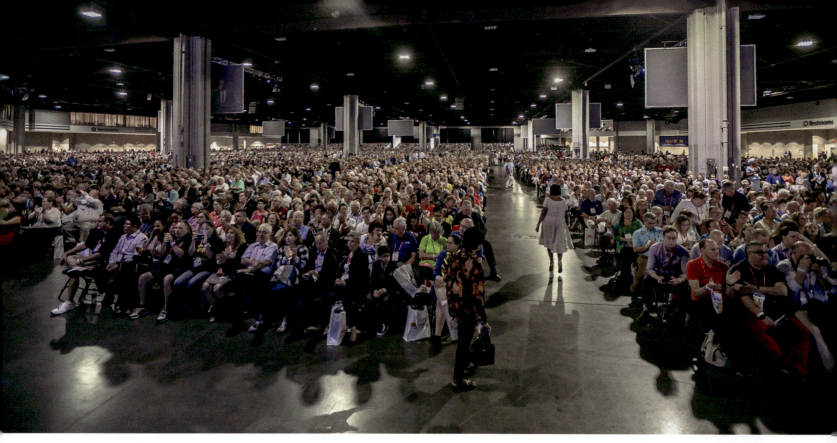

| Convenção do Rotary Seul – Coreia.

O MUSEU DA ERRADICAÇÃO DAS HEPATITES

Queremos erguê-lo para simbolizar e contar a história do fim das Hepatites Virais.

Este é um museu diferente. Pois a história será contada em tempo real. Desde o lançamento do projeto, queremos lançar a pedra fundamental do grande edifício.

E a ideia é que ele possa ficar pronto em pouco tempo. Assim, ao passo que formos fazendo avanços na marcha rumo à erradicação mundial da doença, vamos, ali, em tempo simultâneo, contando a história e homenageando as pessoas que se engajarem conosco nesta luta.

Um dia, se Deus quiser, a história será encerrada. Todas as formas de Hepatite estarão erradicadas da face da Terra. E o museu será apenas um lugar de lembranças. Contará do Humberto, de seu sonho, do Rotary, dos remédios e de tantas pessoas que se mobilizaram para isso. Mas eu serei apenas um soldado, talvez um pequeno capitão, entre tanta, tanta gente decisiva.

Gostaria muito que você ocupasse, também, um lugar especial neste museu, nesta história de superação e de um grande bem feito à humanidade.

O CÍRCULO DA SALVAÇÃO

Este modelo, iniciado pela nossa ABPH no Brasil, foi um conceito inédito jamais visto em uma ONG. Nossas equipes vão às ruas e organizam grandiosas sessões de testagem rápida. Diagnosticam os contaminados e os encaminham para tratamento em nossas clínicas. Tudo feito gratuitamente. Sem um centavo de custo à comunidade.

É esse o modelo que buscamos expandir pelo mundo, contando com o apoio de pessoas e grupos importantes, como o Rotary International.

VÁRIAS CLÍNICAS NO BRASIL E NO MUNDO

O voto que eu fiz, de ajudar os irmãos de Hepatite até o final de minhas forças, ganhou robustez com a instalação de clínicas gratuitas.

Quero poder realizar um grande sonho a caminho da Erradicação das Hepatites, que é o de poder abrir clínicas semelhantes em vários lugares do mundo e, com ele, ajudar a materializar o outro sonho, que é esse, o de erradicar a doença.

EXPEDIÇÃO DA HEPATITE ZERO

Quis o destino que eu conhecesse um "maluco" muito especial. Justamente na segunda reunião que participei no nosso clube do Rotary Jardim das Bandeiras (distrito 4610), ocasião onde eu me apresentava ao clube, na tribuna.

Ele também foi à tribuna nessa noite, pois visitava o nosso clube em busca de apoio para seu projeto de rodar o mundo...

Quando ouvi o que ele pretendia fazer – rodar 180 mil quilômetros ao redor do mundo, de carro, percorrendo 50 países, pensei: "Tá aí mais um grande projeto! Vamos juntar tudo e pôr a Hepatite em todo esse roteiro. Podemos apoiá-lo e, ao mesmo tempo, transformá-lo em um grande arauto, levando a nossa mensagem – uma espécie de Tocha Olímpica da Erradicação".

Fred, que tinha planos de viajar com o irmão, Eduardo, gostou tanto da ideia que aderiu de pronto! E, conversando melhor conosco e ouvindo tudo sobre o que é a doença, apaixonou-se pela causa e virou um de nossos grandes aliados.

Rapidamente, ele aprendeu a manusear os testes e, junto com o Eduardo, ganhou a estrada, parando em cada cidade importante do caminho e realizando, gratuitamente, os testes rápidos de detecção de Hepatite C para a população.

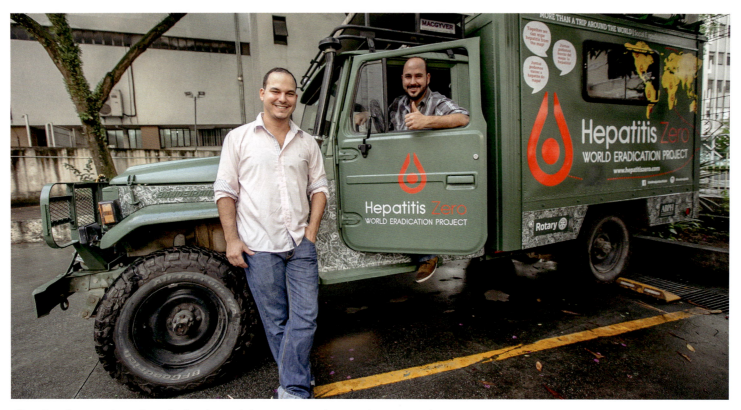

| Os irmãos Fred e Eduardo ("Cabeça") largaram tudo para levar o projeto ao redor do mundo em três anos de viagem.

Fred e Eduardo, que perderam praticamente toda a sua família, resolveram juntar-se e viver uma grande jornada unidos em seu amor de irmãos e levando o bem ao próximo, por onde quer que passem.

Estes dois "malucos do bem" são peças de grande importância em nosso projeto, e certamente terão seus nomes e suas aventuras emolduradas em nosso museu da erradicação.

Até o presente momento, nossa expedição do Hepatite Zero já percorreu praticamente todos os países da América do Sul e Central. E está estacionado na Flórida, aguardando para participar da grande convenção mundial do Rotary, em Atlanta. Planejamos pôr o carro – o "Carona", como é chamado pelos irmãos, dentro de nosso estande e exibi-lo aos rotarianos do mundo inteiro.

Depois de Atlanta, a expedição segue viagem por todo os Estados Unidos, Canadá e vai firme, rumo à Austrália. Ao todo, são 3 anos e meio de viagem, ao redor do mundo, parando nos clubes dos Rotary, fazendo palestra, plantando a erradicação das Hepatites Virais.

Embora tenhamos outros projetos mundiais, esse é um que vai pessoalmente a cada clube e fica marcado junto aos nossos companheiros.

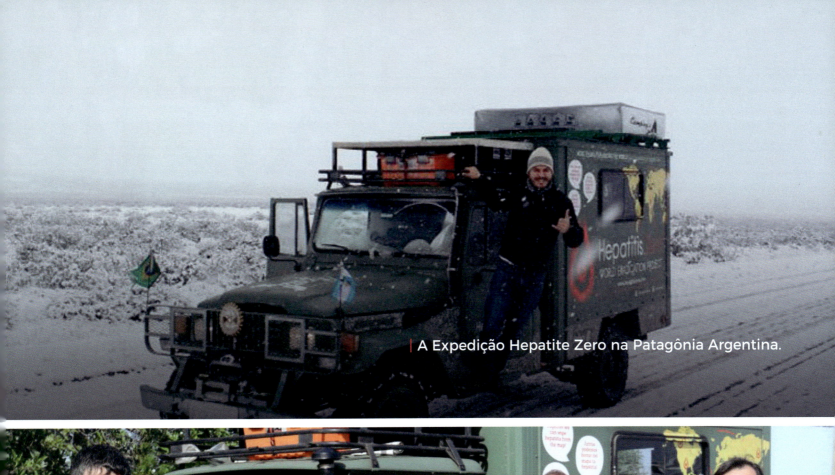

A Expedição Hepatite Zero na Patagônia Argentina.

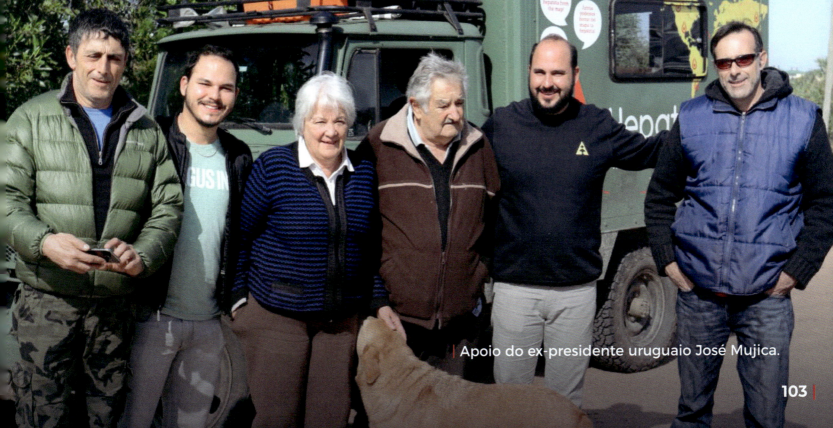

Apoio do ex-presidente uruguaio José Mujica.

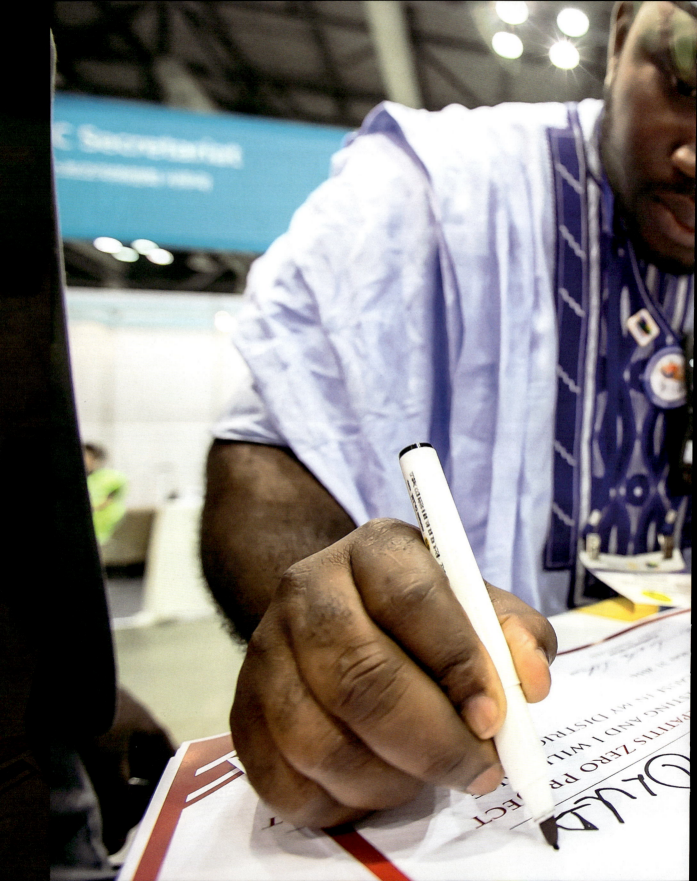

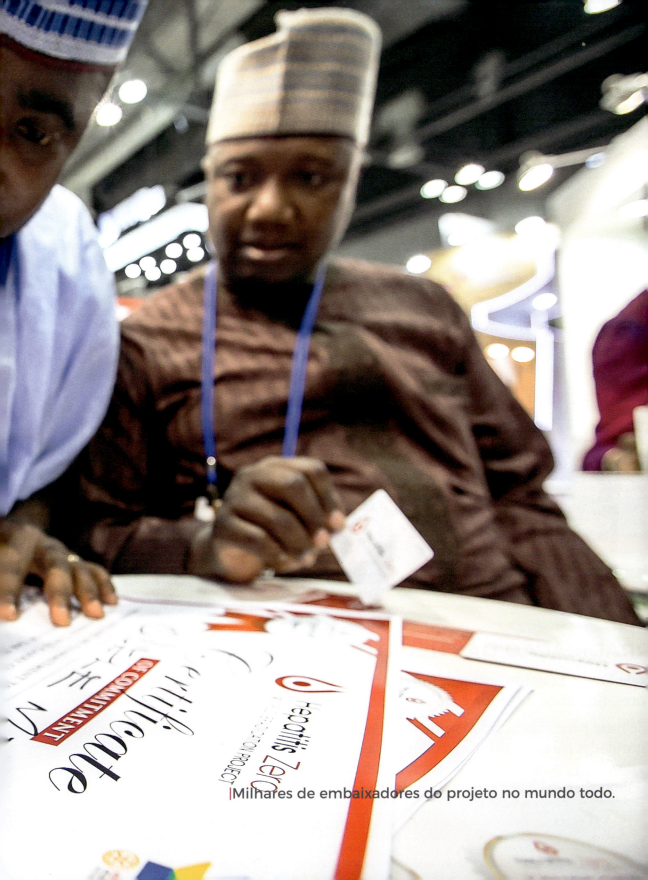

Milhares de embaixadores do projeto no mundo todo.

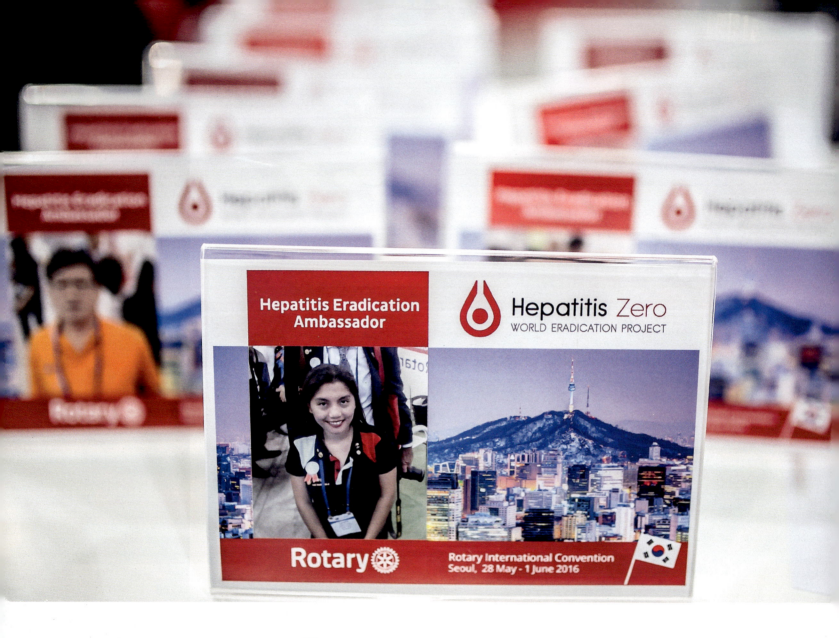

CARTA DA ERRADICAÇÃO DAS HEPATITES VIRAIS

Uma das missões de Fred e Eduardo será a de entregar a autoridades locais (secretários de saúde, prefeitos, governadores, ministros de saúde e até presidentes da república), a Carta da Erradicação.

Esse documento delineia necessidades, ideias e métodos referentes à erradicação da doença e busca o compromisso das autoridades para a implantação de políticas que atinjam essas metas. Eu tentarei unir-me aos irmãos na maioria dos encontros que eles tiverem com autoridades dos países, para entregar pessoalmente essa carta. Tenho certeza que a cada união com eles teremos muito que contar e comemorar.

AFINAL, COMO PODEREMOS ERRADICAR AS HEPATITES VIRAIS?

Creio que, se de um lado a ciência não pode erradicar essa doença sozinha, apenas com um remédio inventado, pois precisará do apoio da sociedade civil, mobilizando-se para diagnosticar, divulgar etc., de outro, considero praticamente impossível que consigamos fazer isso sem o trabalho dos governos.

Aliás, o desafio é tão gigantesco, que a maior parte dele deverá ser feita pelo governo.

O governo é quem concentra o dinheiro, a estrutura, o acesso à mídia e o poder de organizar grandes campanhas.

Assim, ele é o grande ALVO dessa campanha Hepatite Zero.

Mas sabemos que para sensibilizar os governos não basta um corpo no caixão e famílias chorando ao seu redor. Ele tem que sofrer uma pressão da sociedade.

As Hepatite B e C, principalmente, têm que romper o silêncio e ficar explícitas. A mortandade trágica que elas carregam tem que ser conhecida. E os infectados são nossa maior força para fazer isso.

Destarte, para mim o caminho é claro – temos que diagnosticar o mais que pudermos, envolvendo a mídia e deixar que o povo (pois é ele o patrão do governo) exija que haja tratamento.

Vão aqui algumas de nossas ideias e estratégias para que consigamos realizar esse desafio gigantesco.

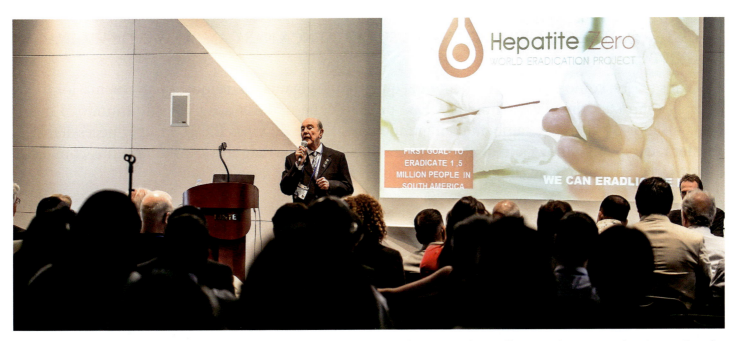

| O diretor do RAG da Erradicação das Hepatites e do Hepatite Zero, dr. Nadir Zacarias, em palestra na Coreia.

1- INCLUIR O EXAME DE HEPATITES B E C NO HEMOGRAMA COMPLETO

A maioria das pessoas jura que não tem Hepatite B ou C, pois já fez vários exames de sangue e nunca apareceu nada. Ocorre que o exame de sangue que o médico geralmente pede é o Hemograma completo. E ele NÃO traz o de Hepatites. Um dos obstáculos para isso seria o acréscimo violento no custo do exame. Abaixo, a solução para isso:

2 - INTRODUZIR OS REAGENTES DE EXAMES RÁPIDOS (BARATOS) PARA EXAMES NOS LABORATÓRIOS

Um exame de Hepatite B ou C custa caro. Pode ultrapassar os U$ 70,00 em alguns lugares.

Uma grande solução seria a de se utilizar os testes rápidos (de furinho no dedo). Ou melhor, os reagentes que são usados no *kit* dele, para receber uma gotinha do sangue já colhido no laboratório.

Os testes rápidos custam em torno de U$ 1,00 por cabeça. E, utilizando somente os reagentes, sem necessitar dos outros componentes do *kit*, o preço cairia ainda mais. Com isso, pode-se aproveitar o sangue que já foi retirado do paciente e apenas pingar uma gota no reagente. Essa simples ideia, se realizada em grande escala, poderia salvar milhões e milhões de pessoas, detectando-as precocemente.

Afinal, é um absurdo que o sangue das pessoas esteja circulando por aí e que elas não sejam diagnosticadas de uma doença que está no próprio sangue.

3 - TESTAR OS IDOSOS, APROVEITANDO A SUA PRESENÇA NAS CAMPANHAS DE VACINAÇÃO DE GRIPE

Vários países, como o Brasil, recebem uma quantidade gigantesca de idosos para vaciná-los todos os anos contra a Gripe e a Pneumonia. Esse público é, na maioria dos países do mundo, o maior concentrador do vírus C e também com grande prevalência do vírus B. Assim, sem necessitar despender recursos com uma campanha em separado, poder-se-ia diagnosticar muita gente, com testes rápidos, em concomitância com a campanha de prevenção da Gripe.

4 - AÇÃO COM GRÁVIDAS E RECÉM-NASCIDOS

Intensificar, com monitorização apertada, o exame de Hepatite B nas mulheres grávidas. E com grande atenção para a aplicação de Imunoglobulina Anti-Hepatite B, pois as mulheres infectadas pelo vírus têm chances de até 90% de contaminar o recém-nascido. Essa aplicação preventiva tem que ocorrer nas primeiras 12 horas de vida do bebê, preferencialmente. E, claro, vacinar todos os recém-nascidos, seguindo-se todas as doses indicadas.

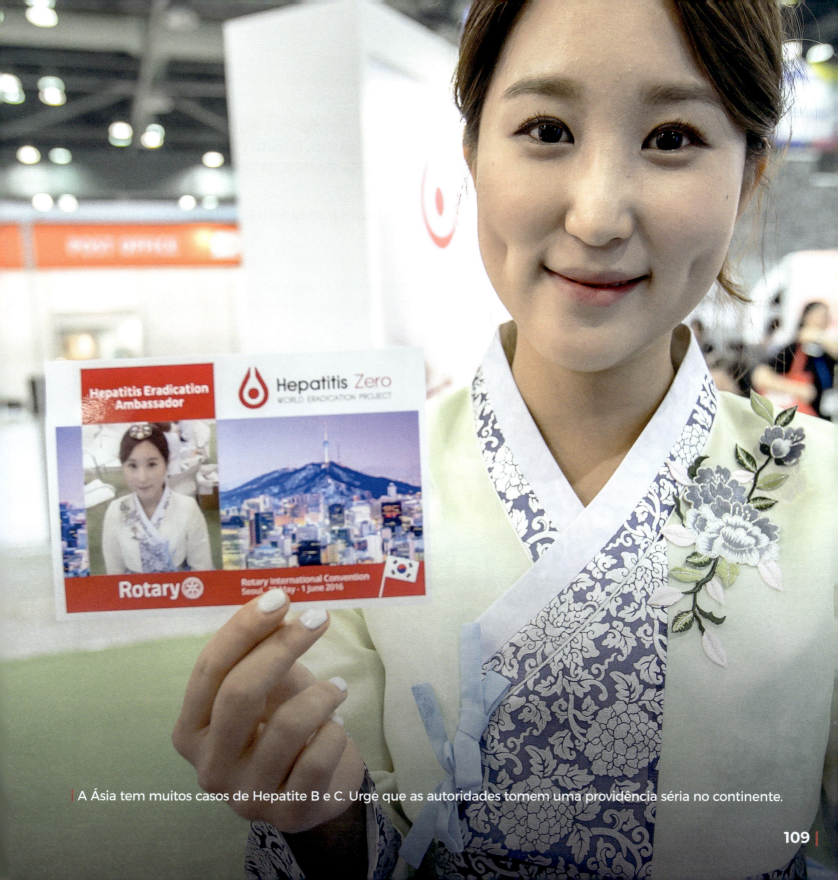

A Ásia tem muitos casos de Hepatite B e C. Urge que as autoridades tomem uma providência séria no continente.

5 - ELABORAR PLANO DE AÇÃO, CONTENDO:

A) Diagnóstico.

B) Capacitação de médicos e estrutura de atendimento, mesmo que extrapolando a esfera das três especialidades que tratam normalmente as Hepatites – gastro, infecto e hepatologistas, de maneira a possibilitar clínicos gerais para também tratarem da doença, já que a administração dos remédios novos não requer tantos cuidados.

C) Campanhas de conscientização na população, dando aos pacientes o direito de saber que estão ou podem estar infectados.

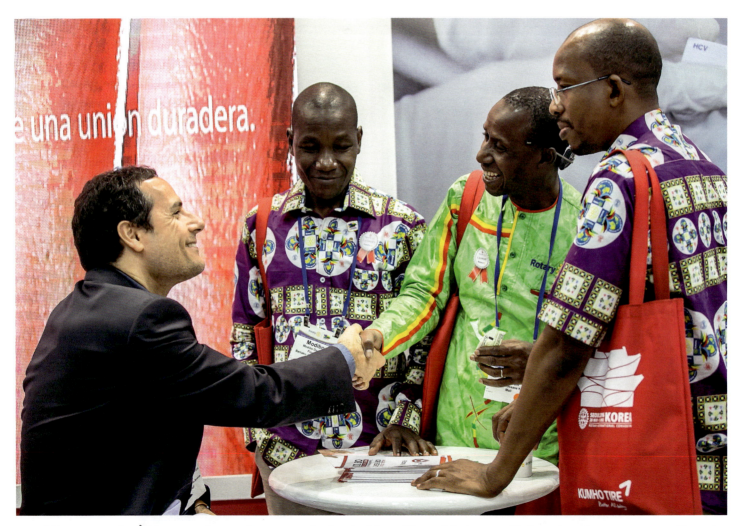

| Os povos da África precisam de nossa ajuda. As Hepatites vitimam milhões de pessoas no continente.

D) Elaborar planos que sejam implantados em tempos medidos, eg - política para 5 anos de enfrentamento etc., com monitoração e avaliação constante.

E) Planos de compras de medicamentos abrangentes (descritos em capítulos anteriores), que possibilitem que a indústria farmacêutica possa realizar um plano massivo de fornecimento, baixando o preço unitário a frações pequeníssimas do preço original. O fenômeno aí é muito simples. A indústria terá a oportunidade de lucrar duas vezes mais. Mas o custo unitário cairá para até 10 vezes mais.

Já que o que importa para a indústria não é o preço unitário, mas o total de lucro a ser obtido com o lançamento de um determinado remédio.

6 - COMISSÕES MISTAS NOS GOVERNOS PARA A ERRADICAÇÃO

Deveria ser formada, preferencialmente com forte sugestão da Organização Mundial de Saúde, uma comissão de ERRADICAÇÃO em cada país. E uma dentro da própria Organização Mundial de Saúde, com extensão para os seus órgãos representantes em cada continente.

Pois está mais que provado que o estudo, controle e monitoração dos resultados são o método mais eficaz de se conseguir realizar uma mudança de cenário em políticas sociais. Contra essa ideia, argumentarão os sábios: "Ah, já existe um departamento de DST/ Hepatites Virais lá". Seja na OMS ou no governo em questão.

Mas não basta que haja esses fracassados departamentos, que permitiram que o mundo concentrasse 95% de doentes sem diagnóstico.

Uma mudança **radical** tem que ser realizada, se quisermos alcançar resultados sérios. Departamentos ESPECIFICAMENTE VOLTADOS PARA A ERRADICAÇÃO DAS HEPATITES VIRAIS têm que ser criados dentro desses órgãos. Ou seja, iniciando-se pela OMS e estendendo-se para os seus representantes, que encarregar-se-ão de sugerir e implantar ramificações deles dentro dos:

1- Ministérios de Saúde

2- Secretarias de Saúde dos Estados, províncias, condados etc.

3- Secretarias de Saúde Municipais

Todos devem ser formados por uma grande parte vinda da sociedade civil, mas especializada no assunto – representantes de ONGs de pacientes, representantes da classe médica, representantes da indústria farmacêutica e representantes do governo.

A missão de todos deve seguir um padrão predefinido pela cúpula do departamento de Erradicação que for montado na Organização Mundial de Saúde.

Imaginamos que o modelo de trabalho prioritário deva ser o de se:

A) Levantar os dados de infeção, prevalência e incidência de cada local respectivo.

B) Implantar planos de combate, inspirado principalmente no plano principal que venha sugerido da OMS. Sempre, obviamente, ajustando-o à realidade do local e suas peculiaridades.

C) Avaliar e monitorar os resultados, comparando-os em planilha evolutiva e planejar para as próximas ações.

O departamento de Erradicação das Hepatites deve ser dividido em 2: Hepatite B e Hepatite C. E, para os casos nos quais houver prevalência e incidência das outras, que se crie o terceiro ou até o quarto, específicos para elas.

Importante, insisto, é a separação da Hepatite de outras pastas, como Aids etc., que levam 90% do orçamento e deixam a Hepatite com uma migalha de recursos.

AS HEPATITES CUJA ORIGEM SÃO A FALTA DE SANEAMENTO BÁSICO

A OMS deve criar um departamento muito dedicado a combater as Hepatites originadas de saneamento básico faltante ou comprometido. As Hepatites A e E, transmitidas principalmente pela água contaminada, só serão contidas se houver uma grande atenção em se combater esse tipo de foco.

O EXEMPLO DA POLIO A SER SEGUIDO

A erradicação da Pólio, cujo projeto veio desde 1985, tem muito a ensinar para que erradiquemos as Hepatites. Podemos e devemos nos inspirar nas pessoas e institutos que desenvolveram essa grandiosa força-tarefa para aprendermos e usar o que deu certo (e, claro, evitar o que deu errado).

Muitos "*cases*" de sucesso foram ali construídos, desde:

A) Planos

B) Envolvimento com o governo

C) Envolvimento com a sociedade civil

D) Incentivo para que se atingisse a erradicação

E) *Fundraising* com financiadores bilionários, tanto da parte do governo como das fundações, como a de Bill e Melinda Gates, entre tantas outras.

A OFICIALIZAÇÃO DE NOSSO "ROTARIAN ACTION GROUP"

No finalzinho do mês de janeiro de 2017, nós recebemos a feliz notícia de que o Rotary International reconhecia e oficializava o nosso grupo de trabalho para a Erradicação das Hepatites.

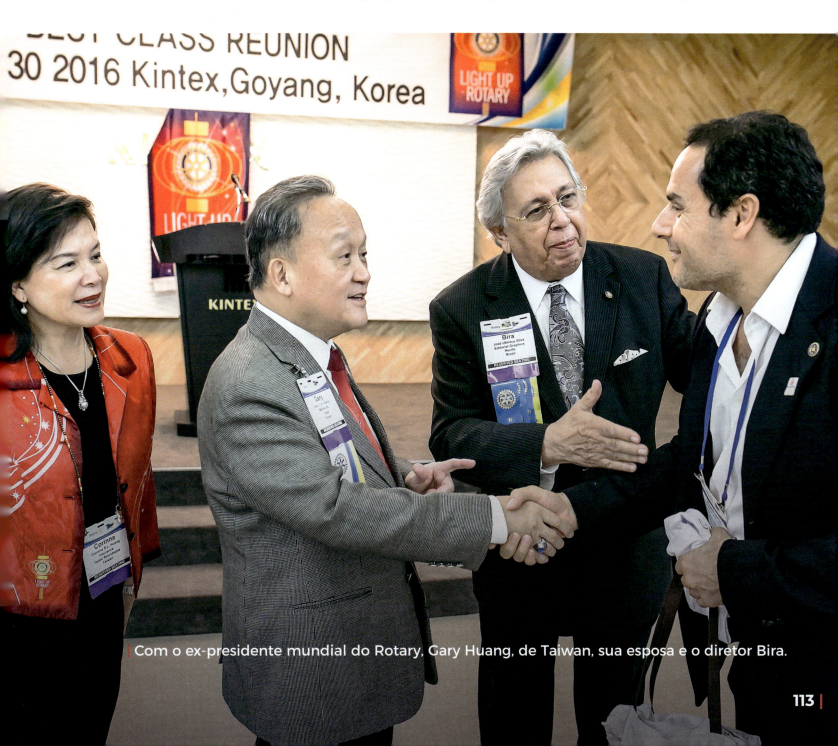

Com o ex-presidente mundial do Rotary, Gary Huang, de Taiwan, sua esposa e o diretor Bira.

Foram quase dois anos de intensa tentativa, repleta de pesquisas, adequações, envios de documentos. E, enquanto isso, nosso trabalho em cerca de mil clubes do Rotary seguia em paralelo, sem nunca parar...

A notícia me foi dada pelo nosso grande aliado nessa causa humanitária – JOSÉ UBIRACY – o nosso BIRA, que era o Diretor do Rotary para a América Latina.

Lembro-me como se fosse hoje. Eu dirigia. Ia a uma loja, longe, comprar um colchão que minha esposa havia encontrado para mim. Era um sábado e fazia um calor tremendo em São Paulo. Toca o telefone, e no outro lado da linha uma voz que me chegava baixinha, em sussurros, que mal se podia compreender dela as palavras... Era o nosso diretor. Nosso grande entusiasta da causa. Que tão importante foi para a propagação desse trabalho dentro do Rotary para a América Latina. Eu reconhecia a voz, mas tive que parar o carro para decifrar o conteúdo que ele assoprava ao telefone. Até desliguei o motor, para ouvi-lo. E, de tudo que ele falou, pude apenas entender, ou deduzir: "Foi aprovado! Aprovamos o RAG. Não posso falar muito agora, pois ainda estou no meio das reuniões. Mas te liguei para dar a notícia em primeira mão".

Bira é uma grande alma. Uma das pessoas mais grandiosas que conheci. E ele sabia o quanto eu queria que o RAG fosse aprovado. O quanto lutamos e esperávamos ansiosos por essa decisão do "*board*" do Rotary.

Embora sempre imparcial e neutro, o Bira abraçara a causa do Hepatite Zero. E o fez simplesmente porque seu coração viu o bem que ela trazia. Viu as vidas que seriam poupadas. E compreendeu o quão fácil e prático o projeto era, transformando a vida dos infectados.

Ao compreender que o projeto salvaria milhares de vidas, Bira abriu as portas para a nossa atuação. Indicou nosso projeto aos seus governadores e aos rotarianos do Brasil e da América Latina. E endossou a doação que oferecemos aos clubes, de 1,5 milhão de *kits* de testagem.

Com seu jeito imponente, mas impressionantemente natural, simples, ele contou para quem o conhecia e quem o respeitava, do Hepatite Zero e aplaudiu a nossa iniciativa e o nosso amor pela causa.

Deus foi infinitamente generoso em colocar um Bira no caminho do nosso projeto. E foi ele, só poderia ser, que me chamava e em sua voz longínqua me contava, bem à sua maneira, com sua fala mansa, contido, mas ainda com a gravidade que seus casos importantes sempre lhe outorgam, dizendo: "Aprovamos! Foi aprovado o RAG. Parabéns!", concluiu.

Ter um RAG aprovado pelo Rotary Internacional tem uma enorme importância. O RAG é um grupo rotariano que, embora exista independentemente da administração do Rotary Internacional, é um pequeno representante dele dentro de um determinado tema. E é o grupo exclusivo para cada tema em específico.

O Rotary tem diversos RAGs, tais como o da Cegueira, o da Paz, o da Microeconomia, da Água, o da Pólio etc.

O nosso é o de número 29. E é o primeiro a ser liderado por brasileiros.

Os RAGs têm a autorização e a missão de promover a causa junto aos clubes Rotary do mundo, de maneira que passamos a ter acesso oficial a mais de 33 mil clubes, 540 governadores e 1.200.000 de rotarianos de todo o planeta, com o reconhecimento do escritório central de nossa entidade –RI, para trabalhar a causa da melhor maneira possível.

Eu sou, com muito orgulho e responsabilidade, o presidente deste mais novo grupo rotário, sendo o Alexandre Ferreira o vice, e o dr. Zacarias nosso tesoureiro.

O nosso Grupo Rotariano para a Erradicação das Hepatites Virais é também composto por outros membros de mais de 15 países, tais como Egito, Paquistão, Nigéria, EUA, Etiópia, Nepal, Tibete, Itália, Espanha, Portugal etc.

A partir do RAG, esperamos poder promover uma grande marcha rumo à Erradicação.

NOSSO PLANO DE ERRADICAÇÃO EFETIVA

AS PRIMEIRAS CIDADES A ERRADICAR NO MUNDO

Nossa experiência testando e tratando os infectados nos inspirou a realizar um audacioso projeto.

São cerca de 30 mil pacientes atendidos gratuitamente em todo o Brasil, em nossas 5 clínicas, nos últimos 3 anos.

E também já são quase 1 milhão de pessoas testadas nas ruas pelo nosso projeto. Sempre gratuitamente e em estreito contato com a população.

Disso tudo, extraímos base e inspiração para desenvolver o que acreditamos que seja o projeto para os PRIMEIROS CASOS DE ERRADICAÇÃO DA HEPATITE no mundo.

E já demos início a eles. Está já lançada a marcha para a **ERRADICAÇÃO** em duas cidades:

1. Cruz Alta, cidade de 64 mil habitantes, no interior do Rio Grande do Sul.

2. Carlópolis, município do estado do Paraná, que conta com cerca de 14 mil habitantes.

E até o final do ano de 2017, esperamos estar com 10 municípios, sendo alguns também em outros países da América Latina.

O PROJETO 15 BIS

Resolvemos chamá-lo assim, pois foi com o 14 Bis que nosso Santos Dumont alçou o primeiro voo do mundo, impulsionado por seu próprio motor.

De igual maneira, esperamos em Deus que nosso projeto também dê os primeiros passos da humanidade rumo à erradicação definitiva das Hepatites Virais.

Iniciaremos com a **ERRADICAÇÃO DA HEPATITE C**.

O plano consiste em mobilizar toda uma cidade. Iniciando pelos clubes de nosso Rotary. E, com o auxílio de nossos companheiros rotarianos, conseguir a adesão das autoridades de saúde locais, como secretário de saúde e o prefeito do município.

A princípio, mapearemos todos os moradores e suas respectivas casas. Esse trabalho deve ser abrangente e seguir os trabalhos realizados pelo último Censo.

O ato seguinte realizar-se-á em conjunto com a prefeitura local: uma divulgação massiva da campanha, de maneira a informar a população sobre a gravidade e os pormenores de silêncio e longevidade da doença. E, assim, convocaremos a população para se testar, em cada bairro. Abrangeremos todos os bairros e comunidades locais. Em cada um deles, haverá as sessões de testagem rápida, em local de maior movimento. Estimamos conseguir testar de 70% a 80% da população nessas primeiras investidas.

E cada morador que realizar o teste, terá o seu nome riscado de nossa lista geral, um abrangente software que deverá conter o nome de praticamente todos os moradores da cidade e respectivos endereços.

O saldo restante de moradores, que não tenha sido testado, será procurado pela equipe de saúde da cidade, que fará desde visitas às casas, como outras tentativas de contato. Até que todos, ou praticamente todos da cidade, tenham sido atingidos pelo nosso *screening* ou triagem.

Os testes rápidos serão todos fornecidos pelo nosso projeto, sem qualquer custo ao município.

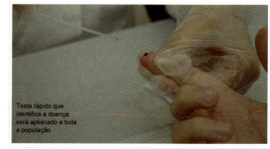

DIÁRIO SERRANO

CRUZ ALTA - SEXTA-FEIRA E SÁBADO, 21 E 22 DE ABRIL DE 2017 - 23.553 R$ 2,00

Cruz Alta será primeira cidade a erradicar a Hepatite C

Projeto piloto no país começa a ser aplicado em maio
Página 05

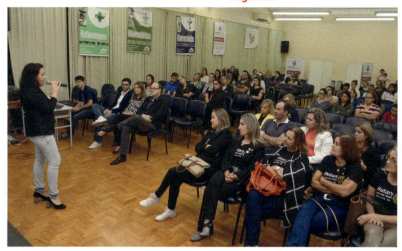

Município recebe interiorização da Secretaria de Agricultura
Secretário Ernani Polo apresentará principais programas do Estado
Página 08

Incêndio atinge silos de cerealista
Última

Mais um assalto no Centro
Última

EDUCAÇÃO:
STS realiza Feira de Cultura Indígena
Página 11

LEGISLATIVO:
Projeto garante vale transporte aos funcionários
Página 03

Turma do GAM se reúne 30 anos depois
Página 07

BILHETAGEM ELETRÔNICA:
Mau uso leva ao bloqueio do cartão de transporte
Página 03

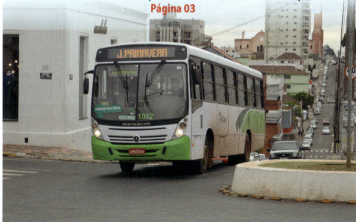

| O projeto 15 Bis - Pioneiro a erradicar a Hepatite em uma cidade.

OS CASOS POSITIVOS

Estimamos que a prevalência para esses dois municípios fique na casa de 0.6% a 1%. De maneira que, para o primeiro município, é esperado o número de 384 a 640 pessoas infectadas. E para o segundo, menor, um número entre 84 a 140 doentes.

O TRATAMENTO

Cada caso positivo deverá ser confirmado por meio de um exame de sangue laboratorial, como o "Elisa", que é mais preciso do que a triagem rápida, que eliminará qualquer outra possibilidade de falso diagnóstico. Raramente ocorrem casos de triagem equivocada no teste rápido. Todavia, o teste laboratorial é um procedimento sempre coerente a se adotar. Nessa oportunidade, será também testada a carga viral e a genotipagem do paciente.

Os casos positivos deverão ser encaminhados para atendimento pela rede médica disponível no município. Considerando que o tratamento atual dos casos de Hepatite C é relativamente simples, sem a necessidade de muitos exames complementares e nem muitas visitas repetidas ao médico, um número pequeno de médicos deverá ser necessário.

No Brasil, graças à Constituição Brasileira, todo o tratamento de doenças é de direito do cidadão e de reflexiva obrigação do Estado. Assim, todos os casos deverão ser contemplados, tendo tanto os exames médicos como as consultas pagas pelo governo.

Conforme é de prática em vários países do mundo onde o novo e caro remédio da Hepatite C é fornecido pelo governo, apenas os casos mais graves receberão remédio automaticamente (casos de Fibrose hepática entre F-3 e F-4). Serão contemplados também os casos F-2 que houverem tentado tratamento com outros remédios e tenham fracassado na tentativa de cura.

PARA TRATAR 100% DA POPULAÇÃO

Estamos já preparados para a possibilidade de termos uma boa negociação com as autoridades para que sejam concedidas exceções especiais e experimentais para que todos os infectados do projeto possam receber o remédio, por tratar-se de um projeto modelo, em estudo e, em boa parte, bancado por uma instituição não governamental.

Entretanto, temos os planos b e c... Esses vão desde ações que provarão o direito inconteste dos doentes em serem tratados pelo governo, como a própria possibilidade de adquirirmos os lotes de remédios por conta própria.

Não importa como. O que importa, no fim de tudo, é que atingiremos nosso objetivo. Testaremos e trataremos TODA a população dessas cidades. E Deus fará a CURA.

INCIDÊNCIA DE NOVOS CASOS E O RISCO DE FRACASSO DO PROJETO

Decidimos iniciar a tão falada, mas nunca tentada, erradicação efetiva da Hepatite C. Principalmente pelo fato de ela ter uma grande coisa a seu favor – os casos de nova contaminação são baixíssimos. Pode-se dizer que a Hepatite C não é uma doença que se está transmitindo, epidemicamente. Ao contrário, ela é uma doença estagnada praticamente em seus casos antigos. Ela é um "saldo" do passado. De gente que se contaminou, provavelmente décadas atrás, e carrega o vírus silenciosamente dentro si, até hoje, evoluindo e comendo o fígado a cada dia.

Isso dá ao projeto de erradicação uma vantagem sem igual. Pois, eu ouso dizer, a Hepatite C, apesar de terrível e temida, pode ser considerada uma das epidemias mais plausíveis de ser erradicada. Justamente porque uma vez matado o vírus, ele dificilmente se expandirá descontroladamente.

Por falar em controle, isso é parte também importantíssima do projeto. Pois apesar de casos novos da doença serem raros, não é certeza de que nenhum volte a ocorrer.

Assim, deverão esses municípios realizar um controle básico e sério junto aos maiores meios de transmissão que há para a Hepatite C – os bancos de sangue, os usuários de seringa (tanto os profissionais de saúde, como os que fazem uso de drogas injetáveis) e locais onde haja contato com sangue, como dentistas, tatuadores e salões de manicure.

Abordando a possibilidade de novos casos ou, ainda, tentando fechar todas as chances de isso acontecer, é que nos ocorre que talvez um fator que tenha detido as autoridades (bem, isso se pensarmos nelas com muita complacência), tenha sido o de não haver para a Hepatite C nenhuma vacina ainda aprovada, que estanque a possibilidade de que novos casos venham a surgir depois de uma megaoperação, como a que estamos por realizar...

Bem... mas, claro... não deve ter sido só isso...

De qualquer maneira, há uma multidão de pessoas que PRECISAM AGORA ser diagnosticas. Que precisam agora de tratamento. Precisam agora de CURA.

E os passos que vamos tomar rumo à Erradicação, mesmo que não nos levem (que Deus não permita isso) à ela, nos levarão, isso com certeza, à salvação de muitas e muitas vidas, como tem já acontecido em todas as testagens que realizamos.

Ou seja, o caminho para a Erradicação não só é um caminho perfeitamente factível e atingível em potencial, como principalmente é um caminho gratificante, necessário e abençoado, pois poupará a vida de tantos inocentes.

E... quanto vale UMA VIDA? Uma que seja...?!

Esta ação se repetirá no município durante três anos, desde a implantação do programa. Até que, findos os três anos, e não tendo a cidade a presença do vírus, poderá ser considerada livre dele, erradicada desse terrível mal.

Além disso, a vacina contra a Hepatite C, que já está a dobrar a esquina, estará em breve aprovada, esperamos. E dessa maneira poderemos, ainda por garantia, imunizar a população como medida derradeira para a erradicação.

O título é controverso e pode até não ser, a princípio, idêntico aos praticados pela Organização Mundial de Saúde. Mas o resultado é o mesmo. E o que importa é o fato, na prática. E esse será idêntico. Acreditamos, todavia, que esse reconhecimento possa chegar, mesmo das maiores autoridades.

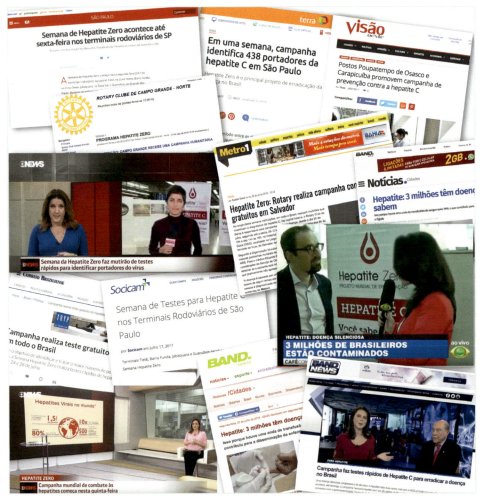

| A Semana da Hepatite Zero, em 2016 ganhou atenção nacional da mídia, com testagem em 26 estados e no Distrito Federal do Brasil.

TRANSFORMAÇÃO EM AUTOSSUSTENTÁVEL

Em minhas inúmeras (pra não dizer todas) noites de muita divagação, imaginação e busca pela solução do problema das Hepatites no mundo, uma coisa eu concluí: a iniciativa privada, por meio da propaganda, será a grande base, a grande via, para que o mundo possa sustentar todos esses projetos de erradicação.

Uma campanha como a que vamos fazer mexerá com toda a população de uma cidade. E causará admiração e mobilização. E extrapolará, certamente, os limites do município, sendo vista em outros, talvez até em todo o país, ou mesmo no exterior. Centenas de empresas estarão interessadas em vincular a sua marca como apoiadora, benfeitora, mantenedora de semelhante projeto.

Assim, as futuras campanhas de Erradicação deverão ser transformadas em apelo comercial, de *marketing*. E isso servirá para bancar os custos, tanto dos testes, como dos medicamentos a serem utilizados (em casos de municípios de países sem a cobertura de saúde).

Se este modelo, o da autossustentabilidade, for atingido – e tentaremos construí-lo já nesses projetos pilotos do 15 Bis, assim poderemos ter um modelo para expandir a campanha da Erradicação pelos quatro cantos do mundo.

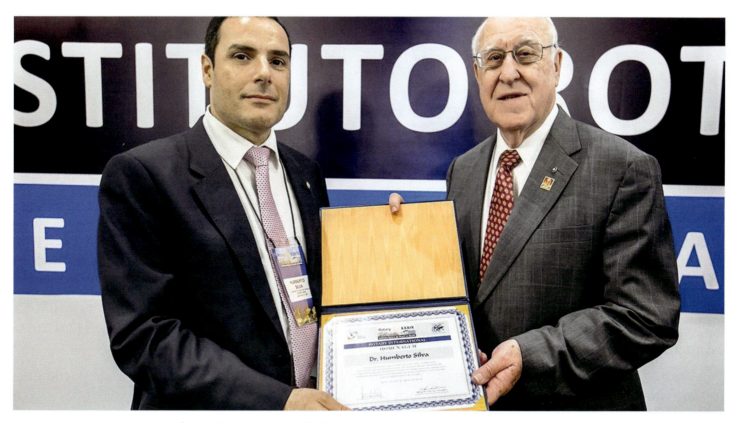

| Presidente mundial do Rotary, Mr. John Germ, nos concede diploma, em 2016.

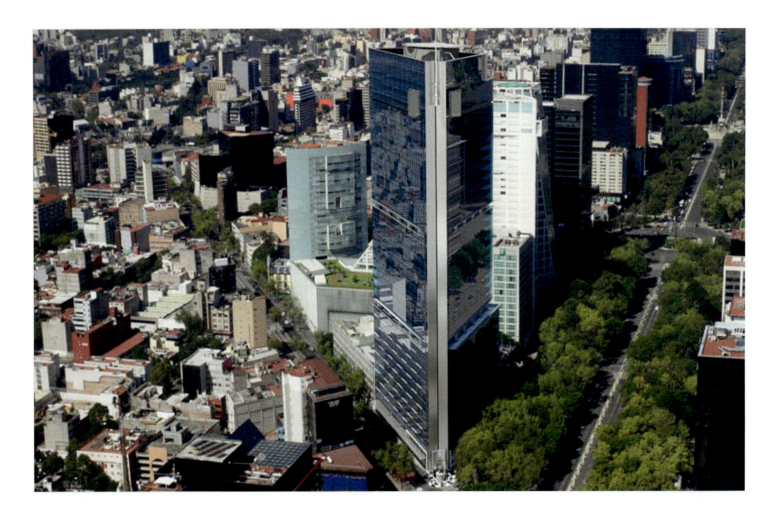

NOSSA CLÍNICA NO MÉXICO: UMA CONQUISTA

Após muita dificuldade, discriminação etc., em 16 de agosto de 2017 nossa clínica é inaugurada na gigantesca Cidade do México. O endereço não poderia ser melhor – Paseo de La Reforma com Insurgientes. Bem no coração da cidade.

O povo mexicano é um dos mais carinhosos do mundo. E o amor que eles têm pelo brasileiro é uma coisa comovente. Nesse país de 100 milhões de habitantes, com uma prevalência de Hepatite C estimada em 1%, há 1 milhão de pessoas que precisam de nossa ajuda.

Nossa clínica atenderá a todos, sem distinção, e levará tratamento médico e exames de ponta gratuitamente ao povo do país. Tudo sempre com respeito e amor.

Que Deus proteja e faça prosperar esse trabalho no México.

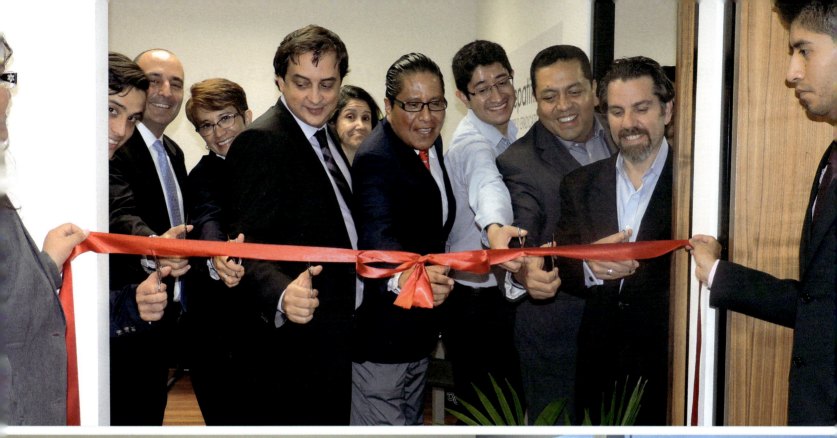
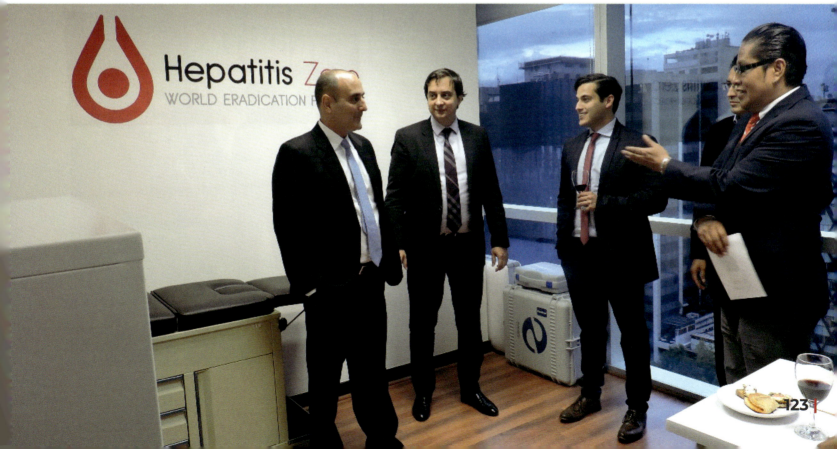

HEPATITIS CERO, A PRIMEIRA CAMPANHA NACIONAL DA ARGENTINA

A prevalência da Hepatite C entre "*los hermanos*" é algo ainda misterioso. Nunca houve qualquer campanha abrangente de testagem no país e os únicos indicativos vêm dos bancos de sangue. Durante a passagem da Expedição Hepatite Zero na Argentina, logramos conseguir que os testes rápidos de detecção fossem aprovados para uso de estudo.

Assim, enviamos um lote de 15 mil testes para que fosse feita uma campanha em todo o país.

Para a nossa surpresa, os argentinos abraçaram a causa de uma forma espantosa. Cerca de 45 hospitais em todo o país se envolveram, sob o comando do Ministério da Saúde e a mídia divulgou de forma ampla, com mais de 100 reportagens em rádio, TV e jornais.

Estaremos expandindo a ação, em breve, para todos os países da América.

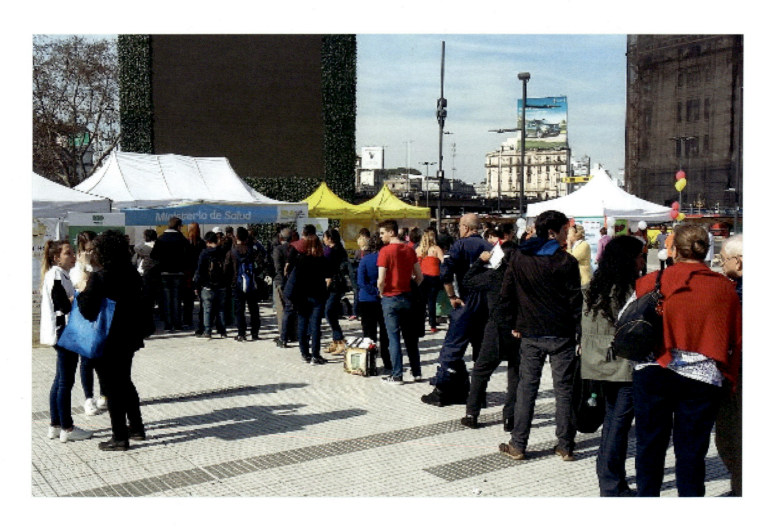

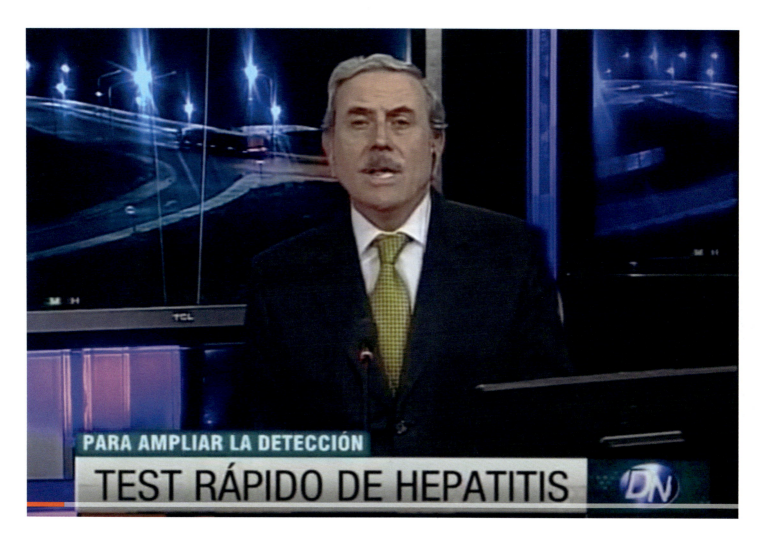
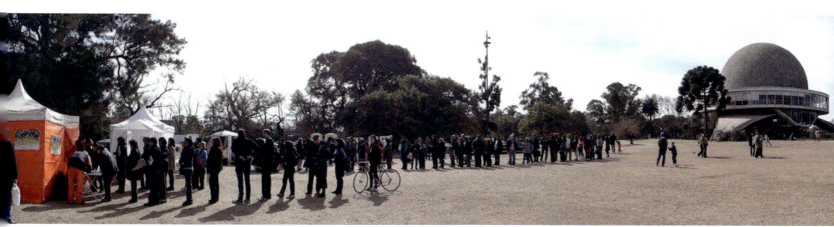

SEMANA DA HEPATITE ZERO

No dia 28 de julho é comemorado o Dia Mundial de Combate às Hepatites Virais. Nós resolvemos esticar esse marco e fazer uma semana inteira de ações.

Já há dois anos engajamos o Rotary Club de todo o Brasil, em 26 estados e Distrito Federal, fazendo o maior mutirão de testagem do mundo. Cerca de 100 mil pessoas foram testadas em cada semana e mais de 1 mil infectados descobertos.

Um verdadeiro recorde...

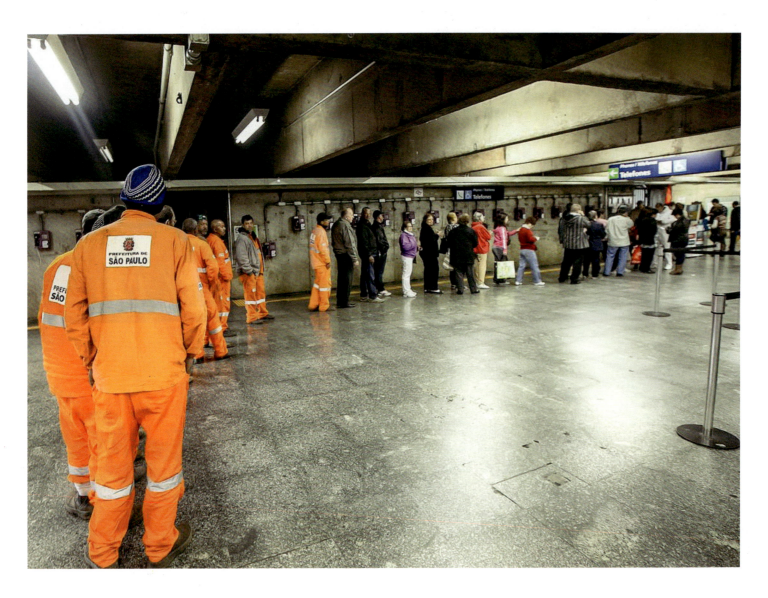

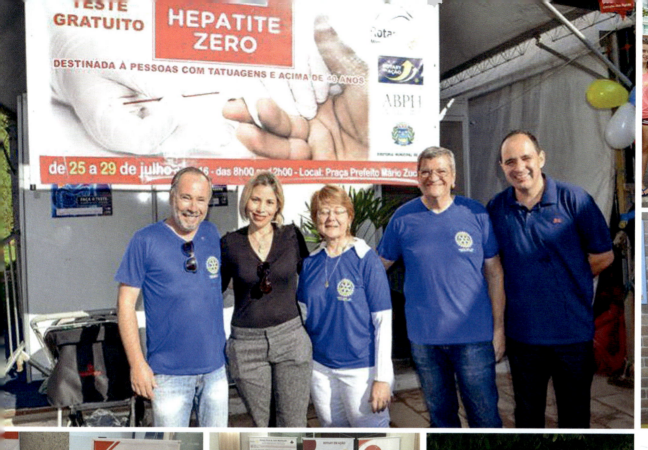
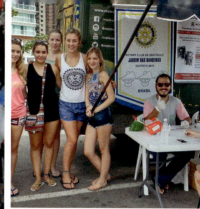
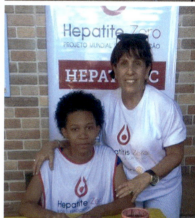
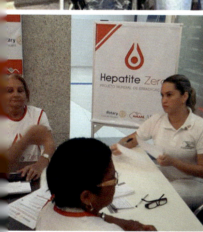
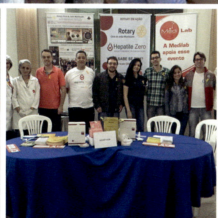
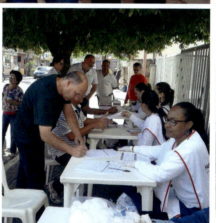
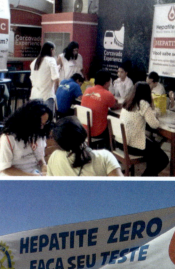
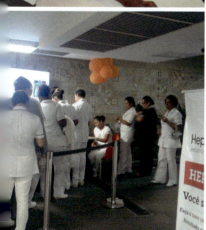
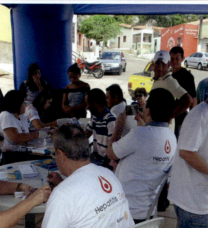
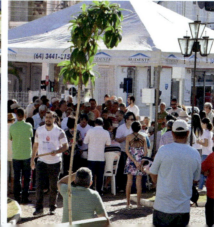
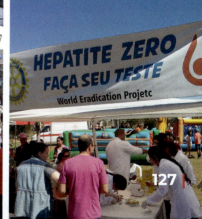

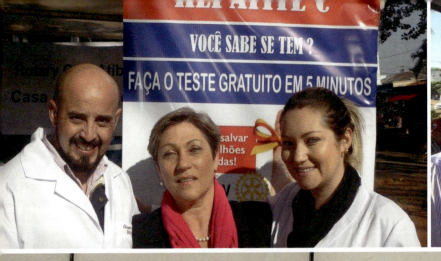
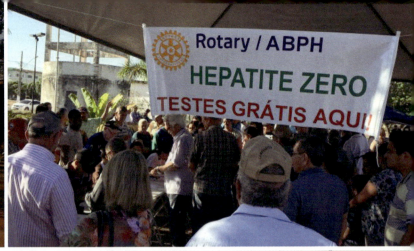
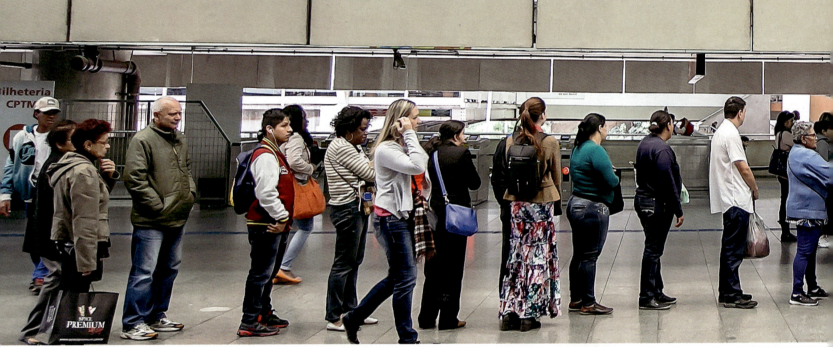
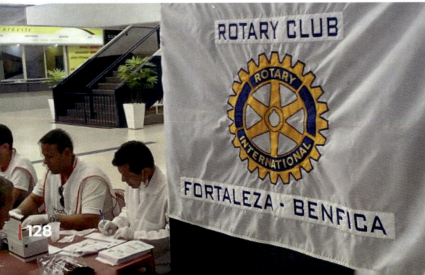
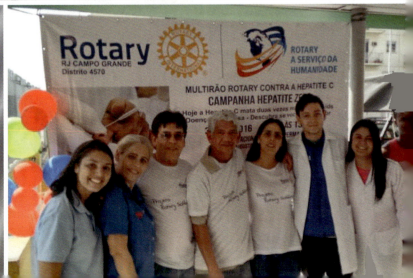

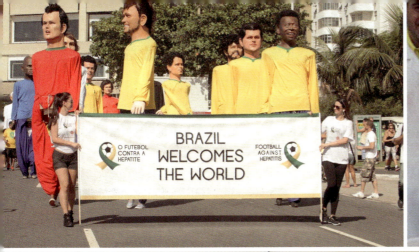
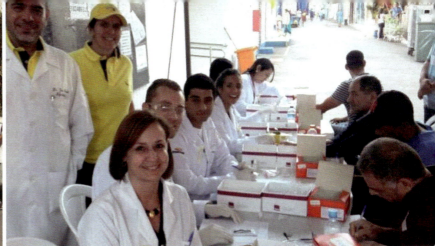
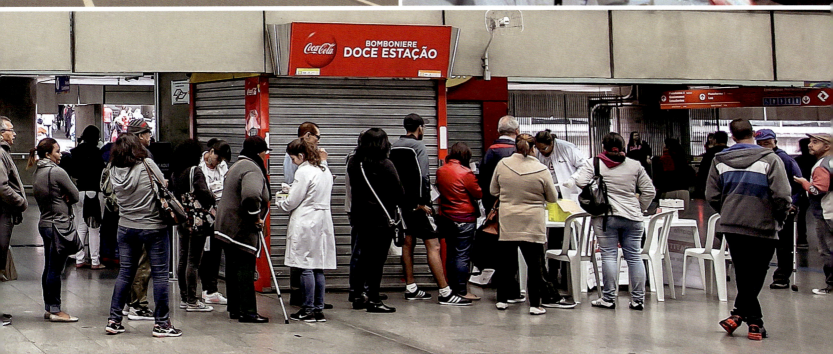
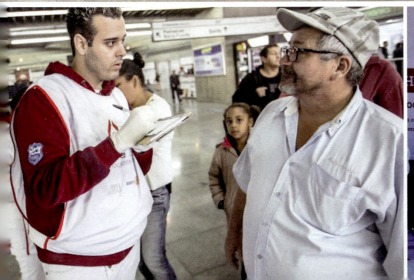
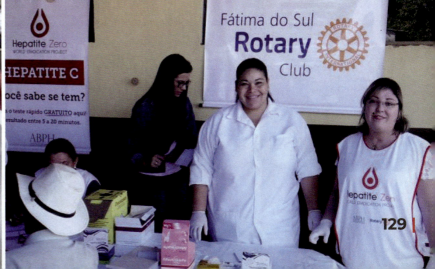

129

TESTAMOS 1 MILHÃO DE PESSOAS

E descobrimos milhares e milhares de portadores, que (como eu) não sabiam que estavam contaminados com o "Assassino Silencioso".

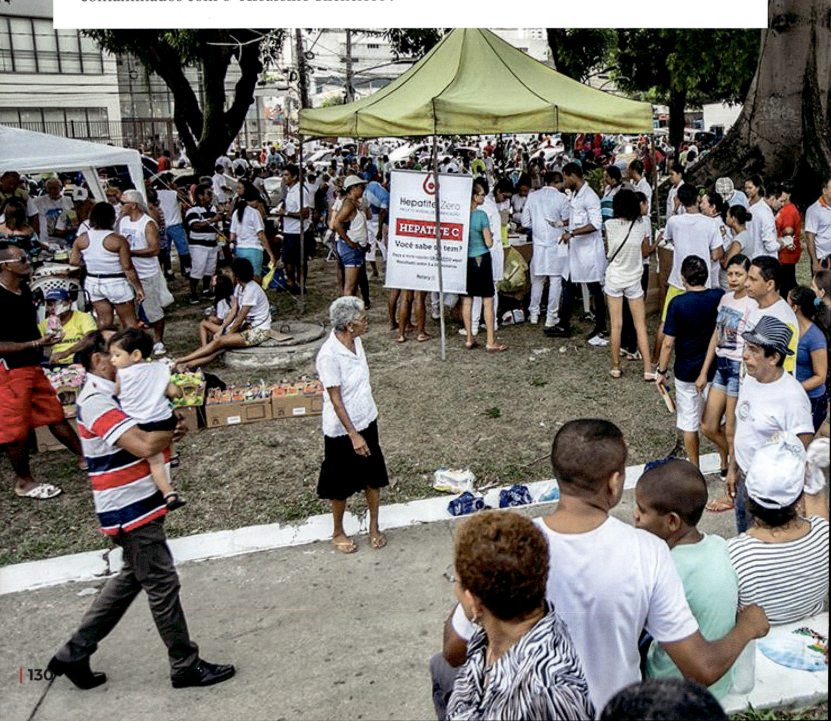

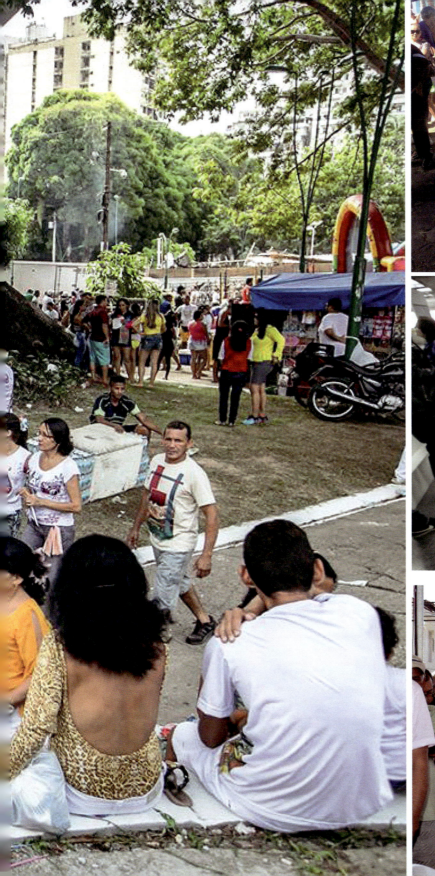
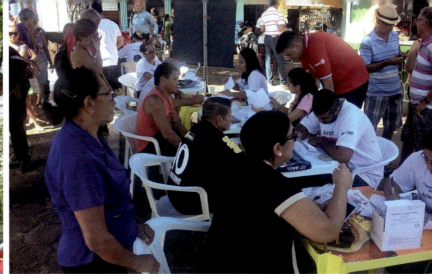
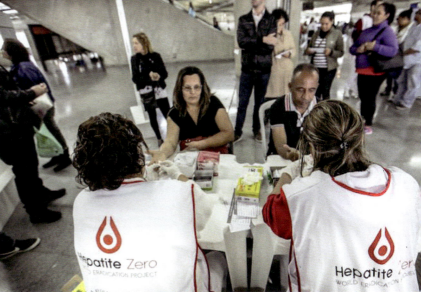
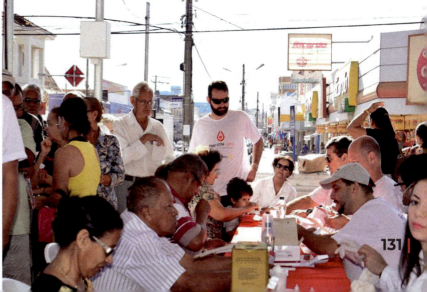

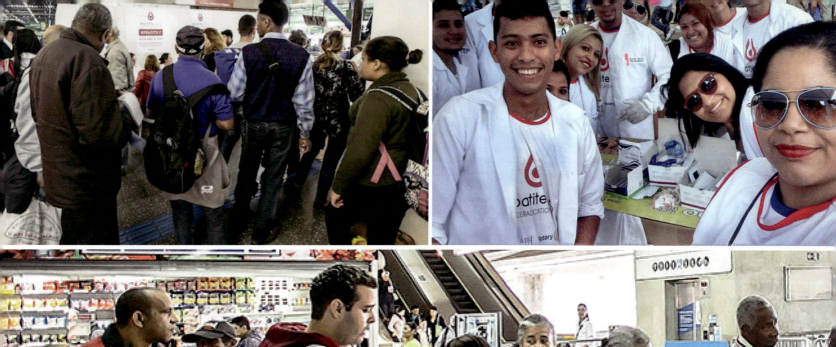
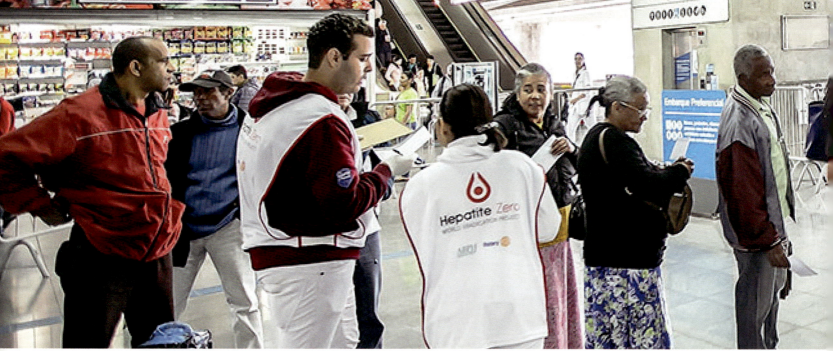
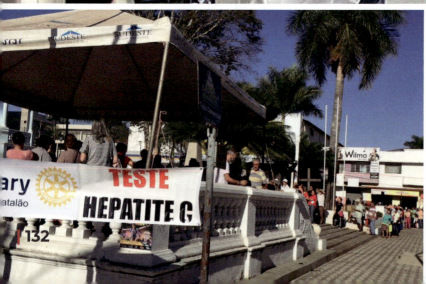
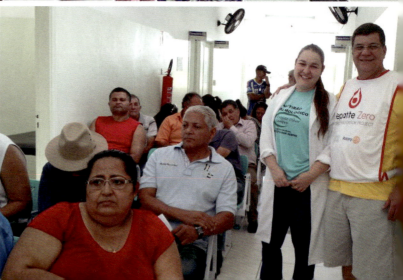

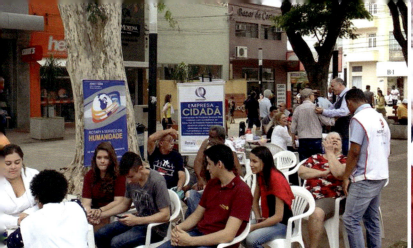
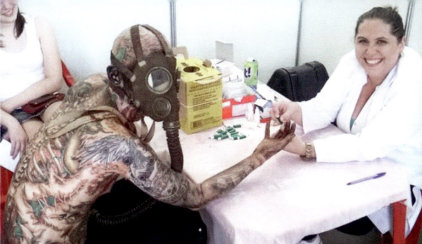
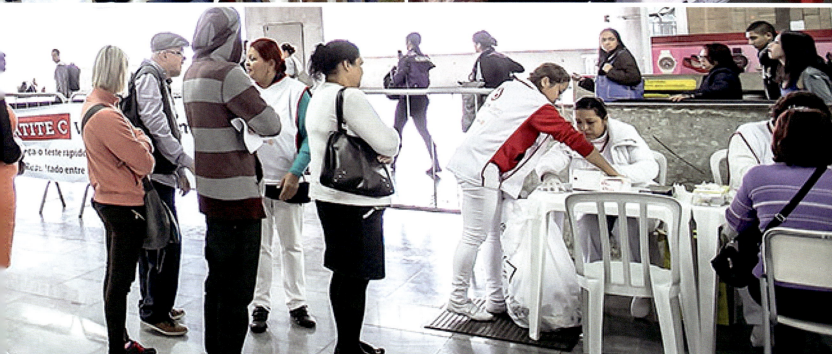
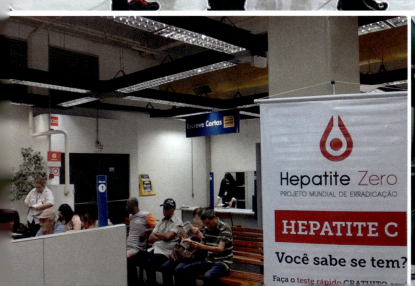
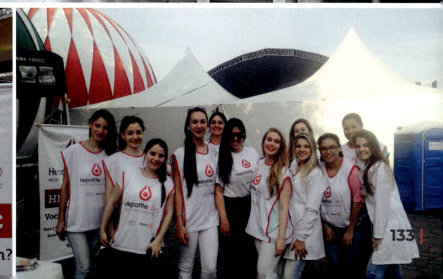

GUINNESS BOOK: NOSSAS TESTAGENS FORAM UM GRANDE RECORDE.
Mas a injustiça prevaleceu.

No afã de registrar o recorde que estávamos por quebrar, procuramos a equipe do Guinness Book.

Esses nos apresentaram duas opções de candidatura: A primeira seria pela via normal, com uma fila que poderia demorar meses. A segunda nos daria um «*fast track*» (via expressa) para que o nosso pedido fosse analisado e então julgado procedente ou improcedente, na categoria de cada recorde.

Pela proximidade da data em que tentaríamos a façanha (ela representaria um recorde, com certeza) escolhemos o «*fast track*» (via expressa). O preço era salgado – coisa de 8 mil libras esterlinas, se não me engano, para entrar na fila expressa. Fizemos o pagamento e ficamos ansiosos esperando o resultado da avaliação do pedido.

A partir disso, providenciaríamos o preparo da logística dentro dos padrões que o famoso livro dos recordes exige, ou seja, ter fiscais, ter filmagem etc. para que o recorde fosse asseguradamente verdadeiro.

Depois de alguma demora em nos retornar, fomos surpreendidos com a resposta negativa ao pedido. A justificativa – "Desculpem, mas o Guinness não mais realiza inscrições de recordes nessa categoria. Deixamos de fazer recordes médicos, depois que tivemos alguns problemas".

Ficamos bem frustrados... pois o recorde certamente iria trazer notoriedade à nossa causa da Hepatite. Iríamos realizar a maior testagem da história. Tentamos esse recorde e também outros, como « a maior testagem de Hepatite C da história » e mais um ou outro título, para ampliar a chance de atingirmos o recorde.

A maior surpresa, todavia, não foi a negativa de análise. Mas a negativa em nos devolver o dinheiro da inscrição. Pois... se não havia mais a categoria a concorrer, então nem análise poderíamos ter em nossa candidatura!!! Logo, queríamos o dinheiro de volta. Pois o pagamento foi para que tivéssemos uma análise do recorde e não acesso a uma porta fechada...

Mas debalde foram os pedidos ao Guinness. Mesmo argumentando que se tratava de uma ONG, de caráter humanitário etc.

O que houve conosco, que gastamos quase 30 mil reais para ter uma análise, foi simplesmente um "golpe", um "roubo".

É como se um passageiro pagasse para viajar de primeira classe e, ao tentar embarcar, fosse impedido de subir ao avião, pois a companhia não estaria operando mais aquele serviço...

Ou, pagar para ir ao salão de restaurante, que divide a lanchonete. E ao chegar lá saber que a comida já não está sendo servida mais. E não receber o dinheiro de volta...

Na minha terra isso seria matéria de um processo de ESTELIONATO. Espero que lá na Inglaterra a justiça entenda a mesma coisa. De uma maneira ou de outra, Deus sempre fará a Justiça. Ele, que é o supremo juiz deste mundo.

E, um dia, ainda havemos de pleitear isso na corte da Inglaterra.

Esse foi o resultado de nossa experiência com o Guinness Book: Um verdadeiro recorde de injustiça e um prejuízo de quase 30 mil reais.

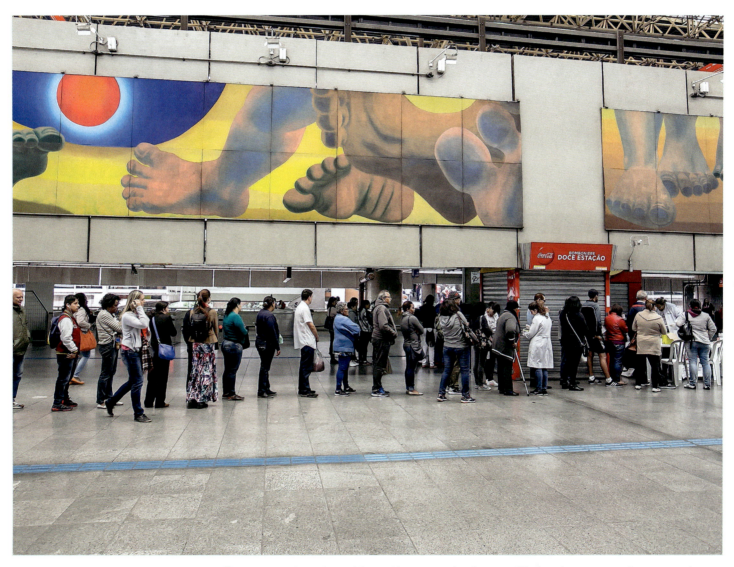

| O Hepatite Zero já realizou mais de 1 milhão de testes de Hepatite C.

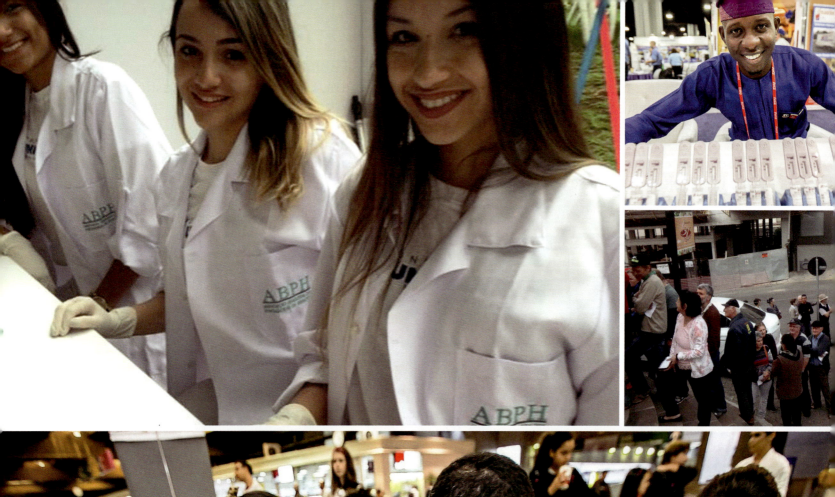
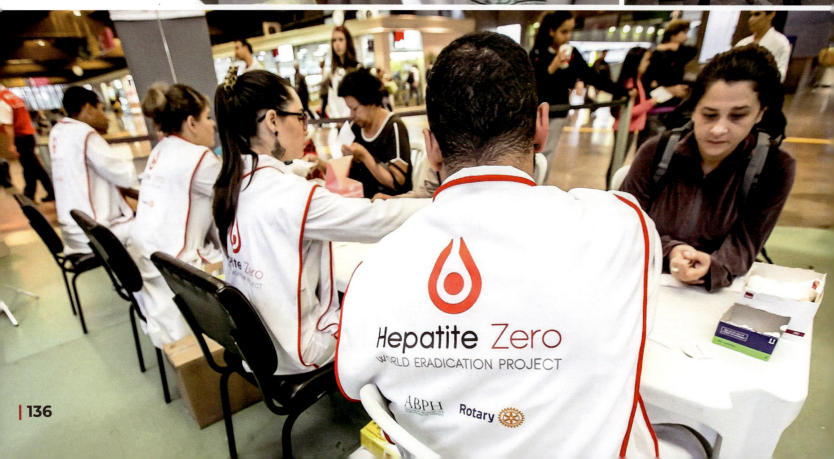

Cidades participantes
EM TODO O BRASIL

ACRE
- Rio Branco

ALAGOAS
- Arapiraca

AMAPÁ
- Macapá

AMAZONAS
- Manaus

BAHIA
- Eunápolis
- Ipiaú Vale dos Rios
- Itabuna
- Itanhém
- Porto Seguro
- Salvador
- São Félix

CEARÁ
- Caucaia
- Crato
- Eusébio
- Fortaleza

DISTRITO FEDERAL
- Brasília
- Guará
- Taguatinga Sul

ESPÍRITO SANTO
- Cariacica
- Colatina
- Conceição da Barra
- Muqui
- Vitória

GOIÁS
- Campos Belos
- Morrinhos
- Pirenópolis

MARANHÃO
- Coelho Neto
- Imperatriz

MATO GROSSO
- Lucas do Rio Verde
- Mirassol D'Oeste
- Sinop
- Vera

MATO GROSSO DO SUL
- Chapadão do Sul
- Costa Rica
- Fátima do Sul
- Paranaíba
- Ponta Porã
- Rio Brilhante

MINAS GERAIS
- Barbacena
- Caxias
- Ervalia
- Fátima do Sul
- Ipatinga
- João Monlevade
- João Pinheiro
- Moema
- Monte Sião
- Nepomuceno
- Novo Horizonte
- Ouro Preto
- Piraúba
- Sete Lagoas
- Tocantins
- Ubá

PARÁ
- Belém
- Itaituba
- Paragominas
- Santarém

PARAÍBA
- João Pessoa

PERNAMBUCO
- Recife

PARANÁ
- Bela Vista do Paraíso
- Califórnia
- Cambé
- Capitão Leônidas
- Cascavel
- Cornélio Procópio
- Curitiba
- Foz do Iguaçu
- Guarapuava
- Ibaiti
- Ibiporã
- Jacarezinho
- Jaguapitã
- Londrina
- Maringá
- Rolândia
- Toledo

PIAUÍ
- Bom Jesus
- Floriano
- Parnaíba
- São Raimundo Nonato
- Teresina

RIO DE JANEIRO
- Braz de Pina
- Campo Grande
- Gávea
- Nova Friburgo
- Petrópolis
- Rio de Janeiro
- São Gonçalo

RIO GRANDE S.
- Bento Gonçalves
- Camaquã
- Canela
- Caxias do Sul
- Constantina
- Pelotas
- Porto Alegre
- Rio Grande Cassino
- Santa Rosa
- S. do Livramento
- Santo Ângelo
- S. A. da Patrulha
- Três Passos

RONDÔNIA
- Porto Velho
- Vilhena

RORAIMA
- Boa Vista

SANTA CATARINA
- Balneário Camboriú
- Biguaçu
- Florianópolis
- Joinville
- Orleans
- Palhoça
- Rio Negrinho
- São José

SERGIPE
- Aracajú

TOCANTINS
- Palmas

SÃO PAULO
- Andradina
- Atibaia
- Avaré
- Bady Bassitt
- Barretos
- Barueri
- Botucatu
- Cafelândia
- Campinas
- Dourado
- Ilha Solteira
- Indaiatuba
- Itajobi
- Jales
- Jundiaí
- Limeira
- Lins
- Mongaguá
- Novo Horizonte
- Ourinhos
- Pedro de Toledo
- Piedade
- Pirajuí
- Praia Grande
- Ribeirão Pires
- S. C. das Palmeiras
- S. J. do Rio Preto
- São Paulo
- São Vicente
- Sorocaba

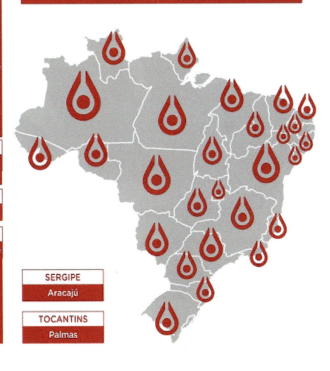

HEPATITE ZERO NA ÁFRICA
SÃO TOMÉ E PRÍNCIPE

Chegamos a São Tomé e Príncipe, pequeno país do oeste da África que fala português. Ali tratamos com o governo local, na figura da Ministra da Saúde e outras autoridades para implantar o **primeiro caso de erradicação total da Hepatite C em um paí**s.

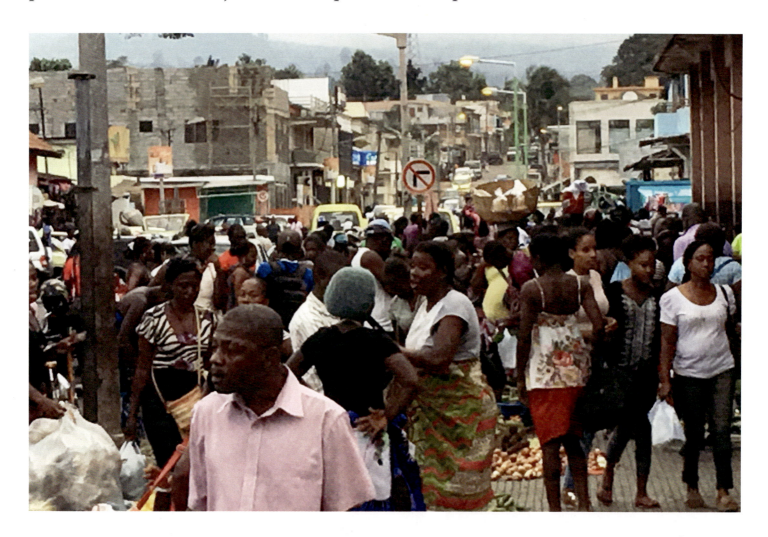

Lá chegando, deparamo-nos com uma realidade de impacto. Pobreza extrema e higiene precária entre a população. Nenhum estudo de prevalência da doença. Em nosso projeto, no papel, iríamos facilmente testar os 200 mil habitantes do país, detectar entre 0,3% a 1,5% de infectados e fornecer o caríssimo remédio a todos, conduzindo-os à Cura, com a ajuda de Deus.

Entretanto, ao ver como vive a população, entre miséria e sujeira, e ao encontrarmos estudos antigos que mostravam 10% de prevalência da Hepatite B, resolvemos dar um passo atrás e sugerir um trabalho de sondagem antes, no qual voltaríamos com a missão de testar 5 mil pessoas e assim verificar quantos infectados encontraríamos. A porcentagem encontrada seria projetada para o restante da população e veríamos o tamanho do problema que teríamos que enfrentar.

Afinal, o remédio (que chega a custar US$ 30.000,00 nos Estados Unidos) não nos custaria menos que US$ 1.000,00 por cabeça para usá-lo lá (preços para o terceiro mundo).

Assinar com o governo um contrato no qual garantiríamos, ousadamente, tratar todos os pacientes diagnosticados poderia nos render uma conta inesperada de U$ 30 milhões de dólares...

No momento em que escrevo este artigo, sugerimos então que, antes de iniciar o grandioso projeto, estudemos, cuidadosamente, a real prevalência e o verdadeiro custo de toda a aventura.

Que Deus nos ajude a realizar esse projeto e a levar salvação (abaixo de Deus) a todo o povo de São Tomé e Príncipe.

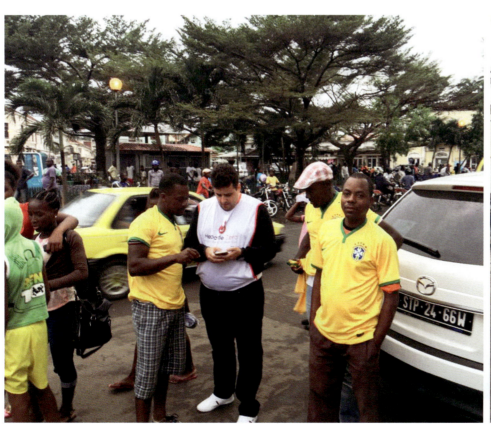
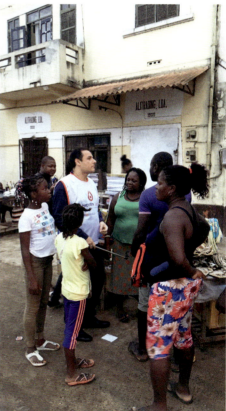

NIGÉRIA

Nossa chegada na Nigéria nos surpreendeu sobremaneira. Os dois companheiros de viagem a São Tomé e Angola, nosso gerente Eduardo Lima e nosso médico da clínica do Rio, dr. Carlos Terra, haviam já retornado ao Brasil, e eu e o Alexandre seguimos rota.

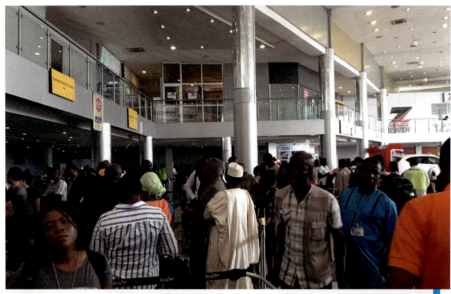

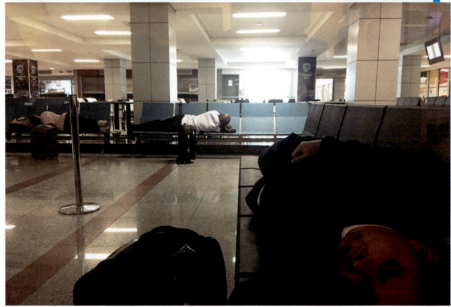

| Alexandre dorme no aeroporto de Luanda.

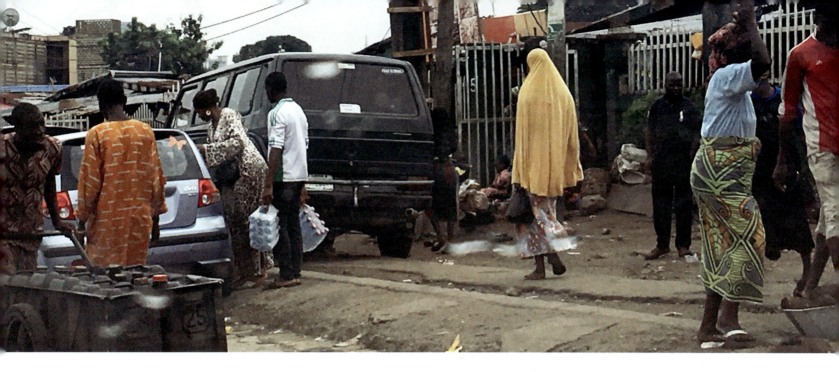

No embarque de Luanda para Lagos, o avião atrasou 5 horas e tivemos que esperar no tímido aeroporto de Angola.

Enquanto o Alexandre dormia, eu comecei a pesquisar coisas na Internet sobre a temida, a má reputada Nigéria. Claro que já conhecia as histórias todas sobre lá, sobre as fraudes e estelionatos na *internet*, e a fama que o país tem.

Ao pesquisar histórias de viajantes, li coisas ainda mais terríveis. Umas diziam: "Se você tem algum amor à vida e zela pela sua segurança, nunca vá à Nigéria. Aquilo é um caos, sem ordem e sem lei". Outras diziam sobre o perigo de sequestro, sobre o risco de ataques, de assaltos, de falta de qualquer tipo de ordem etc.

Cheguei a ter um princípio de arrependimento e, tomando aquele atraso como um possível sinal, sugeri ao Alexandre que retirássemos nossa bagagem do pequeno avião que já se preparava para partir e que desistíssemos da viagem.

Chegaram a nos chamar para ver nossa bagagem, deram-na de volta, mas para checá-la, para revisá-la, já na pista de embarque.

E, enquanto explicava o que eram os itens, eu pensava: "Será, meu Deus, que isso é mais uma oportunidade, última, que Deus nos oferece para desistir?". Afinal, sempre tive receio de ir à Nigéria. Por mais que já houvesse estado em outros 101 países... nesse estou com medo de ir.

Mas... Acabei que fui. Pensei: "Seja o que Deus quiser. – Esperam por nós lá. Está tudo pronto para diversas reuniões, onde marcharemos para um grande projeto no país inteiro. Vamos embora!". E fomos.

Apesar do avião extremamente pobre, onde o frio da cabine me congelava os pés durante três horas e o olor fétido do banheiro era insuportável, como o de um boteco na boca do lixo do centro de São Paulo, a tripulação era muito carinhosa, bondosa.

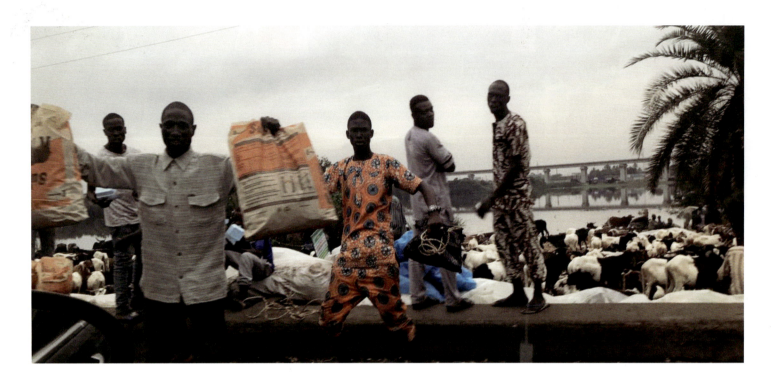

E assim foi. Chegamos à imigração e eu, que pensava que íamos ser detidos lá, já na chegada, extorquidos, pressionados etc. fomos tratados com um carinho e uma amabilidade como nunca em nenhum outro lugar eu vi igual.

E desde então foi um turbilhão de gentilezas, vozes sussurradas, sorrisos, brincadeiras amorosas e muito, muito respeito.

Lagos é uma cidade imensa, de quase 20 milhões de pessoas em sua área metropolitana e uma imensa favela que parece estender-se por boa parte da área urbana. O trânsito é caótico, centenas de milhares de *tuc-tucs* (táxis de moto, com pequena cobertura, como os da Índia e Tailândia) e buzinas que não acabam mais.

Convencemos a locadora a nos alugar um carro que nós próprios dirigiríamos (como gosto de fazer em todo lugar). Foi uma proeza, pois ninguém imaginava que isso seria possível a um estrangeiro. Mas quem é de São Paulo e Rio não se assusta tão fácil assim. E saímos a pesquisar a cidade, numa aventura de Indiana Jones.

Mas apesar de todo o aspecto intimidador, em nenhum instante estivemos em perigo ou ameaçados.

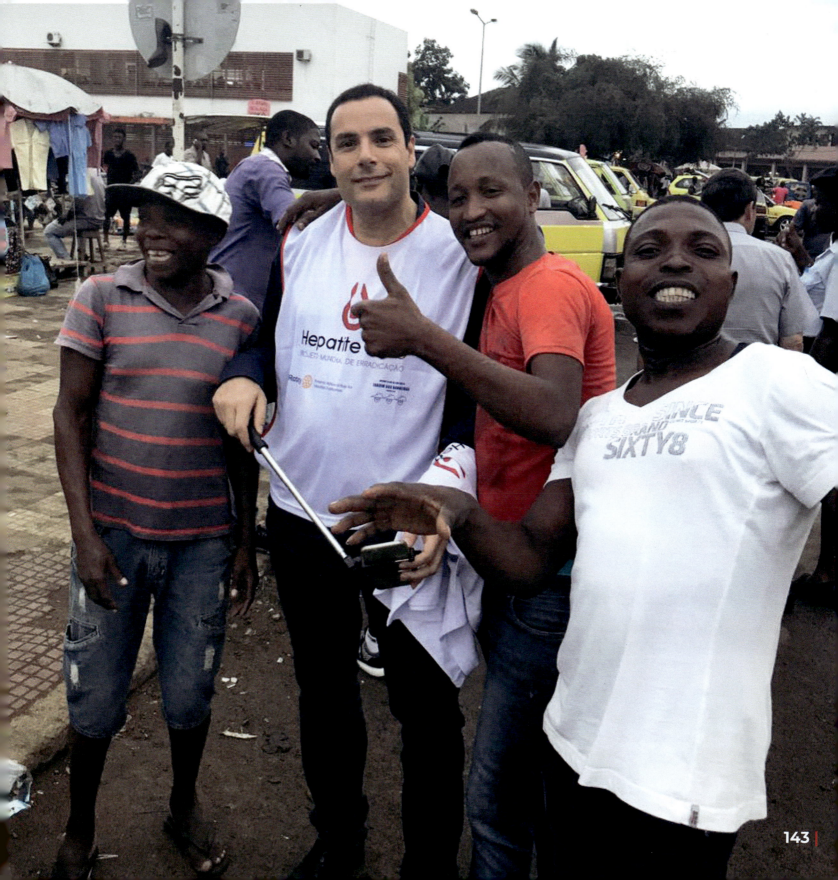

A segunda etapa da viagem foi a da nova capital, Abuja – cidade de pouco mais de trinta anos, que me pareceu muito com Brasília (acho que deve ter sido inspirada nela).

Ali o urbanismo era muito mais bonito, mais espaço, muito menos pobreza, e já se viam alguns estrangeiros que circulavam em assuntos com o governo.

Em Abuja fomos recepcionados por nosso diretor do RAG, Mr. Oye, que nos conduziu a diversas reuniões com nossos companheiros rotarianos e também com o Ministério da Saúde.

Ficou estabelecido que faríamos o primeiro grande projeto de Hepatite da Nigéria. Que traríamos 1 milhão de testes ao país e que iniciaríamos a marcha para a Erradicação.

Até o último instante na Nigéria, fomos bem tratados. Lembro-me ainda de que, momentos antes de subirmos a escada do avião, na pista, alguns funcionários do aeroporto brincavam, falavam conosco e eu

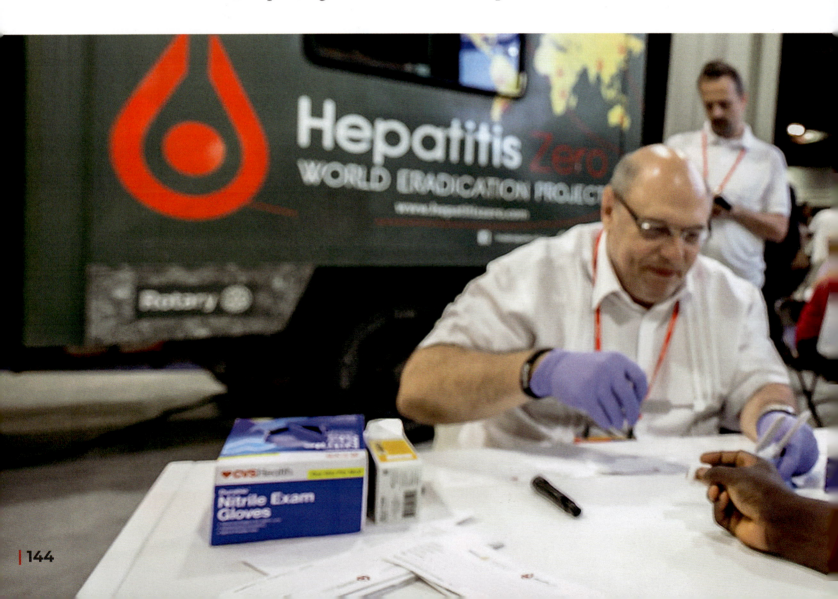

toquei o coração e declarei que levaria na memória o maravilhoso povo daquele país, para sempre. E eles nos acompanharam correndo, sorrindo e acenando, como se fôssemos uma celebridade a deixar o seu país.

Injusta a reputação que o mundo construiu do povo nigeriano, por mais casos que possam ter acontecido lá, pois o carinho e hospitalidade deles é coisa única. Claro, que como em todo lugar grande e extremamente pobre, temos que ter cuidado. Mas, em matéria de carinho com o estrangeiro, eles nos conquistaram para sempre.

A Hepatite B na Nigéria é de altíssima prevalência, coisa superior a 10%. A população, que é quase tão grande como a do Brasil, tem então perto de 20 milhões de pacientes aí. E no caso da Hepatite C, há provavelmente outros 3% ou 5%, o que dá um total de 30 milhões de pessoas com as duas formas da enfermidade.

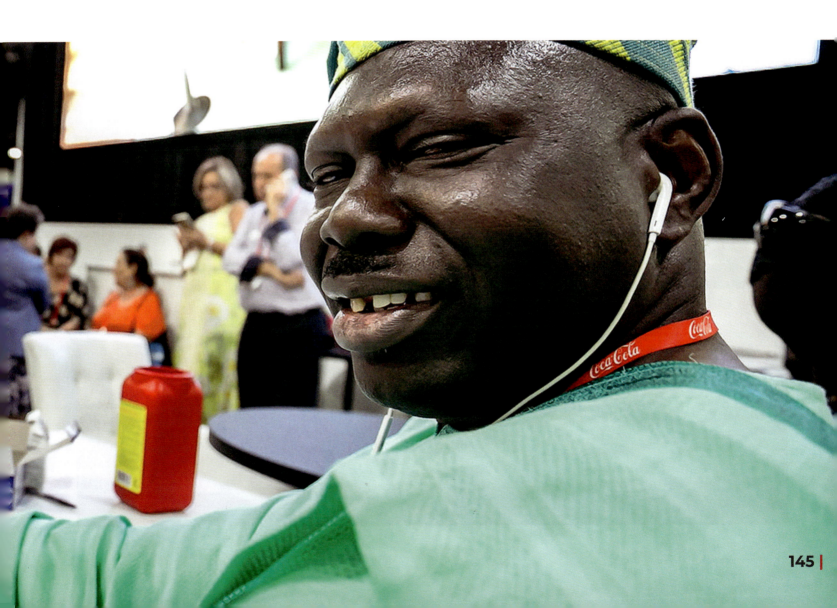

CLÍNICA EM ANGOLA

O segundo maior país de língua portuguesa, que tem também a segunda maior cidade lusofônica do mundo – pouco maior do que o Rio de Janeiro, com população de 8 milhões de pessoas, tem um povo também muito carente.

Prometemos ali que faremos um grande trabalho de detecção e tratamento das Hepatites B e C.

A prevalência é também muito alta ali. Ficamos sabendo, na viagem que tanto Angola, como diversos países da África têm leis específicas que obrigam o governo a fornecer tratamento gratuito para os portadores de HIV – Aids.

Queremos incluir os portadores de Hepatite nessa malha de benefícios e privilégios, afinal, a Hepatite hoje é uma ameaça já considerada muito maior do que a *Aids*.

Prometemos, também, ao povo de Angola que montaremos uma clínica gratuita de Hepatite em Luanda, com médicos e exames FibroScan® gratuitos para a população.

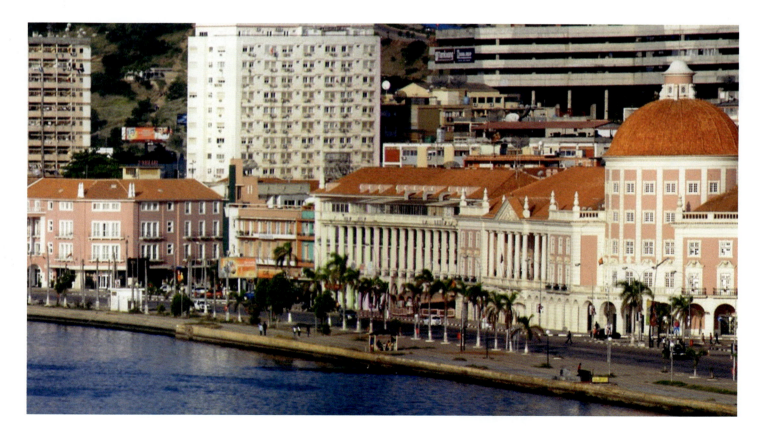

TOGO

Este país, que é um grande desconhecido do resto do mundo, tem uma população superior a 8 milhões de habitantes. E uma prevalência de Hepatite B na casa dos 10%. Estudos da Hepatite C mostram entre 2% a 5% de prevalência – ainda a ser melhor verificado.

A língua de Togo é o francês e os costumes já são mais formais, lembrando os colonizadores – diferente da Nigéria, onde o povo é mais descontraído.

A miséria chega a ser assustadora. O povo, contudo, é ordeiro, respeitador e a criminalidade não é muito prevalente no verdadeiro caos urbano da capital.

Em nossa reunião com o Rotary de Lomé, capital, prometemos dar início a um grande projeto de detecção e tratamento da Hepatite C em todo o país.

Agora... mãos à obra.

Que Deus nos possibilite trabalhar, levando ajuda a nossos irmãos africanos, esse necessitado povo, esquecido pelo resto do mundo.

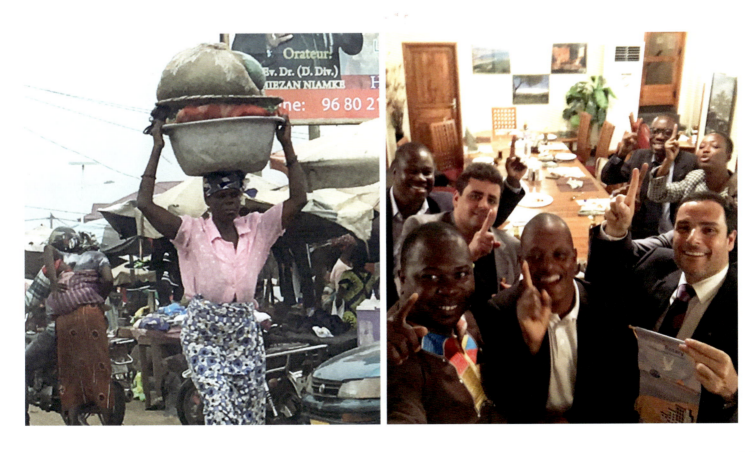

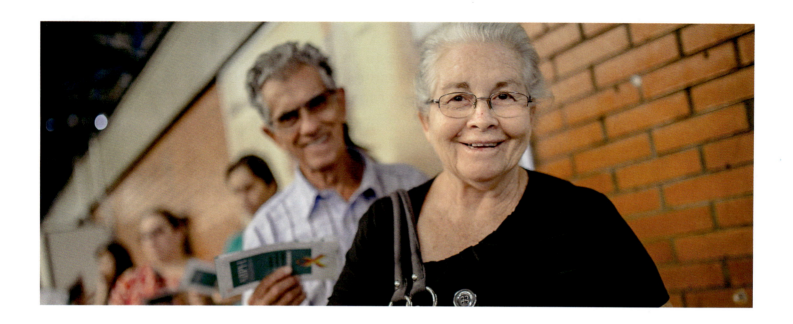

DO SONHO INICIAL AO RESULTADO PRESENTE... UMA REALIZAÇÃO!

Desde que eu me vi vitimado pela doença e decidi que entregaria a minha vida a ajudar os que precisam, temos tido muito trabalho. Mas acho que valeu a pena. Ainda há muito, muito a se fazer, mas quando olhamos para trás, isso é o que já realizamos:

O saldo de hoje é:

Clínica São Paulo • Clínica Rio de Janeiro • Clínica Porto Alegre

Clínica Fortaleza • Clínica Belo Horizonte • Clínica Cidade do México

40 mil pessoas atendidas gratuitamente.

Testagem
1 milhão de pessoas testadas gratuitamente.

Portadores de Hepatite C descobertos:
Quase 10 mil pessoas foram diagnosticadas com o vírus, graças a nossas ações.

"10 mil Humbertos", que, como eu, não sabiam que carregavam um assassino silencioso dentro de si. E que, a partir do diagnóstico, puderam receber tratamento e ir em direção à Cura.

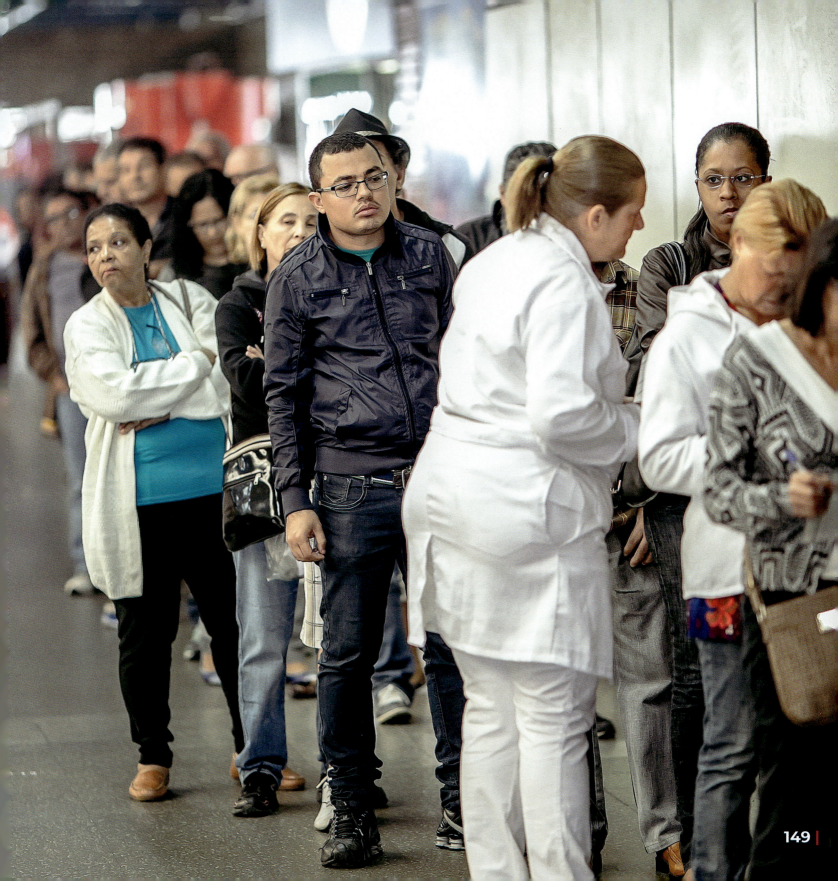

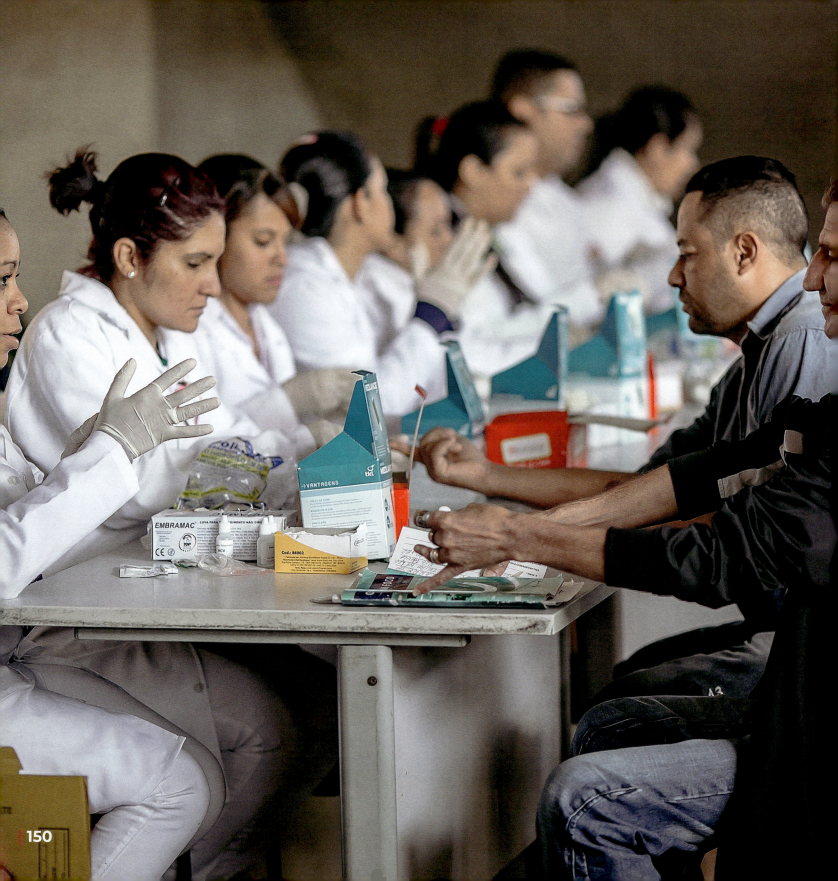

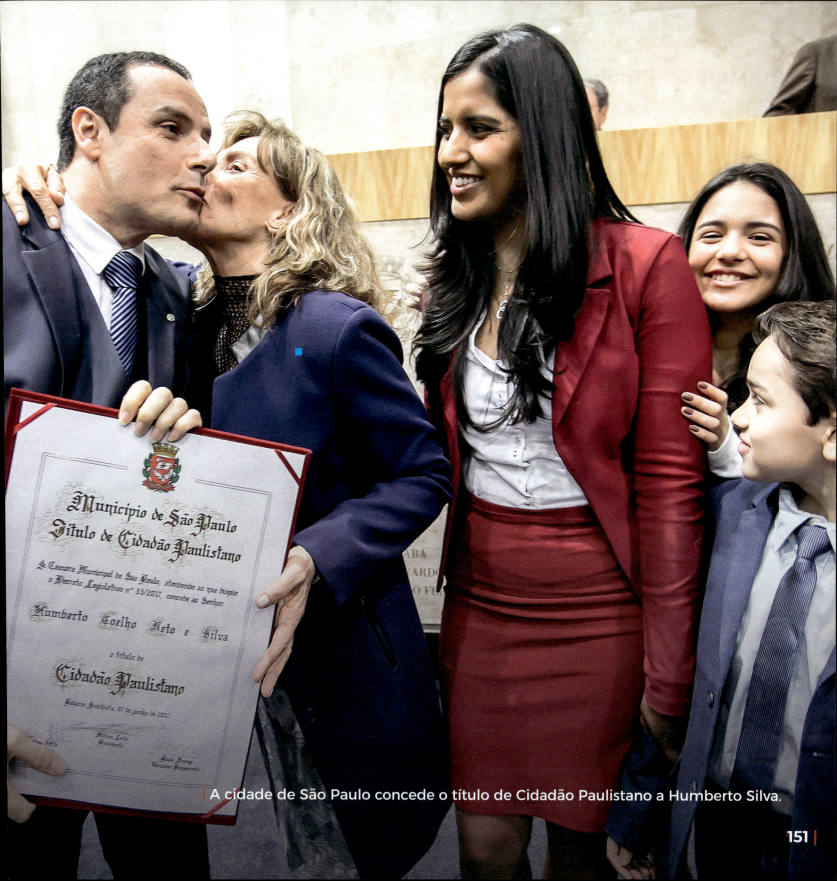

A cidade de São Paulo concede o título de Cidadão Paulistano a Humberto Silva.

PRIMEIROS PAÍSES A ERRADICAR A HEPATITE C

Saint Kitts and Nevis, no Caribe e São Tomé e Príncipe, na África, foram convidados para serem os primeiros países a erradicar a Hepatite, com o nosso projeto Hepatite Zero.

Tencionamos realizar o projeto nos países no mesmo molde do descrito para as cidades, isto é, testando a população inteira e tratando os infectados. Repetindo esse processo por uma ou duas vezes, até que em 3 anos sem a presença do vírus, o país possa ser considerado livre da Hepatite C.

Nas próximas edições do livro, esperamos ter histórias positivas para contar sobre esses primeiros países que serão, se Deus quiser, marcos da Erradicação.

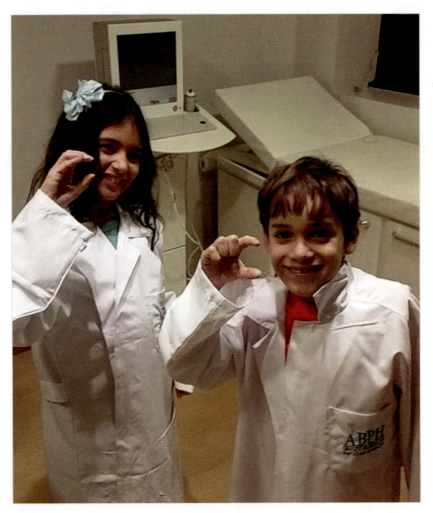

| Que as novas gerações estejam livres do vírus das Hepatites.

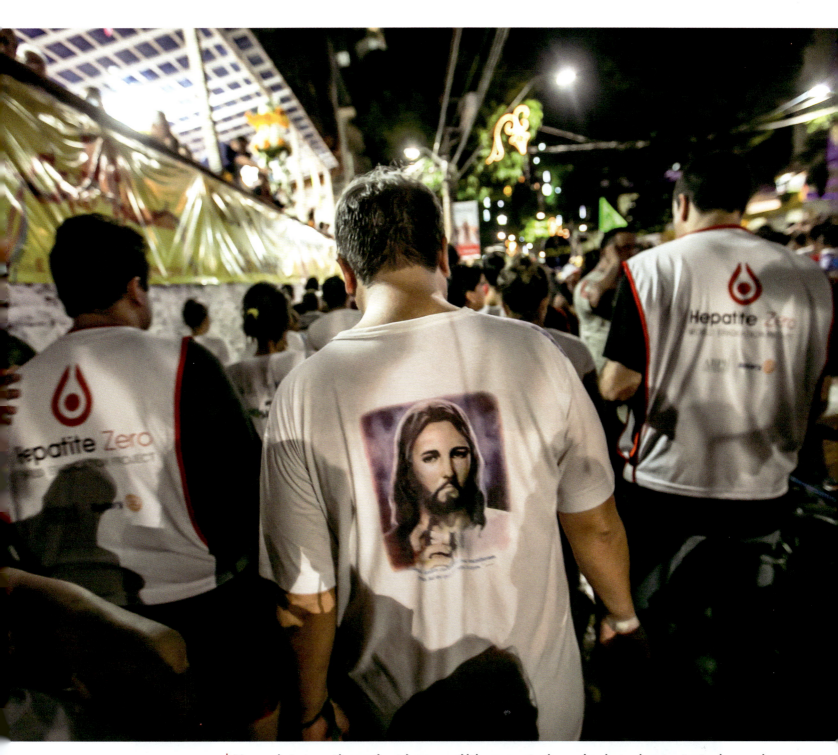

| Nossa luta continuará, até que o último portador seja descoberto, tratado e salvo.

O DESCOBRIMENTO DA HEPATITE C E MEU ENCONTRO COM O CIENTISTA DESCOBRIDOR DO VÍRUS

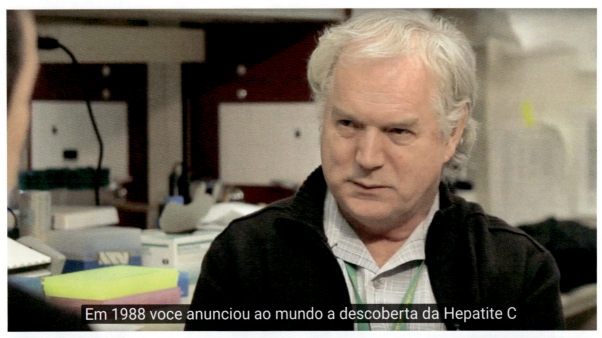

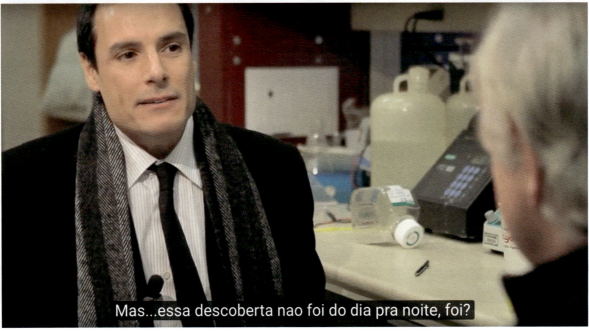

"Em 1988 você anunciou ao mundo que tinha descoberto o vírus da Hepatite C. Mas essa descoberta não aconteceu assim, do dia pra noite, não é?" – com essas duas sentenças eu começava a minha entrevista que filmava para um documentário, com o cientista Michael Houghton, o descobridor do vírus da Hepatite C. Foi ele que isolou o vírus e evitou que toda o mundo pudesse estar hoje contaminado com essa terrível doença.

Eu estava na época em Vancouver, Canadá, onde tinha ido a reuniões de *marketing*. Abri o jornal e vi a seguinte notícia: "DESCOBRIDOR DA HEPATITE C ANUNCIA AGORA A DESCOBERTA DA VACINA". A notícia vinha originada da Universidade de Alberta, na cidade de Edmonton. Era lá, aparentemente, que o Dr. Houghton realizava as suas experiências.

Olhei o mapa e vi que eu estava, talvez, a não mais de uma hora de avião de Edmonton. Pensei: "Que notícia maravilhosa essa da descoberta de uma vacina contra a Hepatite C. Será que haveria uma possibilidade qualquer de, por milagre, eu talvez ir ao encontro dele para entrevistá-lo, conhecê-lo? Afinal, eu estou tão perto".

É como se Deus tivesse posto essa coincidência em meu caminho. "Ele", que me enviou a doença e outras provações, como que sempre planejado, para que tudo isso pudesse transformar-se em missão. E mais uma vez, ali eu estava, na saga da Hepatite em minha vida, como doença e como causa, testemunhando mais uma incrível coincidência. Pois, por que a notícia houvera de sair justo quando eu estava ali, perto daquele cientista? Não poderia ter saído alguns dias antes ou depois? Saiu justo durante minha estada perto dele. Para que eu soubesse onde ele estava, quem ele era. E, talvez, o pudesse conhecer.

E assim foi, de tal sorte que no dia seguinte nosso diretor de assuntos internacionais, Paul Major, a quem eu tinha pedido para ir atrás da possibilidade do encontro com o cientista, me liga, dizendo: "Humberto, consegui finalmente falar com o Dr. Houghton. Ele concordou em te receber, se você puder ir ao seu laboratório em Edmonton depois de amanhã".

Eu não pensei duas vezes. Que honra! Que glória!!! Para mim, que me tinha feito tão devoto à causa e tão engajado nela, conhecer aquele grande cientista. O pai de toda a luta contra o terrível mal da Hepatite C. Assim, deixei meu filho Henrique, que tinha ido comigo a Vancouver para as reuniões e a uma feira de *fundraising*, para que ele permanecesse na cidade, enquanto eu iria ao encontro do Dr. Houghton, no estado vizinho de Alberta. Que missão eu teria no dia seguinte!!! Entrevistar uma grande sumidade. Um verdadeiro herói para a humanidade!

Estava já, então, em Edmonton, para o grande encontro.

O local não era tão longe da cidade. Em frente à universidade, estava o moço que nosso Paul Major havia contratado para filmar a entrevista. Cumprimentamo-nos e, sem demora, adentramos a imensa universidade de Alberta, em seus corredores labirínticos, à procura do laboratório de nosso futuro entrevistado.

Dr. Houghton, que nos esperava à porta do laboratório, veio nos receber simpático, dando-nos as boas-vindas e pondo-nos muito à vontade para entrar, conhecer seu local de trabalho e finalmente rodar a entrevista. O documentário é algo que eu filmo já há algum tempo e tenciona mostrar diversas ações contra a Hepatite ao redor do mundo.

Durante a entrevista, Dr. Houghton nos explicou os detalhes de sua fantástica descoberta. Contou sobre o trabalho que foi realizado, durante seis longos anos, por ele e sua equipe (e fazia muita questão de sempre frisar que o trabalho era de equipe, embora liderado por ele). Explicou como eles utilizaram chimpanzés para as experiências, valendo-se do fato de os chimpanzés terem um sistema imunológico muito parecido com o nosso. E, monitorando diversas tentativas e experimentos, puderam finalmente chegar ao isolamento do vírus do Assassino Silencioso. Do terrível e sorrateiro HCV, cuja identidade e natureza eram desconhecidos até então.

Até a sua descoberta, os bancos de sangue do mundo recebiam e doavam sangue sem testá-lo contra o vírus C. E, por esta razão, milhões de pessoas se contaminaram. Foi, então, a partir da descoberta que se implantou em todo banco de sangue do mundo o exame de HCV, evitando assim o que teria sido uma contaminação de proporções inimagináveis.

O que teria sido sem que aquela boa alma, tão simples, tão humilde no trato, não tivesse dedicado seis anos de sua vida a persistir, insistentemente, desde o seu laboratório, então na Califórnia, diariamente, até atingir a grande descoberta que realizou?

O Dr. Michael Houghton é, em minha opinião, uma das pessoas mais importantes, vivas, da humanidade hoje, por essa sua contribuição.

Já íamos para a última parte da entrevista, quando eu o surpreendi declarando: "Dr. Houghton, permita-me apenas uma última coisa – que eu diga, em nome de todos os portadores de Hepatite C, cujas vidas você ajudou a salvar, incluindo a minha: OBRIGADO, OBRIGADO. MUITO OBRIGADO!".

Ao que ele, ato contínuo, baixou a cabeça, tímido, ruborizado, apenas sorrindo, modestamente, com o inesperado reconhecimento.

A entrevista chegava ao fim. De maneira leve e bonita, como houvera iniciado. E nós, juntando o material usado para a gravação, composto de câmeras e itens de metal, volumosos, ouvimos do grande cientista sua última demonstração de simplicidade: "Mas isso está muito pesado para vocês levarem! Deixa eu ajudá-los até lá fora". E tomando, decidido, duas das pesadas bolsas, alçou-as ao ombro e carregou-as por todo o longo percurso da universidade, até a saída para a rua.

Desde lá, ainda solícito, como que desejando agradecer pela entrevista, como se a honra que nos dera fosse, ao contrário, dele, ainda insistiu: "Mas vocês precisarão de um táxi para voltar para cidade, não?

Deixe eu ligar para buscar um!". Por sorte, sem que esse último ato de hospitalidade pudesse se realizar, logo um táxi passou por ali e nos recolheu. Ele, apurado, concentrado, voltou reto e objetivo para o seu laboratório, para os seus experimentos, para o seu mundo. Eu, pus-me a caminho da cidade, de volta ao hotel, sentindo-me, todavia, engrandecido, enaltecido, quase que... abençoado por aquele que, apesar de desconhecido do público, anônimo nas multidões é, seguramente, um grande homem para humanidade.

Dr. Houghton tem, acredito, um posto já reservado, garantido, ao lado do grande Criador.

Retornei, sob o lindo céu azul de fim de inverno de Edmonton, onde o grande rio se descongelava de um teimoso e rígido inverno, anunciando, nos reflexos da liquefação, a chegada da ansiada primavera, para seguir com minha missão.

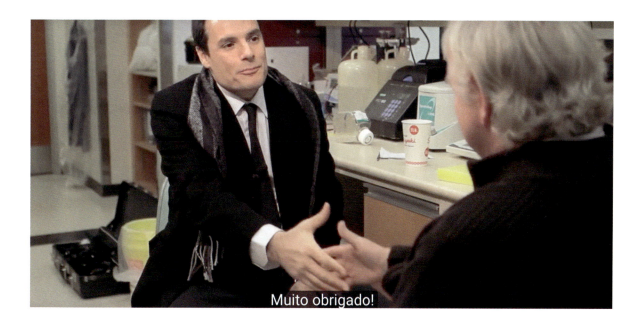

A MÚMIA COM HEPATITE

A múmia de um menino, embalsamado há 450 anos e mantida até os dias de hoje na igreja de Santo Domenico Maggiore, em Nápoles, Itália, surpreendeu a todos os cientistas ao revelar que a causa da morte do garoto não tinha sido, como se pensava, pela Varíola, mas sim pela... HEPATITE B.

| Múmia de menino, morto há 450 anos, de Hepatite.

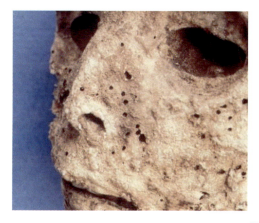

Foi também constatado que a o vírus que contaminou o menino é praticamente do mesmo tipo que existe hoje, quase sem qualquer alteração.

Isso mostra que a doença já existe há centenas, talvez milhares de anos e tem matado desde então, de maneira silenciosa e terrível.

A fantástica descoberta, possível graças às avançadas técnicas com genomas, chama a atenção do mundo e desperta para um ultimato: BASTA DE MORTES PELAS HEPATITES. Se o menino foi vítima fatal disso, há 450 anos, imagine-se quantos... quantos já não morreram, desde então! É necessário libertar o planeta dessa doença letal.

AS HEPATITES NOS ESTADOS UNIDOS

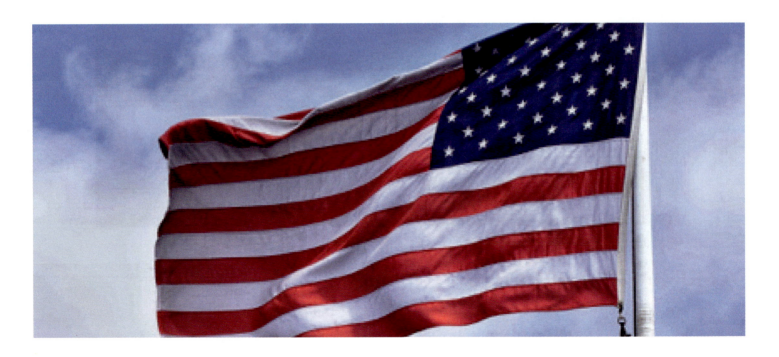

Quando anunciei que os Estados Unidos estavam também entre os lugares principais onde queríamos realizar grandiosas ações, muitas pessoas me disseram: "Deixe os EUA para lá. Concentre-se em outros lugares. Eles são ricos. Eles não precisam!".

Eu não posso concordar com esse pensamento. Os Estados Unidos ainda têm um problema sério com as Hepatites. Especialmente com a Hepatite C – que vitima cerca de 4 milhões de americanos.

Na verdade, eu não sei se eles precisam de mim ou de outras pessoas para ajudá-los. Mas... o fato é que: Os EUA PRECISAM resolver o seu enorme problema de Hepatite.

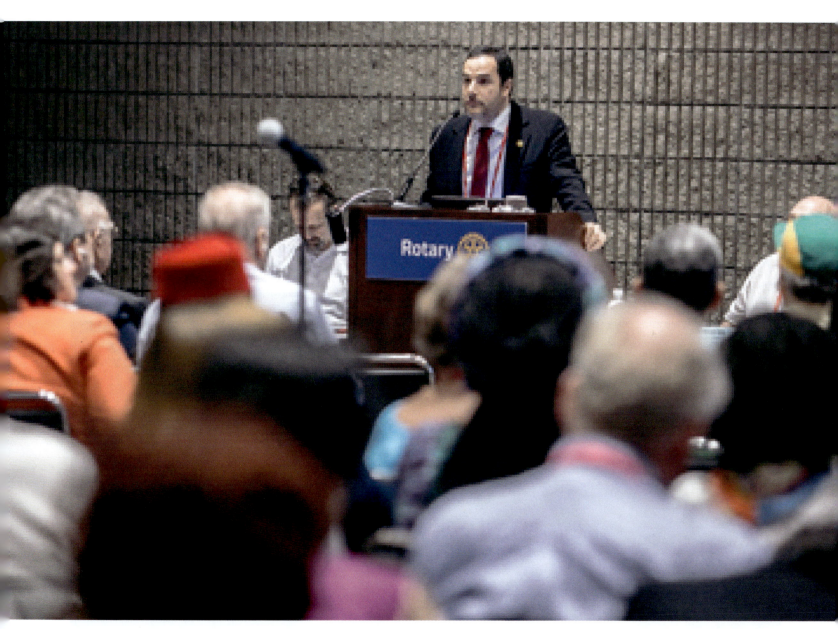

| Palestra na Convenção Internacional do Rotary, em Atlanta/EUA.

Apesar de ser uma nação rica e desenvolvida, as estatísticas apontam para um universo estimado de 4 milhões de pessoas infectadas com a Hepatite C, das quais apenas 25% estão diagnosticados e sabem que estão doentes. Algumas estatísticas mais otimistas indicam até 50% desse montante já estando diagnosticada. Mas, ainda assim, 2 milhões de pessoas, na melhor das hipóteses, estão abandonadas à própria sorte, sem saber que estão doentes.

Então... como assim deixar os Estados Unidos pra lá?! Deverei eu desprezar aqueles que vivem lá porque eles são... ricos?! Porque... eu sou humilde de coração? Porque... eu venho da América do Sul?! Porque... eles estão no topo da economia mundial e têm tanto poder, porque têm Hollywood, Beverly Hills, Trump, Nasa etc.?!

De jeito nenhum!

Se eu não vou ignorar e ser omisso em relação aos meus irmãos e irmãs de Hepatite na África, na Ásia, América do Sul, Central, Leste Europeu etc... por que vou virar as costas para os que estão em risco, os que caminham para um destino quiçá terrível, com sofrimento e morte, nos Estados Unidos?!

Não, senhor! Não vou deixá-los pra lá. Não vou pactuar com uma discriminação. Não farei parte dela... Nossos irmãos americanos são importantes para mim. Merecem o meu amor. E eu vou lutar para ajudá-los. Se sou contra a discriminação dos pobres, tampouco vou discriminar os ricos. Somos todos iguais nesse mundo. E filhos do mesmo Pai.

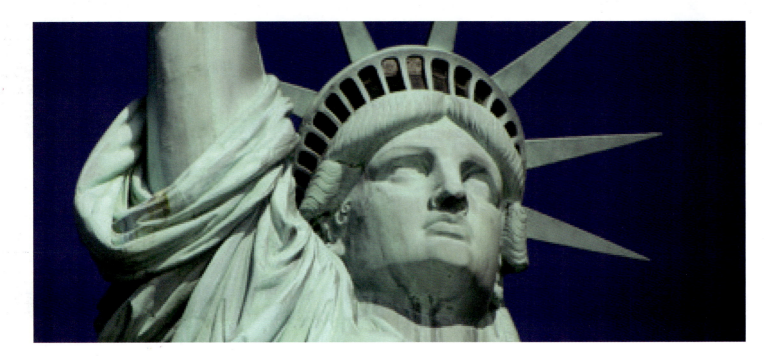

Lembro-me de quando estávamos no início de nossa primeira clínica gratuita de Hepatite, e me aconselharam, dizendo: "Humberto, acho que você deveria cobrar das pessoas que têm condições de pagar. Afinal, elas podem. Não é justo. Porque a clínica tem que manter suas despesas. E não é fácil. Nem justo.". Ao que eu respondi: "Não vou cobrar de NINGUÉM! SERÁ TUDO GRATUITO. PARA TODOS! Se alguém quiser dar uma contribuição e puder, nós a aceitaremos. Mas... NÃO COBRAREMOS DE NINGUÉM!".

Se não vou discriminar os pobres, não posso discriminar os ricos. Ou seria a favor da discriminação, do ato de discriminar.

Da mesma maneira, penso em relação aos Estados Unidos e o seu problema de Hepatite. Eu sei, entretanto, que os Estados Unidos são um país de imensa pujança, importância e poder. Sei que há lá milhares de centros médicos, doutores especializados, universidades de ponta e tudo de melhor. Sei que eu, em contrapartida... Sou apenas um. Um apenas. E... pequeno. Tão insignificante, em comparação a toda a estrutura que há ali. Mas a verdade é que HÁ O PROBLEMA. Há a necessidade.

Dessa maneira, os que sofrem em silêncio, na ignorância e inocência sobre a sua doença... esses precisam de mim. Precisam do meu coração. Precisam de ALGUÉM que esteja preocupado com eles. E, enquanto não houver esse alguém, eu me oferecerei.

Eu sei, contudo, que os Estados Unidos representarão, provavelmente, o meu maior desafio nesta causa. E que minha oferta de ajuda será, muitas vezes, desprezada, ignorada. Farão pouco dela. Ignorarão a sua utilidade. Muitos lá, eu sei, pensarão: "Quem esse latino pensa que é para vir ao nosso império e nos oferecer ajuda, como se fôssemos índios?". Claro, a lógica é o contrário disso. A lógica seria que os americanos viessem a mim, ao meu país, à minha cultura, para realizar ações humanitárias e de salvação.

Eu poderia muito bem me render a essas impressões e aos seus comentários, ao seu desprezo e escárnio e acovardar-me, em omissão. Mas... estaria eu, assim fazendo, mesmo que perante o desafio de ser desprezado, agindo com coerência? Quando sei da necessidade que nossos irmãos de lá têm? De diagnóstico. De tratamento. De atenção. De VIDA?!

De jeito maneira! Eu vou enfrentar!

Que me humilhem. Que zombem de mim. Que me desprezem. Como tantas vezes já aconteceu, junto a tantos que se julgam poderosos e onipotentes. Que assim seja. Mas... lutarei por meus irmãos. Mesmo lá. Essa é a minha missão.

Por outro lado, existe alguma criatura suprema e onipotente neste mundo? Algum ser, alguma sociedade que assim seja?

O que é uma sociedade, senão uma aglomeração de pessoas, de criaturas. E quem, senão UM SÓ, pode ser considerado poderoso a ponto de nada precisar e de tudo poder?!

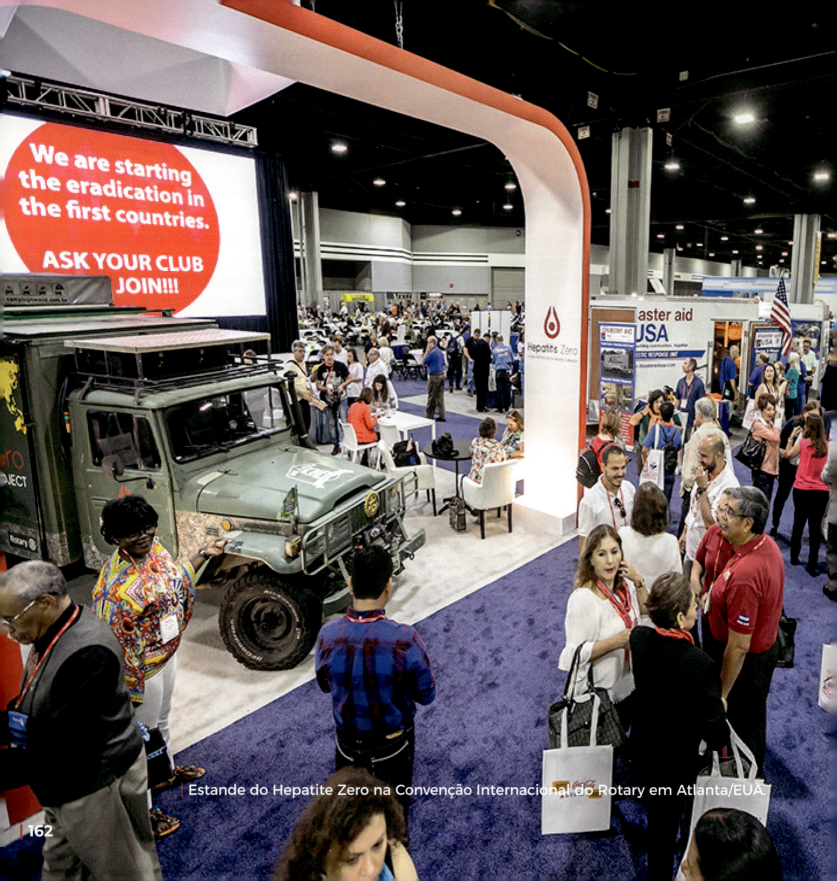

Estande do Hepatite Zero na Convenção Internacional do Rotary em Atlanta/EUA.

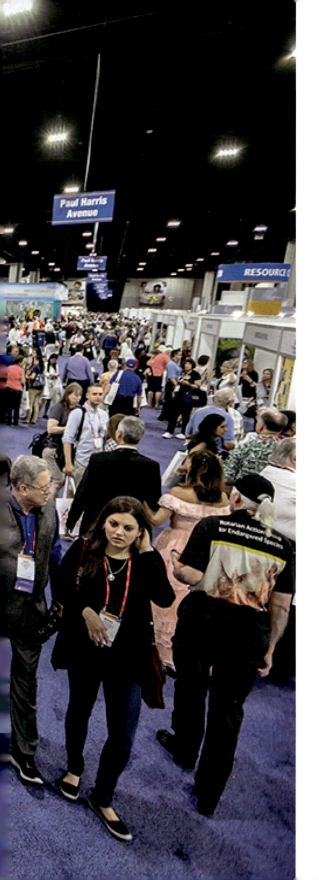

Eu respeito todos. Mas não reconheço NINGUÉM como ser supremo. Exceto... UM.

E, assim, eu não me intimidarei com a opulência dos EUA, não se isso for para deixar desprezados os milhões de irmãos e irmãs de Hepatite que precisam de nós para ser descobertos, tratados e consequentemente curados, já que ninguém mais o faz. Muito pelo contrário. Buscarei forças. Em Deus. E pedirei para que Ele interfira na situação das pessoas de lá.

Mas bem! Um passo importante já demos para isso. Nós somos o ROTARY!!! O Grupo Rotariano para a Erradicação das Hepatites no Mundo. E eu sou o presidente disso. E o Rotary é enorme nos Estados Unidos. E minha fé... ela é enorme também! E, com essa combinação, Deus guiará o caminho!!!

Que assim seja.

Essa é a situação atual das Hepatites nos Estados Unidos, em linhas gerais:

1- A maioria dos infectados ainda não foi diagnosticada. Ainda precisa-se descobrir entre 50% a 75% dos contaminados com a Hepatite C.

2- Os seguros de saúde cobrem a maioria da população. Mas há uma minoria que está descoberta e tem de enfrentar o altíssimo preço dos medicamentos.

3- Há pelo menos 1,3 milhões com o vírus da Hepatite B.

4- A incidência de novos casos de Hepatite C está em alta, devido ao grande número de usuários de droga injetáveis.

5- Têm havido frequentes surtos de Hepatite A em alguns estados, como a Califórnia, que teve um grande número de casos na região de San Diego. Muitos casos vêm devido à contaminação de produtos industrializados.

PREVALÊNCIA DA HEPATITE C NOS ESTADOS UNIDOS – ERRO CRASSO DOS ESPECIALISTAS

Ao calcular a prevalência da Hepatite C nos Estados Unidos, os especialistas da área cometeram um pequeno, mas importante, deslize: deixaram de fora da conta dois pequenos grupos: a) Moradores de rua (1,5 milhões) e b) Encarcerados (3 milhões – ou 1% da população).

Apesar desses dois grupos representarem menos de 2% do total da população americana, eles contêm prevalências até 20 vezes maiores do que o encontrado no restante dos habitantes. Assim, o impacto dessa exclusão no resultado final foi considerável.

Quando alguém se deu conta disso e resolveram incluir os grupos e refazer o resultado final, encontraram um contingente extra de outros 1 milhão de pessoas que estão infectados no país. Assim, os EUA não tinham 3 milhões de infectados, mas 4 milhões vivendo com a Hepatite C.

SITUAÇÃO DOS CONTAMINADOS NAS CADEIAS DOS EUA

Tenho plena consciência de que muitas pessoas não concordarão com a minha preocupação referente ao bem-estar dessa população – a dos encarcerados. Especialmente em países onde a lei não funciona como deveria e há na sociedade uma indignação pela impunidade no sistema judiciário, o pensamento da maioria é o de que não se deve ter qualquer tipo de piedade pelos que cometeram crimes, pelos que estão presos. Pensamentos tais, que levam inclusive ao apoio da massa em relação a atrocidades contra aqueles indivíduos, tal como o massacre do Carandiru, onde 111 pessoas foram mortas em uma inesquecível rebelião.

O fato é, todavia, que uma vez que um indivíduo tenha perdido a sua liberdade, tendo sido posto em custódia do estado, esse indivíduo perde toda sua habilidade e mobilidade para cuidar de sua vida, de suas necessidades – inclusive no que tange à sua saúde. Uma pessoa que está presa não pode simplesmente pegar o telefone e marcar uma consulta com o médico para averiguar alguma coisa no dia seguinte. Ela está trancada. Não pode fazer nada e nem ir a nenhum lugar.

Logo, tomar alguém em custódia implica assumir a responsabilidade plena pelos cuidados referentes à vida dessa pessoa e não apenas trancá-la, privando-a da liberdade em punição a algum delito que tenha cometido.

Nos Estados Unidos, estima-se que, dependendo da cadeia, até 20% dos detentos possam estar contaminados com o vírus da Hepatite C. Além de outros com a B, também. Essa prevalência, ainda que muito variada, é muitas e muitas vezes superior à encontrada na população em geral.

Assim, eu entendo que seja RESPONSABILIDADE E OBRIGAÇÃO do estado testar TODOS os detentos do país e diagnosticar as centenas de milhares que carregam o vírus dos assassinos silenciosos. E, ato contínuo, prover-lhes tratamento para a obtenção da cura.

Pois, se a situação de uma pessoa normal, infectada com a Hepatite B ou C, já é absurda e injusta, já que a doença progride no corpo sem que seu portador perceba nada de diferente até a última hora, o que dizer da situação de quem está preso?! Esses não têm chance alguma de descobrir o vírus, estando totalmente incapazes de cuidar de si próprios, ir a exames de rotina etc.

Minha consideração final a respeito do assunto dos presos é que não devemos nós, cidadãos de bem, ser favoráveis à maldade contra os presos. O que quer que o preso tenha cometido, ele é igualmente criatura de Deus, como nós. Mesmo que tenha se desviado no caminho. Mesmo que tenha (e eu acho que deva, evidentemente) ser punido e separado da sociedade. Mas, uma vez que nós sejamos a favor de se cometer uma maldade – selecionando alguém ou um grupo para recebê-la, estaremos nós também compactuando com o mal. Sendo apoiadores da maldade. Se somos contra a maldade cometida deles para conosco, não podemos ser a favor da maldade no sentido inverso. Ou seremos meros... partidários. E não, realmente, contra o ato de se fazer o mal.

Desta maneira, uns de meus mais ousados desejos nos Estados Unidos será o de convencer as autoridades, a sociedade daquele país, sobre a responsabilidade, obrigação e urgência de se testar toda a população encarcerada e de prover tratamento aos que sejam diagnosticados doentes das Hepatites.

OS VETERANOS DE GUERRA DOS ESTADOS UNIDOS SÃO GRANDES VÍTIMAS DA HEPATITE C

Muitos dos que sacrificaram a própria vida para defender a integridade e soberania da nação acabaram por regressar à casa com um inimigo dentro de si. Um inimigo invisível, silencioso – A Hepatite C.

A prevalência estimada entre os "*Veterans*" vai de 5% a 7%. Isso é absurdamente maior do que o encontrado no restante da população (em torno de 1,3%).

Por sorte, esse grupo é tratado com muito respeito e atenção pelos Estados Unidos, contando com centenas de centros médicos e hospitais próprios, gratuitos, em todo o país. E o próprio governo está constantemente beneficiando toda essa estrutura, passando emendas e aprovando leis específicas para compra de remédios etc.

Todavia, mesmo com todo esse cuidado e com a forma determinada como os veteranos têm enfrentado as Hepatites, ainda há 25% deles que estão sem diagnóstico, vivendo sem saber que têm dentro de si um vírus letal.

Sabemos que os veteranos podem ser aliados muito importantes em nossa "guerra contra as Hepatites".

A CAMPANHA GENIAL DO CDC

Entre tudo o que eu vi, em termos de iniciativa de combate às Hepatites até hoje, esta campanha do CDC (Centers for Disease Control and Prevention) dos Estados Unidos merece um destaque especial. O órgão, que é uma espécie de Ministério da Saúde dos Estados Unidos, ou um anexo desse, para o controle e prevenção de doenças, descobriu que a grande prevalência de infecção de Hepatite C está concentrada em uma geração específica: a chamada geração "*baby boomers*".

O CDC identificou que a geração de *baby boomers* (nascidos de 1945 a 1965) concentra de 75% a 80% dos casos da doença. Essa é a geração de pessoas nascidas logo após a II Guerra Mundial.

Para alguém que esteja "procurando agulhas num palheiro", como é o caso do combate à Hepatite C, isso vem a calhar. Pois imagine se nessa procura fosse dito que "80% das agulhas estão

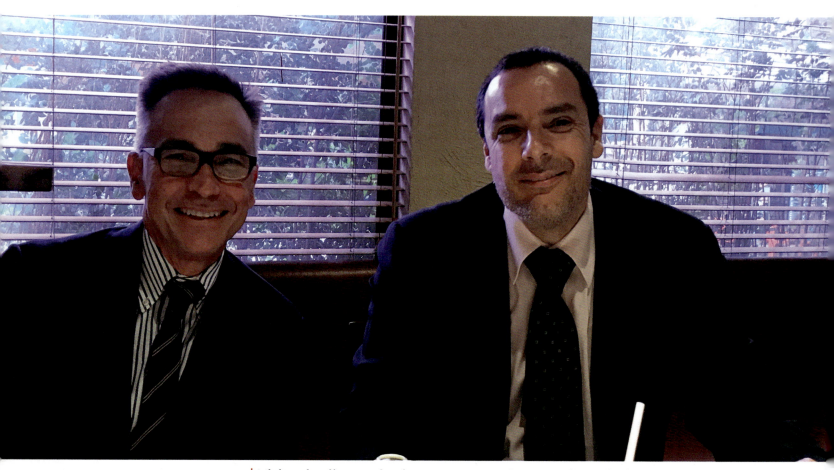

Visita do diretor do departamento de Hepatites Virais do CDC, Mr. John Ward, ao projeto Hepatite Zero no Brasil.

concentradas num determinado canto do palheiro". Claro que a busca seria concentrada toda ali, naquele canto. Assim, buscando-se num território que ocupa apenas 25% do todo, poder-se-ia encontrar até 80% das agulhas ou, em nosso caso, 80% dos portadores.

É uma pena, todavia, que o governo americano não entenda a importância dessa descoberta e praticamente não apoie o anúncio do CDC, divulgando isso de forma intensa, em toda a mídia. Mesmo assim, o CDC fez algum barulho e procurou enfatizar o fato de que TODOS OS *BABY BOOMERS* (nascidos de 1945 a 1965) deveriam fazer o exame para a Hepatite.

WASHINGTON, D.C. É A SEDE DO NOSSO PROJETO

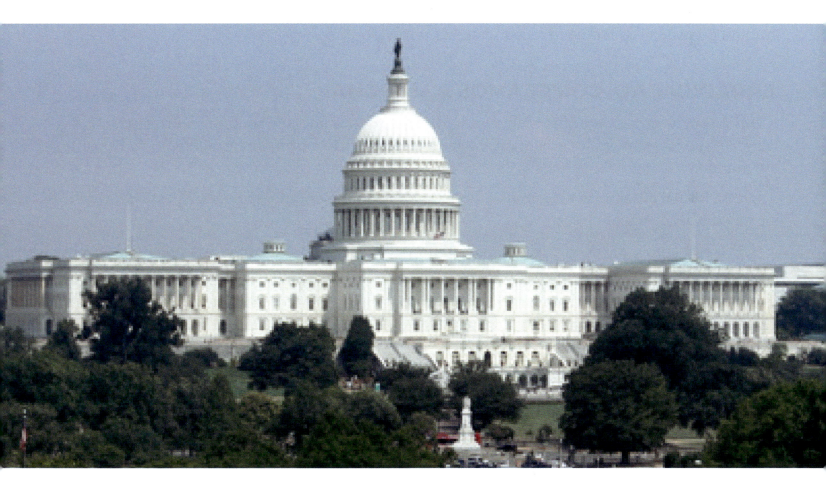

| Prédio do Capitólio - Washington, D.C.

Um dia, ao passear entre os vistosos prédios do governo em Washington, D.C., principalmente junto ao que é o meu favorito - o Capitólio, pensei: "Aqui seria uma cidade perfeita para a sede de nossa operação com o RAG. Uma cidade bonita, moderna, nem grande e nem pequena - e com tanto poder!

Um ano mais tarde, aconteceu que precisávamos de um funcionário que fosse americano para o cargo de CEO do RAG (Rotarian Action Group for the Hepatitis Eradication). Pedimos uma indicação para um ex-funcionário, também americano. Ele nos indicou um amigo. Dizia que seria a pessoa certa para fazer uma "*startup*" e que tinha muita experiência. Eu o entrevistei e o contratei. Por grande coincidência (há os que dizem que isso não existe e que tudo é por um motivo), esse profissional morava justamente em… Washington!

E foi assim que decidimos montar nosso escritório, nossa sede, ali.

Do centro de poder do mundo, tencionamos mandar um apelo de amor e salvação. E conseguir que outras pessoas se sensibilizem com o grande problema das Hepatites, que mata 2 pessoas por minuto no planeta e precisa, urgentemente, ser resolvido.

ERRADICAÇÃO. COMEÇAMOS A MARCHA!

Após longos meses de negociação com o Ministério da Saúde de São Tomé e Príncipe, nós finalmente conseguimos: eles aceitaram assinar o contrato para a primeira erradicação de Hepatite no mundo.

Dessa forma, pusemo-nos a caminho. Reservamos o voo dividindo o time de 7 pessoas em 3 e… pé na estrada, de novo!

Dessa vez, muito ansiosos e felizes, pois tratava-se de um feito histórico! Iríamos escrever um capítulo importante, marcante, na luta contra essa terrível doença no mundo.

Era dezembro de 2017 e, enquanto todo o país se preparava para o Natal e festas de fim ano, nós íamos rumo à África.

Um dos insistentes pedidos do Ministério da Saúde de São Tomé e Príncipe era que nós pudéssemos realizar também a testagem contra a Hepatite B. Assim pedi à minha equipe que fosse atrás desses testes para comprar.

Como a equipe não fazia muitos testes de Hepatite B, houve um pouco de dúvida quanto à marca a se adquirir etc. Deram lá um jeito e compraram de uma marca que já funcionava bem para outro vírus, o HCV. Pensaram: se funciona bem para um, será igual para o outro.

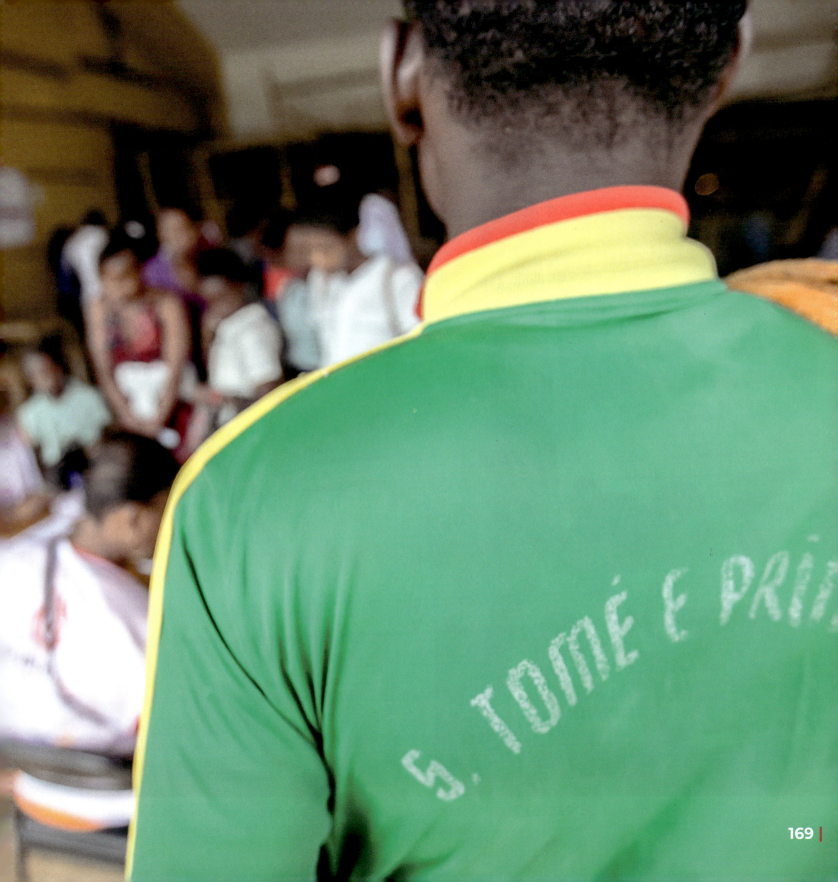

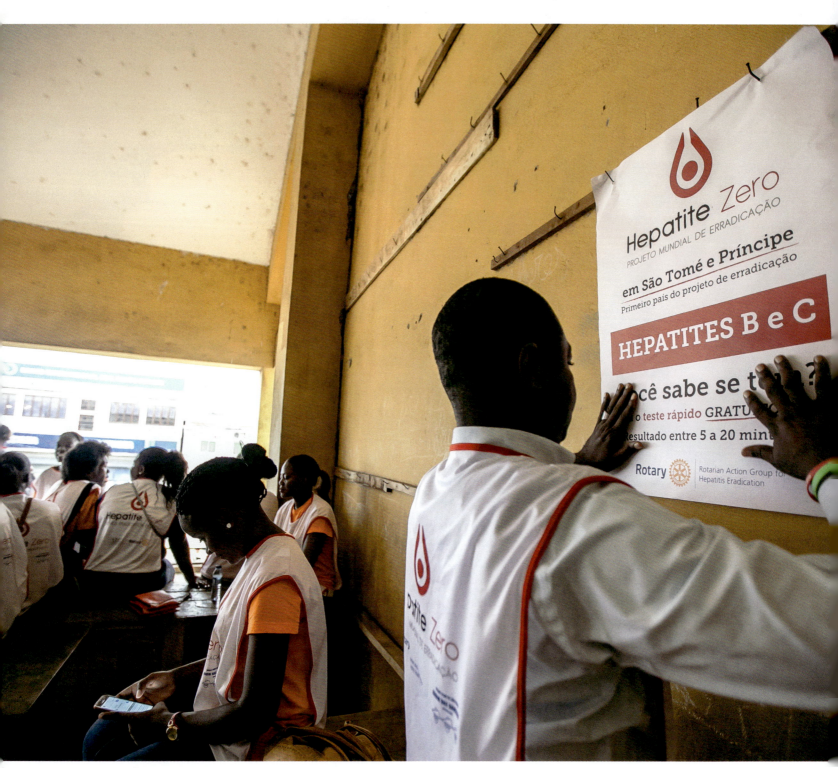

| Nosso diretor do RAG na Nigéria, Michael Oye, juntou-se à nossa equipe em São Tomé e Príncipe. Na foto, preparava o terreno para as testagens.

PEPINO (DOS GROSSOS) DE ÚLTIMA HORA

Já indo para o aeroporto, a caminho da África, nosso Alexandre resolve ligar para o escritório, apenas para ver se tudo corria bem. Afinal, nós íamos na frente e deixávamos o restante da equipe para embarcar dois dias mais tarde, levando testes, equipamento etc.

"O quê?!", ele gritou. "Mas então temos que ir atrás da parte que falta! Urgente!", concluiu com olhos compenetrados.

Dava para ver que algo cheirava muito mal... Ao desligar, indaguei o Alexandre e obtive dele que lhe diziam terem descoberto que os testes de Hepatite B comprados não eram do tipo de teste rápido, o do furinho no dedo, como queríamos. Mas um mais complexo, como os de laboratório. E que esses iriam requerer seringa e outros materiais, que também haviam esquecido de comprar.

Já estávamos quase chegando no aeroporto, e agora tínhamos um problemão de última hora para resolver. Um verdadeiro abacaxi. E tínhamos que resolver dentro dos poucos minutos que tínhamos até pegar o voo. Não podíamos deixar para depois de chegar à África, ou a equipe já estaria embarcando, sem os testes adequados.

"Mas, que coisa!!!", exclamei. "Seis meses de negociação com o governo de lá, toda a exigência, o controle... tudo que exigiram da gente! E, na última hora, a gente dá uma dessas?! Na hora de pegar o avião?! Todo o investimento, o tempo, a expectativa que estamos pondo nesse projeto, Alexandre! Pra, na última hora, descobrir que justo o bendito teste que eles fizeram questão que a gente levasse, que justo esse, a gente não tem?! Vocês vêm e me dão um problema desses na hora de embarcar, pô! Isso vai arruinar todo o projeto. O projeto da erradicação. O primeiro país do mundo a erradicar! E vamos arruinar tudo por causa disso?! Alexandre, a gente sabe que foi a Hepatite B que fez eles fecharem o projeto com a gente, pô! Tínhamos prometido que, nesse projeto piloto, faríamos os testes também da B, junto com os da C!!!", lastimei, inconformado.

"Sim! Eu sei!", Alexandre respondeu. "Mas nós vamos fazer, Humberto. A única coisa é que os testes são diferentes. A gente vai ter que colher o sangue das pessoas com as seringas e fazer o...".

"De jeito nenhum!!!", interrompi, nervoso. "De jeito nenhum! Nós vamos fazer do jeito que eles querem. Do jeito que prometemos a eles. Custe o que custar! Nós faremos do jeito que dissemos que iríamos fazer! Nem uma vírgula diferente!".

"Mas... como vamos fazer?! A gente só descobriu agora. E temos que pegar o avião."

"Não sei! Eu não quero saber! Mas vamos encontrar um jeito. Nem que a gente procure no mundo inteiro. Mas tem que ter um cara no mundo que possa resolver isso pra gente, AGORA. Não vamos perder todo o projeto por causa disso!", falei, sem entender direito como iríamos fazer, mas não admitindo o fracasso.

Pode-se imaginar que o *check-in* foi tumultuado... Malas com excesso de peso e correria para se chegar antes de fechar o balcão são coisas já triviais. Mas o desafio ali estava: resolver o problema, encontrar um fornecedor que pudesse, em rápidas horas, vender e entregar 3 mil *kits* de um teste complicado que queríamos comprar. Teríamos que resolver isso enquanto corríamos para o portão de embarque...

Alexandre, que costuma ser um mestre em resolver coisas sob pressão, no meio de tudo que o aeroporto faz a gente passar – documento daqui, dali, mala de mão na esteira do raio-X, tira o computar, tira o cinto, tira o sapato, põe tudo de volta, documento de novo...

Entre tudo isso, ele ia falando... Telefone grudado na cara, volta e meia trocando de mãos ou pedindo "Ah, dá um segundinho, um segundinho só... Não desliga, não! Ah, então, como eu estava te explicando...".

Já havíamos passado o controle de saída e estávamos quase no portão, quando ele nos faz parar e diz: "Explica pro cara aí, exatamente o que a gente precisa".

Então ele tinha alguém!

"Oba, boa noite!", falei. "É o seguinte: a gente comprou um teste errado num outro lugar. O que a gente queria era um teste rápido e nos venderam um de laboratório, que tem que usar seringas etc., mas precisamos de um rápido, de furinho no dedo, no estilo do de diabetes, igual ao que já usamos pra Hepatite C e blá, blá, blá, blá...!". Falei, mas em ritmo tão rápido, que para compreender o que eu queria, seria necessário que o homem do outro lado da linha fosse um gênio.

Mas não havia tempo, tinha que ser assim. Foi no estilo do comercial "Esse medicamento é contraindicado em caso de dengue. Se os sintomas persistirem, consulte o seu médico". Não havia tempo. Fosse o que fosse.

Eu tinha dois minutos para explicar toda a história. E depois nos restaria rezar. Que aquela alma iluminada, encontrada pelo Alexandre no apagar das luzes, entre o trote para o embarque, pudesse realmente ter o que precisávamos e entregar o contingente necessário.

Falei, pedi, me despedi e, já com a mão estirada, entregava o cartão de embarque no avião que nos esperava para atravessar o Atlântico, rumo a Angola.

A CHEGADA NA ÁFRICA

Chegamos. Era Angola, outra vez. O local que usávamos como conexão para São Tomé e Príncipe. Chegamos de manhãzinha. O voo sairia só à noite. Assim, ficamos em um hotel para descansar. Tudo foi rápido dessa vez. Sem fila de imigração, sem espera de mala. "Ô, beleza! Graças a Deus!", comentava. Já no táxi, ligamos o celular e a primeira mensagem era: "O fornecedor vai entregar os testes".

— "Uhuuu!!!", pensei. Salvo pelo gongo. Deus do céu! Se eu e o Alexandre não tivéssemos chegado e intervido no último minuto, tudo já estaria arruinado... Nosso sonho da erradicação, o primeiro passo para ela, o primeiro país do mundo a atingi-la!

Lembrei-me, então, do quão rígida a assistente direta da Ministra tinha sido conosco. Um dia, em uma conferência telefônica, apenas porque nosso Eduardo lhe fizera uma pergunta à toa, indagando se haveria alguma facilidade dos laboratórios em São Tomé e Príncipe que pudesse fazer testes de confirmação aos portadores que encontrássemos etc., ela explodiu do outro lado, quase a berros: "O quê?! O que você disse?! Então você extá é a voltar na sua palavra, Humberto?! Se você tinha nos prometido que fariam também esses testes de confirmação, vocês mexmos! Se você jurou isso por todos os santos, tantas vezes. Como você vem agora dizer isso?! Então você extá a brincar conoxco??? Então você não tem palavra!!!", vociferou, com o sotaque de São Tomé e Príncipe, que é próximo ao de Portugal.

"Não, não, doutora Maria!", interferi rápido, tentando acalmar a mulher. "Quem fez a pergunta foi o Edu. Não fui eu. Foi o Edu!".

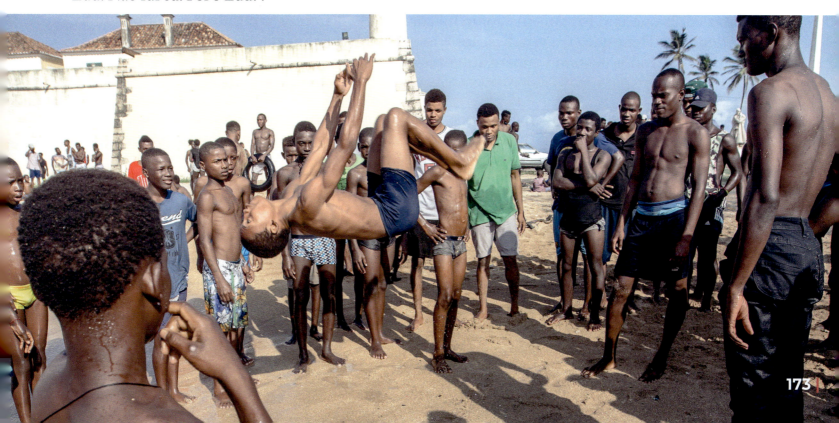

A comunicação com São Tomé e Príncipe é muito difícil. As linhas estão sempre congestionadas. Conseguir completar uma ligação para lá foi sempre, além de todas as outras dificuldades naturais da negociação, o nosso maior desafio. Assim, usávamos o *Skype*. Mas, mesmo assim, a coisa era difícil. Às vezes tínhamos que largar o recurso do vídeo para melhorar o sinal e ficar só com o áudio.

Desta vez, estávamos numa situação dessas. Só com a voz dos participantes pelo *Skype*, de maneira que a Dra. Maria não nos via e mal nos escutava. Deduzíamos mais do que entendíamos uns aos outros e às palavras da reunião. E foi nesse momento que a Dra. Maria, assistente direta da Ministra Maria Trovoada, indignou-se, pensando que eu era quem lhe falava na hora.

De fato, ela teria tido razão. Pois depois de tudo o que havíamos discutido sobre o tema, seria de se admirar que eu viesse com uma pergunta retroativa daquelas. Eu já lhe havia prometido que, para confirmar nosso teste rápido, colheríamos amostras de sangue dos detectados e levaríamos para Angola, Portugal ou Brasil para exames laboratoriais mais concisos, uma vez que existe uma pequena possibilidade de falsos positivos nos testes rápidos. Muito pequena mas, ainda assim, existente. Já que ela fazia questão disso, concordamos. Mas o nosso Eduardo, sem saber muito de toda a ênfase nesse ponto, lhe faz aquela pergunta "inocente".

"Hein?! Não era você, Humberto?! Ah, eu já extava a ponto de te xingar e desixtir de todo o projeto", justificou com seu bonito sotaque, na língua que nos era comum a ambos.

"Não, Dra Maria. Nunca! Nós somos pessoas de palavra aqui. Entregaremos o projeto do jeitinho como vocês querem. Exatamente como foi combinado. Faremos um trabalho muito bonito. E atingiremos, se Deus quiser, a erradicação! E isso servirá de modelo à humanidade, ao resto do mundo, para que todos possam também atingir isso", emendei.

...

Chegamos a São Tomé e Príncipe, depois de um rápido voo de menos de duas horas desde Luanda. O aeroporto, tímido, estava abarrotado. Ele é a única porta, além do porto marítimo, de entrada e saída do país para o resto do mundo.

Nosso avião havia se atrasado uma hora na saída de Luanda. A culpa foi do Alexandre. Na hora de entrar no avião, sumiram com sua mala. Eles fazem com que todos os passageiros confiram as malas sendo carregadas no bagageiro e não havia nenhum sinal da mala do Alexandre...

Vai e vem, espera e... nada do Alexandre entrar no avião. Até que, finalmente, um agente o assegurou de que sua mala já havia sido carregada lá. Que foi a primeira. Que ele podia viajar tranquilo etc. E ele se sentou para a viagem.

No desembarque em São Tomé e Príncipe, esperamos até que a última mala chegasse. Não era a dele.

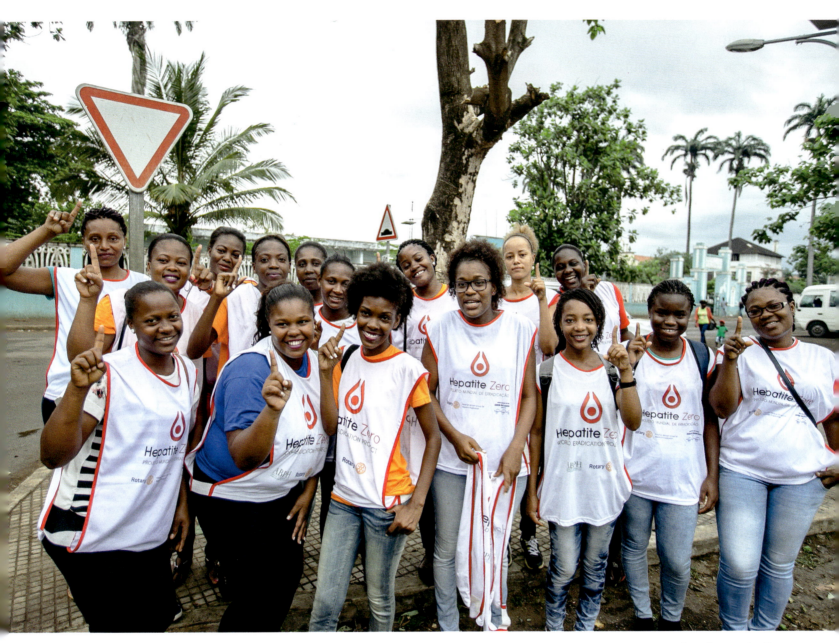
| Time de enfermeiras do Hepatite Zero em São Tomé e Príncipe, prontas para começar o primeiro trabalho!

Coitado, que começo para a sua viagem...

"Pô, eu vou pra Miami, Nova York, toda hora, umas três vezes por ano. Mas tem que ser logo aqui que a mala tem de sumir?! Justo aqui, que não tem nada, nenhum lugar onde eu possa comprar roupa? Como eu vou fazer?", lamentou, desanimado.

"Bom, amanhã é outro dia, Alexandre... Suas malas vêm. Elas chegam. Durante a semana tem mais voos. Logo elas vêm. Não se preocupe, meu! Se você quiser, eu tenho roupa aí e te empresto (bem, não sei se vai servir). Mas a gente dá um jeito. E amanhã... amanhã é o grande dia! O dia de assinar o contrato para o primeiro caso de erradicação de Hepatite no mundo!", disse, procurando animá-lo enquanto já dirigia nosso carro rumo ao hotel, o mesmo carro da última vez, para o também mesmo hotel, Pestana.

O quarto era pequeno, mas arrumadinho. E, desde a varanda, podia-se ver a lua, majestosa, na quietíssima noite de São Tomé e Príncipe, projetando um rastro de prata que oscilava, em zigue-zagues, nas águas murmurantes do imponente oceano.

O GRANDE DIA

Chegara o dia. Acordei para vivê-lo. Era o dia da assinatura do contrato. Era o dia tão aguardado. Íamos começar a mudar o rumo da história de tantos doentes.

Desci, afoito, para cumprimentar o restante da minha equipe, que já havia chegado por Lisboa, e já estava reunida no salão do café da manhã. Alexandre, vice-presidente; Eduardo, gerente; nosso médico, Dr. Rogério Alves; o talentoso fotógrafo Danilo Ramos; Mr. Oye, diretor nosso na Nigéria e Frank, cinegrafista, que era o último a unir-se ao grupo.

Depois da conversa de boas-vindas, logo perguntei: "O companheiro Cesaltino já chegou? Ele ficou de vir aqui às 2h nos pegar pra levar no Ministério da Saúde".

Eu carrego o defeito de sempre estar correndo, sempre atrasado. E desta vez temia que isso fosse prejudicar todo mundo. Cheguei a ter um certo presságio. Mas eu já estava ali, finalmente e, quando vi nosso companheiro Cesaltino, presidente do Rotary local, chegar, tranquilizei-me mais.

"A gente tem que se apressar, ou vamos chegar atrasados. Será que dá tempo de almoçar?", perguntei. Alexandre, então, solícito, pegou o celular e disse: "Vou ligar pra Dra. Maria pra avisar que já estamos indo".

Ele falava com ela, sorria, respondendo sobre a boa viagem que fizemos e já desligou, comunicando: "Não precisa correr! Ela falou que tá atrasada numa reunião lá, tá enrolada e a gente pode almoçar com calma".

Ao ouvir isso, todos nos tranquilizamos e comemos em paz, fazendo uma boa pausa para o café e conversa intermediária.

O Ministério ficava pertinho, coisa de 5 minutos de carro.

Logo nos pusemos a caminho, saindo para assinar o tão esperado contrato.

Conforme paramos o carro em frente à casa que serve de sede do Ministério da Saúde do país, eu pude ver a dona Maria que, por conta de um recente acidente, apoiava-se em muletas, deixando o recinto, como que partindo. Abordou-a, então, o Cesaltino, nosso representante local, que havia todo esse tempo servido de intermediário entre nós e o governo de São Tomé e Príncipe. E, pelos gestos que faziam, pude deduzir que a coisa estava "feia". Algo tinha saído errado!

Desci do nosso carro e me mantive à distância, respeitando a misteriosa ocasião, sem querer interferir e atrair a fúria da mulher para a minha direção. Mantive-me assim, parado, de maneira humilde, assistindo como nosso companheiro a ia acalmando, aos poucos. E, assim, me aproximei um pouco mais e a cumprimentei com a cabeça, recebendo em retorno:

"Humberto, eu tô a experar por mais de uma hora que vocês cheguem. Uma hora!!! Isso é uma falta de rexpeito! Uma grande falta de rexpeito" – vociferou, furiosa. "Imagine se a doutora Ministra estivesse aqui! Como seria isso?! Ainda bem que ela não pôde vir. Ainda bem!!! É assim que começa o projeto?! Isso é um péssimo começo. Um péssimo começo. Assim não vai dar!".

"Mas, mas... doutora Maria...", eu tentava, humildemente, justificar. "O Alexandre tinha ligado pra senhora, que falou que não precisava correr. Ele ligou, ele ligou pra senhora e ...". Ao que ela responde: "Não! Não foi isso que eu falei pra ele. Não foi isso!!!", interrompeu-me, enérgica.

No meio de toda a confusão, nosso companheiro rotariano, com toda a diplomacia que trazia de seu cargo de funcionário das Nações Unidas em São Tomé e Príncipe, seguia com palavras de conciliação à explosiva mulher: "Sim, sim. A senhora extá correta, doutora Maria. A senhora extá muito certa. Mas... vamos dar uma tolerância aos meninox. Afinal, elex acabam de chegar, de longe".

E já estávamos há algum tempo, todos nós, inclusive o restante da minha equipe, que nos assistia ainda mais de longe, todos no meio da rua, em frente à casa do Ministério, nessa prática. E o projeto da erradicação, todo o projeto, ficou em uma situação muito delicada. Por instantes, era tudo ou nada. Não se podia dizer se seguiríamos, se entraríamos e assinaríamos o contrato, dando início ao trabalho que nos tinha feito viajar tanto... Ou se voltaríamos dali mesmo ao Brasil, deixando tudo para trás, fracassados, pelo imperdoável atraso. Realmente, não sabíamos o desfecho que tomaria a situação...

Coisas assim sempre me acontecem, desde que eu iniciei com a causa da Hepatite. Não me lembro de haver uma só ocasião, uma apresentação, uma palestra, uma reunião importante, na qual eu não tivesse problemas de última hora, empecilhos, obstáculos quase intransponíveis para que eu executasse o trabalho. É como se alguém, do outro lado, percebesse que fôssemos fazer o bem e ficasse louco. Que se pusesse em nosso caminho, determinado a nos impedir. Aquele "inimigo", o maldito "inimigo" que não me deixava em paz. Que estava em todas as situações. Novamente ele se apresentou ali. Ele "esconde" *pen drives*, quebra o computador, desaparece com as apresentações, me manda doenças e me enfraquece na véspera... É sempre, sempre assim! Até que eu rompa em fúria e o desafie, resoluto: "Maldito inimigo, covarde! Você não vai conseguir me vencer! Você não vai impedir que a gente faça o bem. Você não tem poder sobre nosso Deus, todo poderoso. Maldito, covarde! Você não vai conseguir. Nunca!!!".

E as coisas clareiam, na última hora, em cima da hora, e eu realizo a apresentação. Aparece o arquivo que havia sumido, enquanto todos já na plateia me aguardam curiosos e... Ufa! Começo a apresentação e damos a mensagem. Alertamos, convencemos pessoas. E fazemos... o bem!

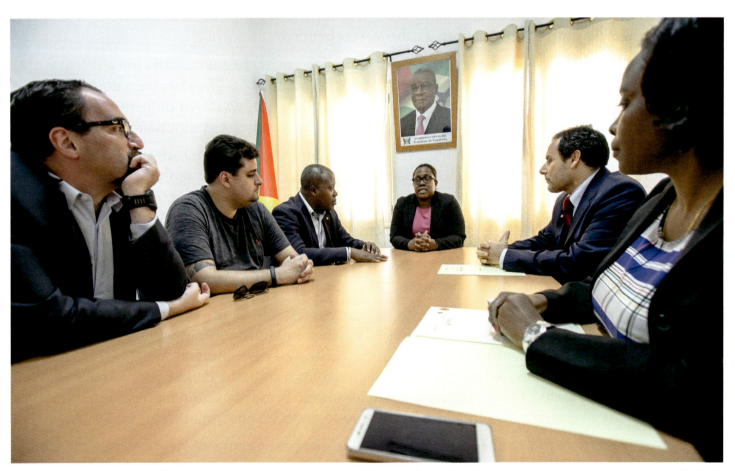

| No Ministério da Saúde de São Tomé e Príncipe com (da esquerda para a direita): o médico do Hepatite Zero, Dr. Rogério Alves, Alexandre, o rotariano Cesaltino, Dra. Maria Tomé (na ponta da mesa), Humberto e Cinthia, representante do governo.

E, outra vez, mentalmente desafiei o "inimigo". "Mas... era óbvio!!! Ele não teria se mantido parado, assistindo, sem fazer nada. Onde já se viu? Afinal, aquele ato, aquele contrato iria significar a salvação, abaixo de Deus, de milhares de pessoas, imediatamente e a longo prazo. Poderia, como esperamos que seja, conduzir o resto do mundo à erradicação total de uma doença que acomete milhões, 500 milhões de pessoas em todo o planeta. Ora, como é que o "inimigo", que em situações tão menores nunca deixou de se manifestar, deixaria uma vitória dessas sair assim, fácil?

E me lembrei de como tantos líderes humanitários perderam suas vidas de maneira tão estranha, tão trágica, geralmente assassinados, sem qualquer motivo. Foi assim com vários. Com John Lennon, que cantava a paz e a liberdade. Com Gandhi, que libertou a Índia do subjugo inglês, sem derrubar uma gota de sangue. Recordei-me de Martin Luther King, grandioso que, sem cometer qualquer ato de violência contra os opositores e recusando-se a lutar, a brigar, mudou o destino dos negros nos Estados Unidos e terminou sua vida na bala de um assassino frio. Lembrei de nosso Chico Mendes, líder ambientalista fervoroso, assassinado em emboscada. E outros tantos, como Marvin Gaye. O presidente Kennedy, tão querido de todo o povo americano e o mais sagrado de todos... JESUS.

Terá sido aí também responsável o "inimigo", com todos eles, por lutarem pela paz e pela humanidade? Ou terá, ao contrário, sido uma bênção. Uma morte rápida, sem sofrimento, num momento em que cada um teria que partir dessa vida?

Assim que, face a todos esses rápidos, mas inquietantes episódios, que se sucediam bem em frente à minha equipe, que a tudo assistia, incrédula, tentando ora entender o que acontecia, ora torcendo para o bom encerramento do entrevero... em face a tudo isso, eu parei um momento e direcionei, mais uma vez, meu pensamento ao "inimigo". E declarei, firme, que ele não iria nos derrotar. Que nós tínhamos a proteção de Deus, nosso Senhor, nosso Deus poderoso, criador do universo.

A nervosa senhora começava a dar ares de se acalmar. Ela começou, finalmente, a direcionar observações mais suaves a nós, como: "Mas, Humberto, também, veja você. Isso não é certo. Assim você há de compreender que a gente fique nervosa...", dizia já em tom de reconciliação, enquanto regressava em passos retos à casa do Ministério.

Ao entrarmos na sala de reunião da casa do Ministério, eu, já um pouco refeito do susto da inesperada recepção no meio da rua, senti uma abrupta indignação por tudo aquilo. Afinal, havíamos feito uma longa viagem desde o Brasil, trazendo uma equipe e todos os acessórios, os equipamentos para a ação e toda a nossa boa vontade para aquele ato humanitário ao seu país. Tudo isso de graça. Tudo isso sem esperar nada de volta. Apenas para fazer o bem àquele povo necessitado. Não queríamos nada de volta. Ao contrário, estávamos ali levando um presente ao seu povo, num valor de 2 milhões de dólares. Tudo bem que, realmente, o nosso Alexandre pudesse haver se confundido com o que ela quisesse ter dito a ele ao telefone. E, realmente, estávamos atrasados. Tudo isso era fato. Mas também era fato que nós não éramos crianças. Que éramos sete adultos vindos de longe. E que cada um de nós havia deixado para trás suas esposas, filhos, ocupação... tudo para cruzar o Atlântico e fazer o bem ao seu povo. E ali estávamos. Todos nós. Prontos. Nós e nosso grande projeto. Nosso grande sonho. E uma grande possibilidade de ajuda ao povo carente de São Tomé e Príncipe. Com testes, remédios e uma enorme disposição de trabalhar.

Ali estávamos. E, por mais que eu não desejasse por nada nesse mundo perder a oportunidade de realizar aquela grande ação, eu não poderia, pensei, levar aquele desaforo para casa comigo. Não por mim. Não por minha vaidade. Mas por todo o trabalho, o esforço, a luta que nós enfrentamos para essa causa, para essa missão. Uma missão que se transformou em obstinação e devoção absoluta. Não eu, mas nossa devoção, nossa causa, não merecíamos aquilo. E foi com esse pensamento que, ao entrar no recinto, eu a mirei firmemente nos olhos e disse: "Olha, doutora Maria, nós viemos de longe. Viemos para fazer o bem aqui. E viemos com muito amor no coração. Mas se a senhora está incomodada, se acha que está errado, então nós vamos embora. A gente dá meia volta e retorna pro Brasil".

Ao que a senhora, até então embravecida, mas que na verdade tinha um grande coração e almejava o bem para o seu povo, respondeu: "Não, Humberto. Não será necessário. Por favor, sente-se. Vamos assinar o contrato".

O CONTRATO DA ERRADICAÇÃO

Após terem os ânimos se acalmado, todos nos pusemos muito formais, sentados ao redor de uma mesa e cada um pronunciou algumas palavras de honraria pelo momento. E nos entregaram o contrato.

Recebi o documento de cerca de dez páginas para assinar e, em rápidos flashes, me lembrei de como, há seis meses, eu tinha começado a escrever aquele contrato, eu mesmo, cláusula a cláusula, dispensando a necessidade de um time de advogados para fazê-lo.

Meu pai era muito bom com contratos. Ele foi meu advogado por 35 anos, me representando em centenas de casos. Entre esses, vários exigiam contratos. Assim, eu pude aprender, com ele, muito de direito, vendo-o trabalhar em nossas causas e também nas demais em que operava em seus 50 anos de advocacia...

Foi assim que eu havia começado a idealizar um contrato para a importante ação que iríamos compor com o governo de São Tomé e Príncipe. Comecei a fazer a minuta para que advogados especialistas pudessem receber a essência do que queríamos acordar. Mas, conforme fui escrevendo, pensei: "Pô, esse contrato aí tá tão bom que, pra quê precisa de advogado? Vai esse mesmo. Tá bom pra caramba. Pronto!".

E com essas lembranças que me cruzaram rapidamente a cabeça, apanhei a pasta de papel amarelo que envolvia o protocolo. O impresso já continha, então, os logotipos do Ministério da Saúde, Hepatite Zero, Rotary e ABPH. Segurei o contrato e pude apenas fazer o último pedido, mentalmente: "Meu bom Deus, que isso possa ser um passo importante para o fim dessa terrível doença no mundo". E, com isso, o assinei.

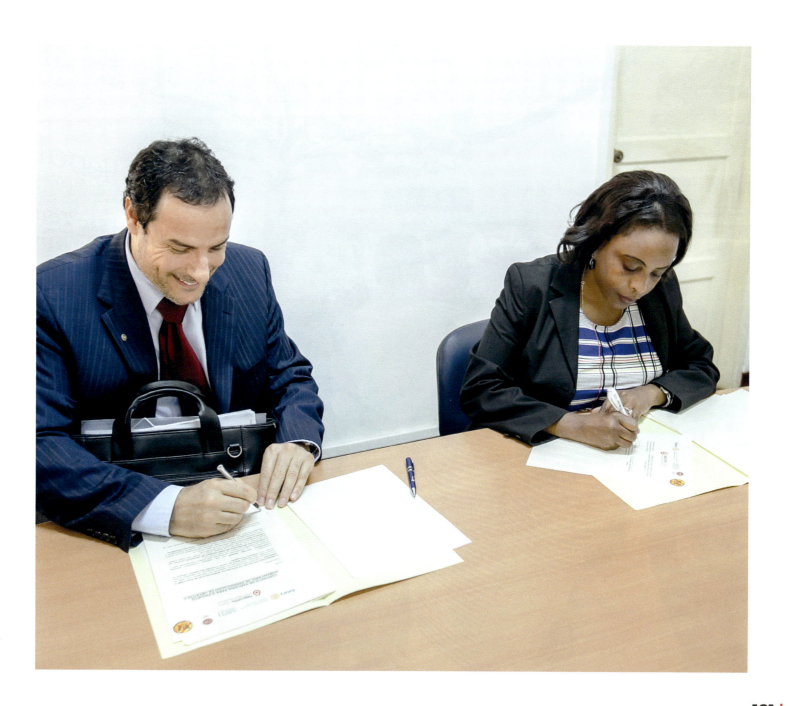

A TESTAGEM EM SÃO TOMÉ E PRÍNCIPE

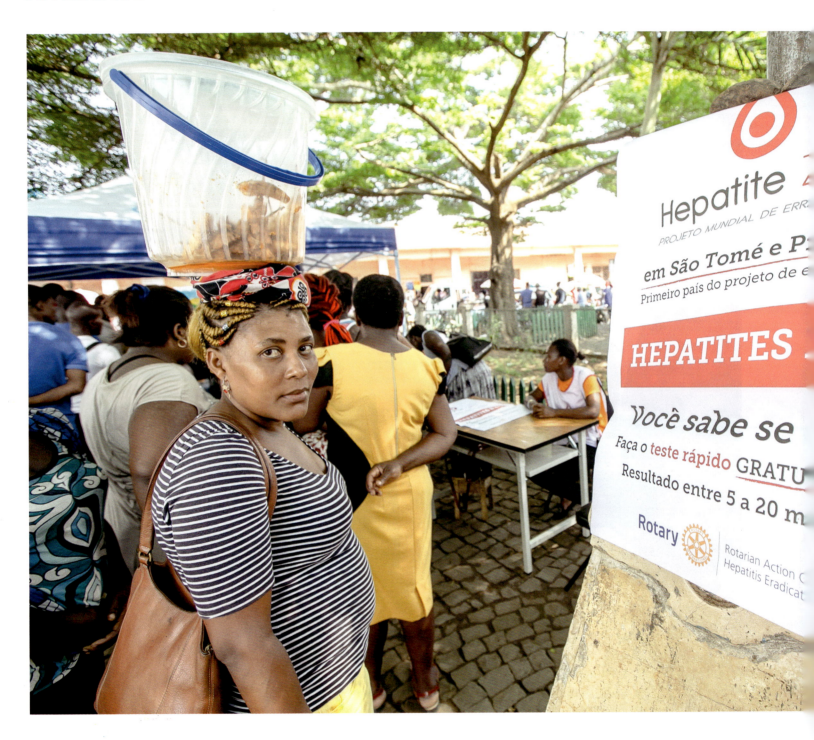

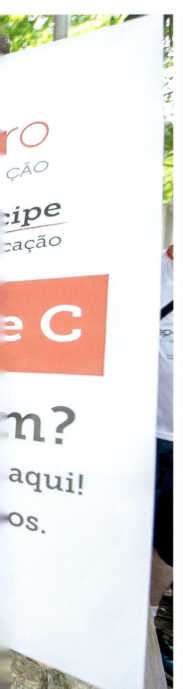
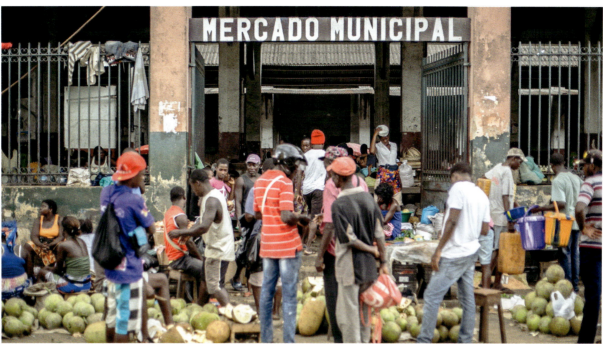
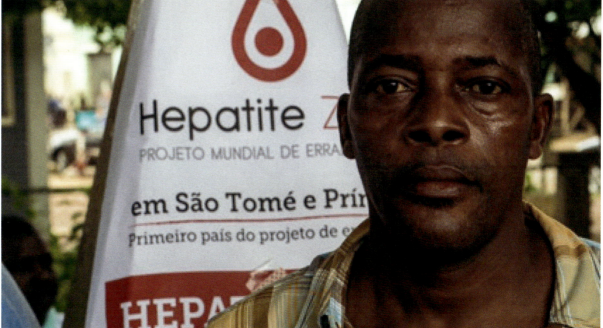

O dia seguinte surgiu mais leve. Quando acordei, tarde como sempre, minha equipe já postava fotos da ação com o povo, na praça principal.

Busquei por mais fotos, com ansiedade, querendo descobrir qual tinha sido a reação das pessoas. Pela expressão dos rostos nas imagens, parece que tínhamos sido bem recebidos.

Lembrei-me, então, de como foi importante nossa primeira testagem, a primeira de todas, no Brasil.

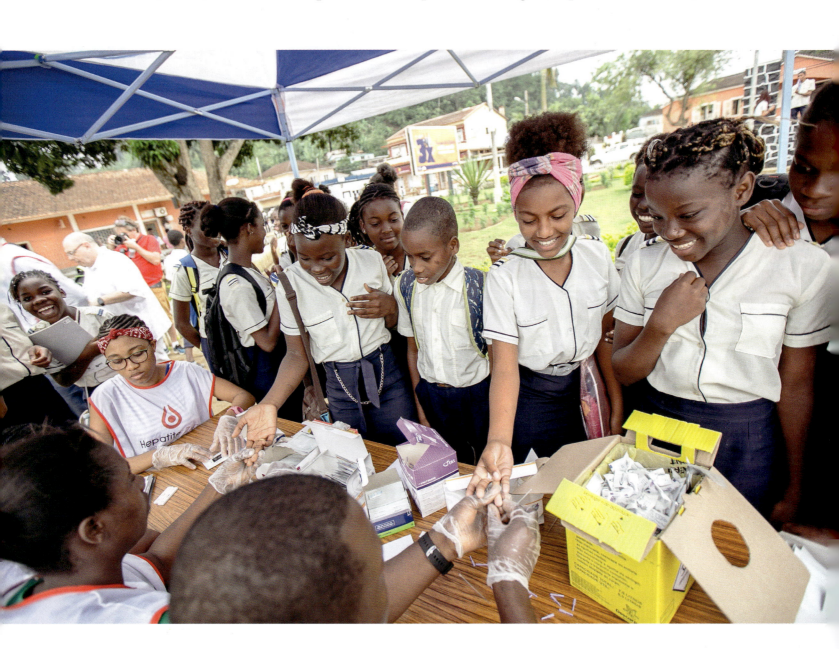

A primeira reação do público é algo determinante para o sucesso ou fracasso de uma obra. E um homem de *marketing* está sempre muito preocupado com a primeira vez.

O ano era 2012. Padre Omar, nosso grande aliado, guardião do Cristo Redentor, tinha nos convidado para fazer parte de uma grande feira de trabalhos comunitários que a Arquidiocese do Rio de Janeiro faria. Ali, oferecia-se todo tipo de serviços gratuitos – desde cortes de cabelos, expedição de documentos, testes de diabetes, medição de pressão sanguínea etc.

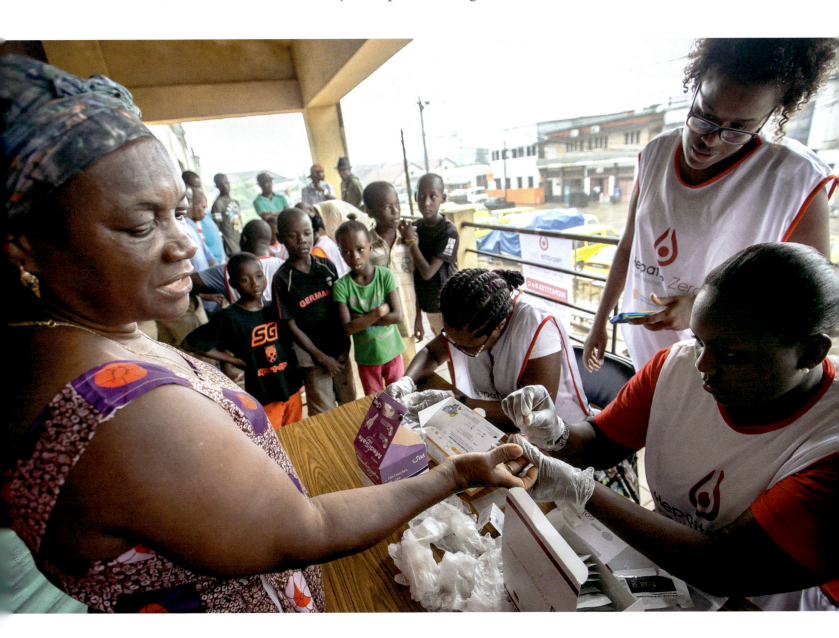

Antes do início, haveria uma missa em homenagem às vítimas de um massacre numa escola no Rio. Eu fui assistir. E, já na porta da igreja, eu me voltei para uma última olhada, buscando avistar a nossa barraca. Ela estava ao lado de uma outra, que ia distribuir lanches e refrigerantes gratuitos. E pensei: "Que coisa! Nossa tenda tinha que ficar logo ali?! Esse vizinho vai acabar com a gente. Afinal, que barraca você escolheria: uma para tirar sangue do dedo e ver se tem Hepatite... ou a outra?".

A missa foi algo muito bonito. As famílias foram vestindo camisetas com o rosto de cada criança assassinada naquela inexplicável tragédia.

Na saída, eu lembrei da barraca. Pensei: "Oh, meu Deus! Vamos lá enfrentar e ver o resultado disso...".

De longe, tudo que se via era uma enorme fila e pensei: "Claro, já era de se imaginar. O vizinho dos lanches vai atrair todo o público! Por que não puseram a gente lá do outro lado, mais quieto?!".

Ao me aproximar, contudo, notei que o vizinho estava vazio, salvo umas duas ou três pessoas. E toda aquela fila, aquele tumulto, eram na verdade na NOSSA barraca!

Olhei de volta à igreja e disse, mentalmente: "Obrigado, meu Pai! Obrigado! Eu... ACEITO essa missão, meu Pai. Prometo trabalhar por esta causa. Até o fim".

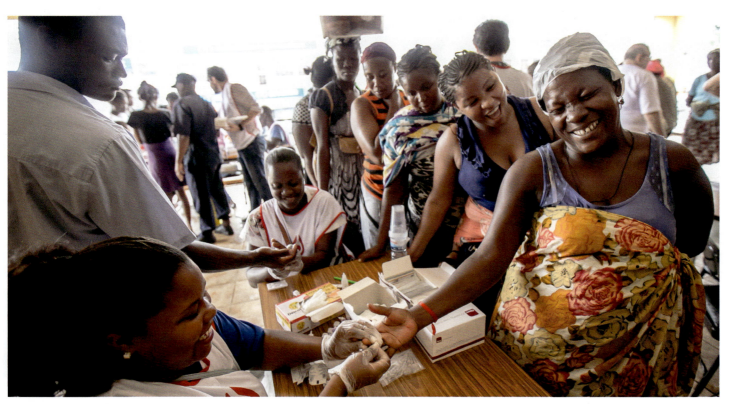

| Testaremos a população do país inteiro, em São Tomé e Príncipe, contra as Hepatites B e C.

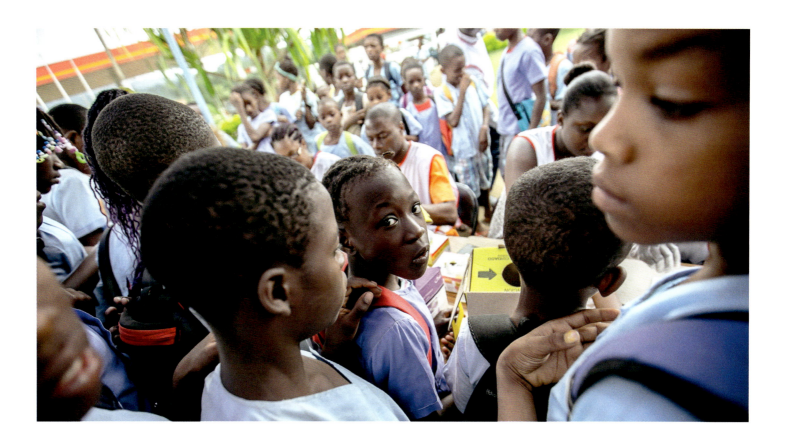

O primeiro dia de testagens em São Tomé e Príncipe teve mais ou menos esse gostinho, de um grande desafio. E, ao acordar e já me deparar com as fotos, lindas, de tanta agitação na praça por nossa recém-chegada ação... Ah, era muito gratificante!

Tínhamos na equipe inicial 30 enfermeiros, todos locais, trabalhando para nós. E a ministra da Saúde nos designou um médico infectologista do país, Dr. Bonifácio, para ajudar na coordenação de toda a operação.

As primeiras notícias sobre a testagem eram também muito satisfatórias. Tudo corria muito bem. As pessoas aderiram e nós já começávamos a descobrir portadores. A Hepatite B era a grande prevalente. Somente em três horas de trabalho, já diagnosticávamos mais de 10 pessoas com o vírus B.

Os primeiros testes em São Tomé e Príncipe nessa fase inicial, que é o piloto do projeto, foram realizados em três partes diferentes do país. E gastamos, em cada uma delas, um dia inteiro de trabalho. Um grande desafio que temos pela frente na continuação do projeto, é o de encontrar a maneira mais adequada de rastrear toda a população, de modo que nem testemos gente duas vezes, desnecessariamente, e nem deixemos ninguém, absolutamente ninguém, sem ser testado.

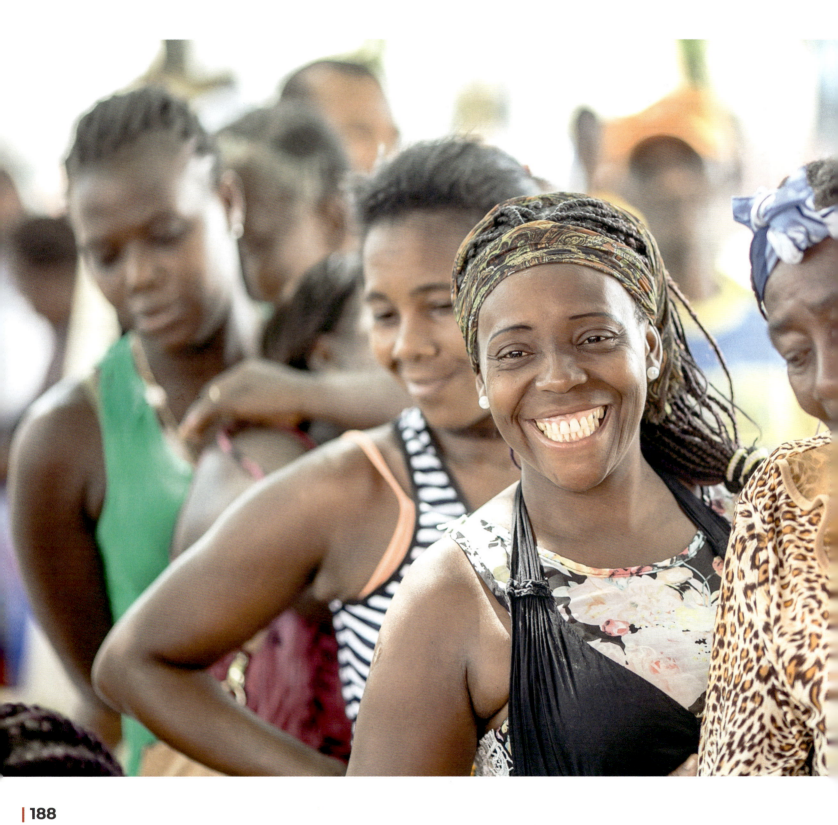

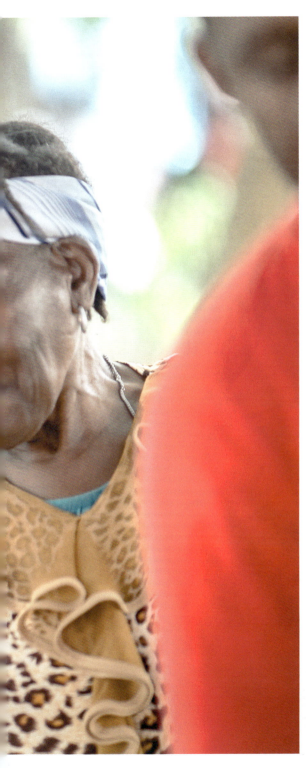

Para isso, será necessário desenvolver um *software* muito preciso e contar, igualmente, com o importante apoio de todos os líderes comunitários do local.

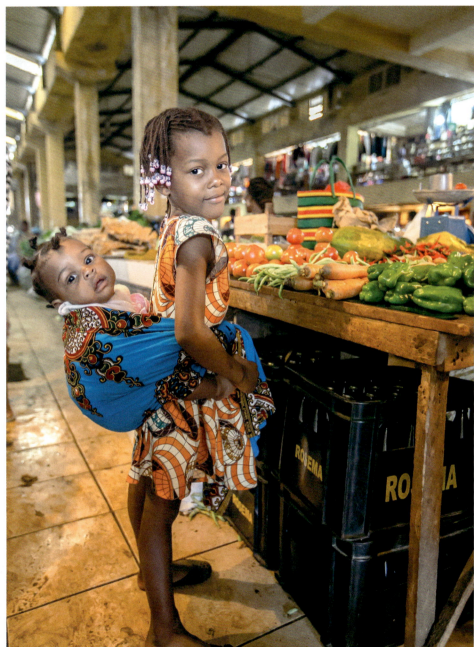

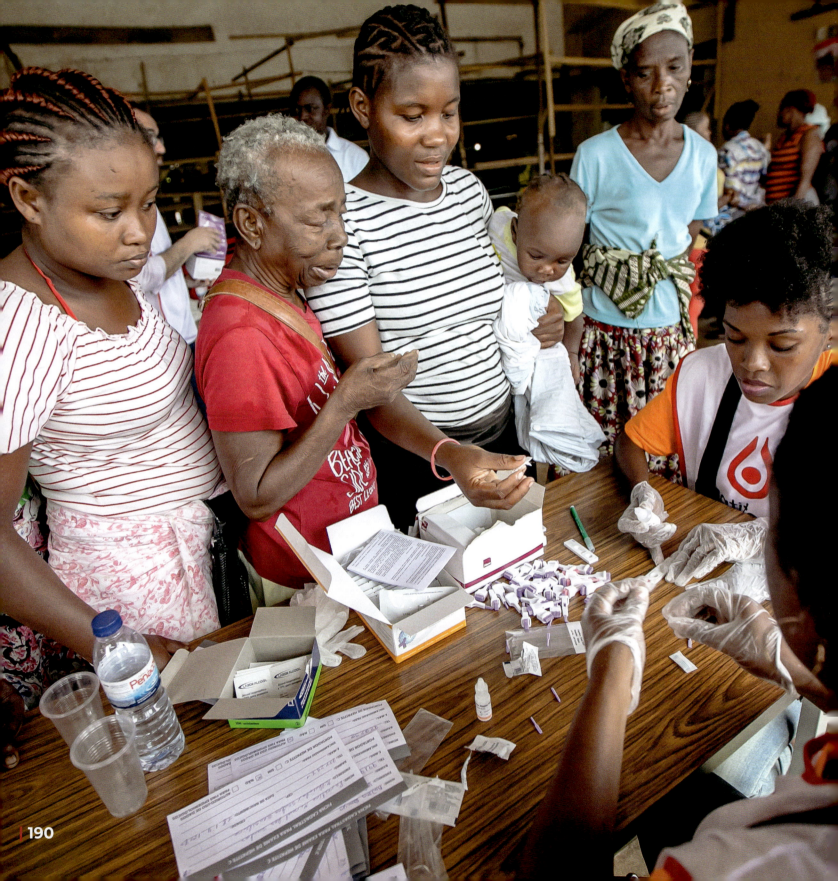

A ALFÂNDEGA CONFISCOU OS NOSSOS TESTES

Para os que possam pensar que a assinatura do contrato colocou fim em todas as nossas dificuldades para a ação humanitária que faríamos, devo dizer que não foi assim... Afinal, havia o "inimigo". O sórdido, covarde… "inimigo".

E, dessa forma, antes que pudéssemos iniciar todo o bonito trabalho de testagem nas ruas de São Tomé e Príncipe, o "inimigo" resolveu tentar uma última façanha para impedir a nossa ação do bem.

Embora eu houvesse, por diversas vezes, solicitado ao governo do país que nos enviasse uma carta para ser apresentada na alfândega do aeroporto, já que chegaríamos lá carregados de testes e kits médicos, a carta acabou nunca vindo... E a imigração confiscou tudo!

Eu voltei ao aeroporto para ver o que poderia ser feito. Com muita conversa, consegui que nos liberassem duas das sete malas apreendidas, repletas de testes de Hepatite B e C, o que pelo menos nos possibilitaria iniciar o trabalho. Mas as outras cinco ficaram lá, presas numa salinha.

Graças a Deus, já no dia seguinte tudo foi liberado, pela intervenção da Dra. Maria, do Ministério da Saúde.

Pudemos, destarte, realizar a primeira fase do trabalho desse grande projeto de erradicação, no primeiro país. E, já nessa etapa, muitas, muitas pessoas, mais de 100, foram descobertas com o vírus das Hepatites, principalmente a B. E outras, cerca de 10, também com o vírus C.

O vírus B, que assola de 5% a 10% da população daquele país, é um vírus agressivo e o maior causador de câncer de fígado no mundo.

Que Deus permita que possamos levar a cabo esse grande projeto.

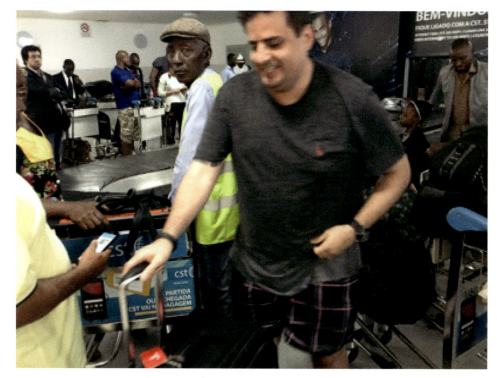

| Alexandre, feliz por recuperar sua mala depois de uma semana sem roupas adequadas para vestir.

CONTINUAÇÃO DA MISSÃO PELA ÁFRICA

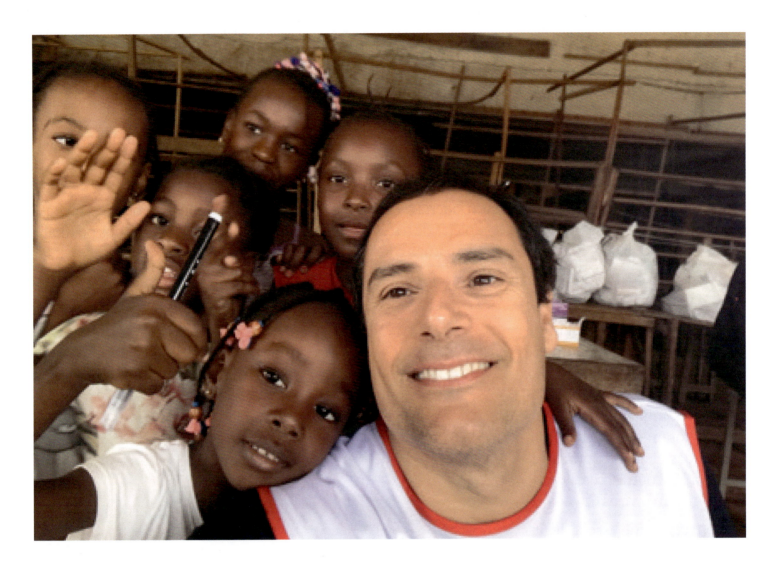

Desta vez, São Tomé e Príncipe seria o único lugar onde faríamos ações de Hepatite. Dessa forma, despedimo-nos de nossa equipe e seguimos viagem. Alexandre e eu, para um pequeno roteiro de viagem de descanso. Eu sempre gosto de esticar um pouco quando viajo e ir, assim, conhecendo mais países.

Continuamos a viagem indo ao Gabão, Camarões e, de lá, decidimos ainda tentar vistos – um para cada um dos Congos. E os obtivemos. Bem... mais ou menos, como se verá adiante.

Não tínhamos nada planejado. E achamos que, depois de todo o trabalho e tensão com a ação de

São Tomé e Príncipe, que merecíamos um "*break*". Embora eu esteja falando sempre, sempre sobre Hepatite, nessa extensão da viagem não faríamos qualquer trabalho e iríamos só passear.

Entretanto, nossa chegada no Congo, na cidade de Brazavile, mudou tudo isso.

Em Duala, Camarões, tínhamos dedicado um dia inteirinho, desde a manhã, para correr de consulado em consulado, em bancos etc., apenas para conseguir os vistos. Deu muito trabalho. Mas era a única maneira de seguirmos para mais países ali perto, na África, pois todos pedem vistos para brasileiros. E, ao final do dia, estávamos com os dois vistos de entrada.

CONGO - O "INIMIGO" ROUBOU O CONTRATO DA ERRADICAÇÃO

Ao chegarmos em Brazavile, capital do Congo, deparamo-nos com um moderno aeroporto, que soubemos ter sido construído como réplica do de Bordeaux, na França. O ambiente era bonito e sentimos felicidade ao reencontrarmos conforto.

O sentimento não duraria muito. Pois, logo ao passar pela imigração, o oficial nos pediu o passaporte, examinou o visto e perguntou: "*Où est la lettre d'invitation*?" (Onde está a carta-convite?). Ao que respondi: "*Mais nous sommes là en tourisme, monsieur.*" (Mas nós viemos a turismo, senhor.).

Debalde. Ele não quis mais saber. Teria que ter a bendita carta. E não tinha conversa. Depois dessa prática, pediram-nos para aguardar. E aguardamos. E aguardamos mais...

Não queriam nos deixar entrar. E cada um que de meia em meia hora nos abordava, vinha com mais hostilidade e intimidação. Eu tentei explicar que tínhamos ido à África em missão humanitária, em um projeto junto ao governo de São Tomé e Príncipe.

Pediram-me, então, que eu provasse aquele propósito. No que eu mostrei a eles o contrato da erradicação, firmado com o Ministério da Saúde, e emendei: "Sou também presidente do Grupo Rotariano para a Erradicação das Hepatites no Mundo" e entreguei a eles o documento, o tão valioso contrato – um pedaço da nossa história que continha, como assim esperamos, o começo da erradicação das Hepatites no mundo.

O oficial olhou o documento com desprezo e o levou de mim, como se para investigá-lo... E desapareceu aeroporto adentro, portando o nosso contrato.

Já não aguentando mais esperar ali, parado, resolvi pedir para ir ao banheiro, aproximando-me de um outro oficial. O homem, sisudo, apontou grave para o além e gesticulou: "Lá! Segunda porta à direita!!!". Eu, então, tentei continuar: "Ah, e eu achei também as fotos de nosso trabalho de Hepatite lá em São To...". "Eu pedi pra ver alguma foto?! Por acaso pedi pra você me mostrar alguma coisa?! O banheiro é lá!!!", interrompeu, aos gritos.

A espera era longa. Éramos apenas nós. E de onde estávamos via-se, de frente, os balcões da imigração, vazios... De vez em quando, entretanto, alguém quebraria a monotonia, vindo-nos indagar algo. Mas, quanto mais era falado, mais eles se convenciam de nossa ilegalidade.

No abandono daquela espera, que já ia longa, passava de 3 horas, começaram a vir os sinais de sede, fome, cansaço. E, toda essa combinação, mais a indefinição, o mistério sobre o que iam fazer conosco em um país completamente estranho, começou a dar lugar ao pânico... "O que aqueles oficiais de cara fechada iriam fazer com a gente? Nos meteriam na prisão? Teríamos direito a advogado? Deixar-nos entrar já é hipótese quase descartada. E os nossos passaportes? E nossas malas? Meu Deus! Ninguém sabe que estamos aqui. Se acontece algo conosco... não vão ficar nem sabendo!" – pensava, já tentando conter os pensamentos que me vinham em princípio de desespero.

Com tais conjecturas, veio-me a ideia de enviar um SOS para o mundo exterior. Algo que pelo menos informasse os demais sobre a nossa atual localização, nosso atual estado. E torcer para que alguém pudesse, à distância, nos ajudar. Estávamos detidos. E nas mãos de gente estranha e brava.

Por sorte, a internet funcionou. No local em que estávamos havia um sinal *wi-fi* gratuito e aberto – coisa rara em aeroportos africanos.

Abri o WhatsApp do nosso grupo do Rotary de São Paulo, do Jardim das Bandeiras, e anunciei: "Estamos em apuros, detidos na imigração do Congo. Mandem contatos de algum rotariano que possa nos ajudar. É urgente!!!", apelei.

O apelo foi prontamente respondido por nosso Fred Mesquita, piloto da Expedição Hepatite Zero, que estava conectado e viu a mensagem. Ele, imediatamente, nos enviou cinco contatos. Eu, então, comecei a tentar. Liguei para o primeiro. Não consegui. Tentei também o segundo... o terceiro, o quarto. No quinto e último, já desanimado, alguém responde: "*Allo, oui*?!".

"É a nossa chance.", pensei. "A nossa única chance!". E comecei a explicar, em francês, quem éramos, onde estávamos e o que se passava conosco na urgente situação em que nos encontrávamos.

A voz do outro lado da linha respondeu simplesmente: "Lamento muito, companheiro. Lamento muito tudo isso... Estou a caminho!".

Era uma esperança!!! Alguém, um rotariano, uma pessoa local – aparentemente o presidente de um dos clubes do Rotary do país, estava vindo para nos ver. Para tentar nos ajudar e advogar em nossa liberdade. Meu Deus, que ele possa nos ajudar!

DEUS ESCREVE CERTO POR LINHAS TORTAS. E O ROTARY É UMA VERDADEIRA BÊNÇÃO!

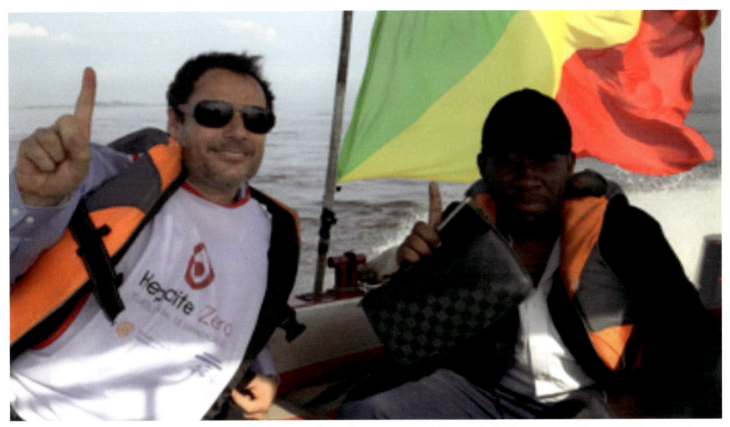

| No barco que liga os dois Congos, voltando de Kinshasa, capital da RDC, com nosso companheiro Prince Michrist.

Cerca de 30 minutos se passaram após a ligação. Surge, então, adentrando o setor de imigração, um jovem aparentando seus 30 anos. Sua postura era altiva, de alguém firme e decidido, um tanto indignado. Ele se aproximou e me fitou nos olhos, sério, enquanto eu rapidamente iniciava a apresentação de quem éramos, de nosso projeto e de tudo o que estava se sucedendo.

Imediatamente convencido, o jovem vira-se para o outro homem que o havia conduzido até a gente, e pergunta: "Cadê o chefe da imigração?".

"Ele foi ali e já volta.", respondeu o outro.

"Mas... como assim, foi ali e já volta?! Era para ele estar aqui. Como que ele sai assim, abandonando o seu posto?! Cadê ele? Quero falar com ele."

Ato contínuo, pediu que o esperássemos um pouco ali onde estávamos, que já retornava. Para ficarmos calmos ali.

Cinco minutos depois, ao invés do jovem rotariano, surge um oficial da imigração segurando um passaporte e anuncia, de longe: "*Monsieur* Silvá...".

Era a nossa liberdade. O jovem companheiro rotariano tinha logrado defender o nosso caso e obtido a vitória. Estávamos, finalmente, livres. E assim entramos no Congo.

Não era vontade de Deus que nós seguíssemos nossa viagem sem trabalhar para a nossa causa, para a nossa missão. Afinal, havíamos prometido a Ele o trabalho para essa causa. Havíamos prometido que dedicaríamos até os nossos últimos dias para a defesa desse propósito, que é o de erradicar as Hepatites virais.

Desta forma, o jovem, mas talentoso, rotariano... aparentemente poderoso, foi posto em nosso caminho. O seu nome: Prince Michrist. Nome sugestivo – aludia a príncipe, também ao nosso Senhor Jesus Cristo. Ele é um parlamentar da cidade ou, como prefere se designar, um "deputado" de Brazavile, capital do Congo. Tinha acabado de se eleger, representando uma comunidade forte. Ele era também uma espécie de nova promessa e a voz da juventude de sua região. Aparentava ser uma figura muito famosa. Tanto que não conseguíamos andar uma quadra sem que alguém o parasse para cumprimentar.

Ele próprio nos levou ao hotel, em seu carro. Nossas malas não haviam chegado. Ficaram em Duala, no Camarões. Dessa vez não foi o Alexandre o único privilegiado. Não chegou nem a dele, e nem a de ninguém. Absolutamente ninguém do avião. Simplesmente esqueceram de carregar as malas no bagageiro, de todo mundo. Assim, seguíamos ao hotel, portando apenas as malinhas de mão.

O hotel em Brazavile era simplesmente espetacular! No meio do tumulto da imigração, quando eles nos exigiam de tudo, inclusive reserva em hotéis locais etc., como provas, o Alexandre solicitou à nossa agente de viagem que reservasse alguma coisa. Por falta de maiores detalhes, a agente reservou no Hotel Radisson Blu, nada menos que... a suíte presidencial!

"Minha nossa! Esse quarto é um verdadeiro apartamento!!! Que recompensa, após tanto sofrimento, tanta provação e perrengue. Bem, dessa vez, acho que mereço!", brinquei. Mas imediatamente entendi que tudo aquilo pudesse ser nada mais que um plano de Deus, que Ele já houvesse desenhado tudo aquilo. É evidente, Ele não queria o nosso sofrimento. Não nos puniria por fazermos o bem. Ele apenas queria que seguíssemos com o trabalho. Com a missão pelos carentes países da África e por todo o mundo, com o plano de erradicar a Hepatite em todos esses lugares – por mais ambicioso que isso possa soar.

Não queria que saíssemos apenas a passear.

Assim, ele colocou o deputado Prince Michrist em nosso caminho.

Na mesma noite, já tivemos um jantar com nosso companheiro Michrist, no belo restaurante do hotel em Brazavile e pudemos expor a ele, com riqueza de detalhes, toda a história de nosso projeto Hepatite Zero. Contamos como o projeto havia surgido, como foi que fizemos o voto para aceitar aquela missão, até chegarmos ao nosso mais recente trabalho, iniciando a erradicação da Hepatite em São Tomé e Príncipe, onde testaríamos toda a população e trataríamos os doentes.

O deputado sentiu-se tão envolvido, tão fascinado com tudo o que ouvia que, surpreendentemente, nos declarou, ali mesmo: "Pois saibam vocês, que ganharam mais um soldado! Quero também poder ajudar nessa nobre causa. Entendi perfeitamente o propósito e a importância dessa ação. Quero poder ajudar o meu povo, trazendo isso para eles. E digo mais. Contem comigo em toda a África, principalmente na parte francesa, francofônica dela. Vou representar o projeto, se me aceitarem. Viajarei toda a África. Vamos fazer acontecer! Estou dentro! Contem comigo!".

Durante a nossa estada em Brazavile, o deputado Michrist nos levou a diversos encontros e reuniões. Um deles foi para visitar a nova clínica de seu pai, médico, na própria comunidade que o elegera. Tanto seu pai, como sua clínica, comporão a nossa ação futura contra a Hepatite no Congo. De lá, Michrist nos levou a visitas e reuniões do Rotary local, onde fizemos palestras etc. Além disso, nosso companheiro, em um determinado dia, ainda atravessou o rio conosco – o amplo rio Congo – e nos levou a conhecer a República Democrática do Congo, outro país, que pode ser visto desde o primeiro. Kinshasa é a maior cidade de língua francesa do mundo (maior até que Paris) e tem uma população de cerca de 10 milhões de habitantes.

Lá, no outro Congo, fomos recebidos por outro companheiro rotariano, que é um importante reitor de uma universidade de Kinshasa. Além de nos ajudar na entrada no país, nosso companheiro nos levou para um *tour* completo pela cidade e, durante o trajeto, ele também se ofereceu para nos representar na República Democrática do Congo e ajudar na causa. A RDC é o maior país da África em território e um dos maiores também em população.

Nada disso teria acontecido, nada desse trabalho, dessa expansão de nosso projeto a uma nova e vasta região do oeste da África, se não nos houvessem detido na imigração, se nos houvessem simplesmente deixado entrar. Mas... não. Nossa missão ia muito além disso. E estava escrita, quem sabe.

Deixamos o Congo acompanhados de nosso mais novo amigo, o deputado Michrist, até a última hora, tendo ele ido conosco ao embarque. Não só ele nos conduziu até o saguão principal, mas, usando de todo o seu poder e influência, nos escoltou por todo o interior do aeroporto, atravessando os pontos de segurança, imigração etc., até chegar na porta que conduzia ao avião. Tudo isso, para que não tivéssemos mais qualquer problema sozinhos e que pudéssemos ter a sua proteção, após tudo o que havíamos passado na chegada.

Nosso companheiro foi... um presente de Deus.

REPÚBLICA DEMOCRÁTICA DO CONGO (RDC): INCRÍVEL ENCONTRO COM UM GRUPO DE VÍTIMAS DA PÓLIO

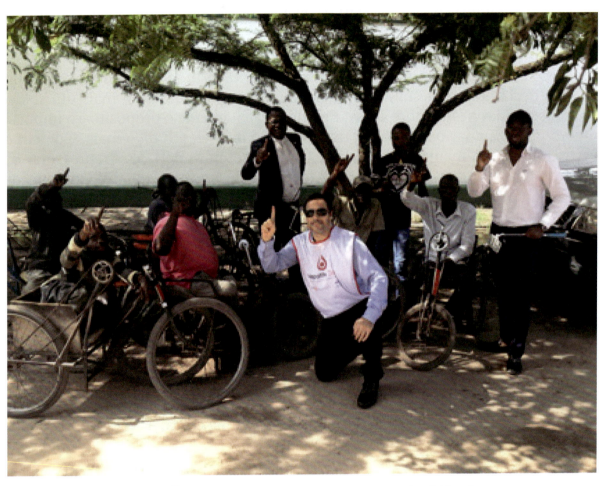

| Impressionante encontro, por coincidência, com um grupo de vítimas de pólio, nas ruas de Kinshasa, Congo (RDC).

Existem dois países que se chamam Congo. Um foi colonizado pela França, e é menor. Foi lá que tivemos a história com o companheiro Michrist.

Desde lá, pode-se ver, do outro lado do rio, o segundo Congo, anteriormente conhecido como Zaire, cuja capital é Kinshasa. Este último foi colonizado pela Bélgica. Ambos falam francês como língua principal e são divididos por um rio.

Nosso companheiro Michrist tinha organizado um encontro com um influente rotariano do outro lado, no outro Congo. A travessia deveria ser feita de barco, num curto trajeto de 7 minutos. Ocorre que o que parece ser algo simples e prático é, na verdade, uma aventura das mil e uma noites. Poucas pessoas que se aventuram a ir sozinhas conseguem passar pelas difíceis barreiras da imigração, tanto de um país, como de outro.

Tendo visto tudo aquilo, hoje entendo que dificilmente teríamos conseguido tal proeza, apesar de nossa experiência, se não estivéssemos com nosso companheiro Michrist. E, mesmo assim, ao chegar do outro lado, tivemos mais problemas, tendo sido salvos pelo outro companheiro que já nos esperava, cerimonioso – o reitor.

A entrada no segundo Congo foi também obstruída. Entenderam que o nosso visto, obtido em Camarões, não poderia ter sido dado. Que o deveríamos ter conseguido no Brasil. Assim, nos mantiveram em uma sala no acanhado, mas tumultuoso, porto de Kinshasa, por cerca de uma hora.

A espera dessa vez foi, contudo, muito mais tranquila. Pois estávamos "escoltados" por dois rotarianos influentes – um, autoridade do lado de lá, na origem. Outro, muito influente e conhecido, no lado da chegada.

Depois da espera de uma hora e de muita argumentação, nosso anfitrião conseguiu convencer as autoridades de nossa legitimidade e, assim, nos entregaram o passaporte com a devida permissão de entrada.

Entramos passando pela multidão do pobre povo que chegava, aos berros, aos empurrões, recebendo, ora ou outra, varadas nas costas e diversas reprimendas. Coisa de um filme de Indiana Jones. Talvez fosse assim na época da escravatura, quando os colonizadores sequestravam e transportavam os seus capturados, levando-os ao novo país, onde o trabalho forçado e o cativeiro os esperavam... Passar por ali, uma espécie de curral humano, foi uma experiência das que nos lembraremos para sempre.

Kinshasa é uma cidade imensa. Cerca de 10 milhões de pessoas. O dia escolhido para a viagem era majestoso e o azul do céu emprestava alegria ao novo cenário, que aos poucos se nos apresentava, nas avenidas largas, congestionadas de veículos, com guardas a cada esquina, estressados, apitando sem parar, gesticulando no ar, volta e meia girando o corpo e indo advertir algum motorista que quisesse retornar, fazendo travessias em "u" nas artérias da grande e ruidosa capital.

Apesar da agitação e do movimento da grande metrópole, o clima era ainda o de um lugar de interior e via-se o povo, muito simples, pobre, ainda que urbano e ocupado ao trabalho, mas relaxado, muito mais do que em cidades onde o progresso já arrancou das pessoas a essência e a tranquilidade do bem viver.

No caminho de volta do gostoso restaurante onde fomos, ainda sentindo o sabor da rica comida africana, vejo, de dentro do carro onde estávamos, um homem numa espécie de triciclo baixo, pedalando entre os veículos. Imediatamente, pensei: "Aquilo parece pólio!". Aliás, no outro Congo, tinha visto um rapaz que também pedalava um triciclo assim. Na outra vez não tive, todavia, oportunidade de abordá-lo, já que passou rápido e desapareceu. Desta, entretanto, decidi me aventurar e pedi ao nosso companheiro, que nos levava:

"Companheiro, será que você me ajudar a falar com aquele homem, no triciclo? Pergunta pra ele se o caso dele é pólio. E, se for, pergunta se podemos gravar um vídeo com um depoimento dele".

A razão do meu interesse é que a pólio é a grande causa do nosso Rotary. Há cerca de 30 anos tem sido essa causa uma verdadeira obsessão para o Rotary. E hoje, depois de tanto esforço e luta, podemos dizer que a doença já está praticamente erradicada (ainda que não possamos nos descuidar dos últimos casos, poucos, ainda remanescentes).

Há apenas dois países no mundo que ainda têm casos novos de pólio – o Afeganistão e o Paquistão. E eu ouvi de Bill Gates em nossa última convenção, em sua palestra, que de milhões de casos que o mundo tinha, houve, no último ano, apenas cinco casos novos.

Nosso companheiro emparelhou o carro ao curioso veículo de três rodas e perguntou tudo o que eu havia pedido a ele. E rapidamente estávamos com o moço que confirmava que, sim, ele era uma vítima da doença. E nos convidou para conhecer seus amigos, do outro lado da rua – todos eles também vítimas do mesmo mal.

Aproximamo-nos e vi algo surpreendente, especialmente para os dias de hoje, em que pessoas vítimas de pólio são cada vez mais raras de se encontrar. Eram aproximadamente 10 deles. Todos sentados em triciclos. Todos com suas perninhas afinadas, entortadas, aleijadas. Todos com pólio.

Ao ver aquela triste cena de pessoas de rua, vítimas de tão duro destino, que há até poucos anos aleijava também tantas crianças, tornando-as deficientes, frágeis e, em outros casos, chegava até a matar. Vendo aquela inusitada cena de um encontro inesperado, senti um imenso orgulho de ser rotariano! De pertencer a um clube que foi o grande responsável, o grande líder de todo o movimento e de toda a marcha para a eliminação, a erradicação de um mal tão impiedoso às crianças.

Enchi o peito e conversei com carinho com os moços. Fizemos um curto documentário com seus depoimentos, suas histórias. E, de nossa parte, pudemos também contar-lhes o que era o Rotary, o que havíamos feito contra aquela doença, cujos rastros eles conservavam, alojados nos pobres triciclos. Contamos de como estava evoluída a luta para a erradicação. E falamos também da nossa causa, motivo pelo qual estávamos na África. Falamos da Hepatite e do desejo de vê-la também erradicada, um dia.

O encontro foi leve e abençoado. Ora ou outra, traduzido do francês para os dialetos locais. E todos, sem exceção, saímos enriquecidos desse rápido intercâmbio. Antes de partir, sugeri que tirássemos uma foto com o dedo em riste, simbolizando a causa da Hepatite e o teste de detecção – ao que todos atenderam.

Voltei pensando... "Meu Deus, terá sido este um sinal? A junção coincidente das duas causas – a antiga, já quase vencida – e a nova, com tantos desafios pela frente e com tanto a vencer?

Quem sabe um dia, alguém, bem mais jovem do que eu, possa estar falando sobre a erradicação também das Hepatites, que se havia iniciado pelo Rotary...

RESGATAMOS O CONTRATO DA ERRADICAÇÃO

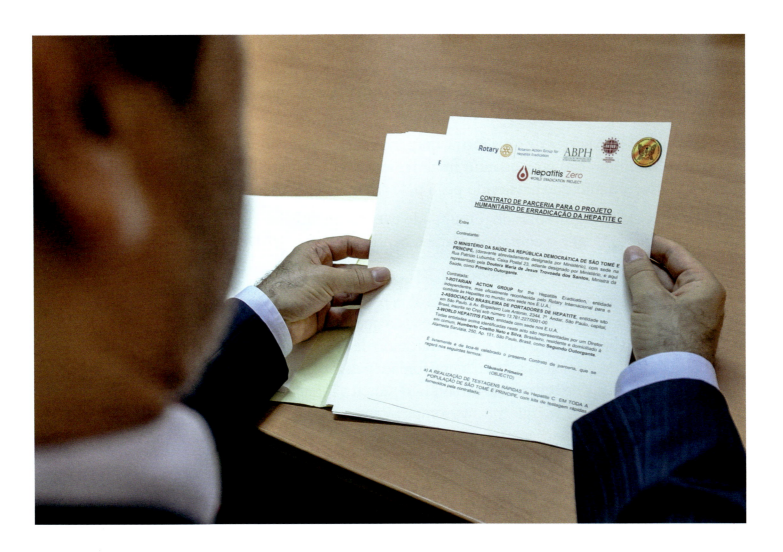

Na véspera de nossa partida do Congo, nosso rotariano deputado havia ido ao aeroporto com o Alexandre, na tentativa de recuperar o contrato, que havia ficado retido com a polícia de imigração.

No retorno do aeroporto, contudo, o Alexandre me ligou contando que não haviam obtido êxito. O documento tinha sumido. Ninguém sabia onde estava. Mas havia boas notícias. As malas tinham chegado.

"Oh, meu Deus do céu! Por que tem que ser sempre assim?! Sempre tudo com dificuldade na vida?! Depois de tanto esforço que foi para conseguir assinar esse contrato... Seis meses de dura negociação, trabalho, viagens, investimento, reuniões...". Por quê, meu Deus?! Dessa vez eu tomei tanto cuidado para não perder isso. Eu, que estou sempre perdendo coisas... Mas dessa vez eu falei: não vou perder! Não vou perder! E guardei num compartimento com zíper, dentro da bolsa, num lugar seguro.

Mas o destino, ou melhor dizendo, o "inimigo" tinha outros planos. Claro. Ele, que já havia perdido algumas importantes batalhas, ainda estava no jogo. Estávamos voltando para casa com o "contrato da erradicação", e ele não ia deixar isso ficar de graça. A primeira coisa que fez quando chegamos no Congo foi pegar justamente o quê?! O CONTRATO. O CONTRATO DA ERRADICAÇÃO!!!

E não foi só isso. Mas fez de uma forma que, com todo aquele tumulto da apreensão da chegada, nós retidos na imigração etc., quando finalmente fomos embora, liberados, acabamos indo sem lembrar do documento que havia sido pego pelo chefe de polícia.

E agora, passados alguns dias do tumultuado evento, quando as coisas já estavam mais calmas e, nós, em segurança... cadê o contrato?! Cadê o bendito contrato??? Desapareceu! Sumiu!

"Meu Pai...", suspirei, desabafando.

"Tudo bem, já estamos acostumados com isso", pensei. "A gente é guerreiro. A gente dá um jeito. Isso a gente resolve... Isso, em comparação com todo o resto que a gente tem enfrentado, não é nada. A gente resolve... Afinal, não precisamos contar para o Ministério da Saúde que perdemos o contrato" (e eu já podia visualizar a Dra. Maria, doida da vida, soltando fumaça pelas ventas, e pondo fim a todo o projeto). "Não... não haverá necessidade de lançar mão do contrato pra provar nada... Isso é só pró-forma. O acordo já tá fechado e, além do mais...". Ao que me interrompe a campainha do telefone. Era o Alexandre, de novo, e anunciou: "Humberto, eles acharam o contrato. Tamo voltando pro aeroporto pra pegar!".

Ninguém é melhor do que ninguém. Ninguém é mais importante que o outro. O amor é o único caminho. Que Deus abençoe este trabalho para salvar nossos irmãos e irmãs de Hepatite, em todo o mundo.

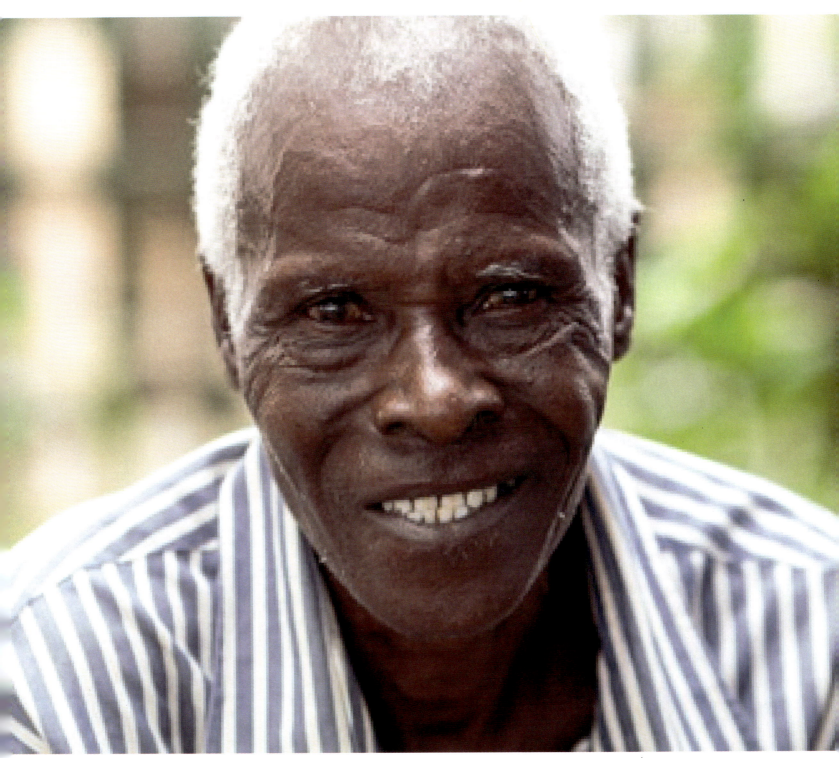
| Na foto, um homem local que nos agradeceu por levar carinho e atenção ao seu povo.

UMA PACIENTE, PEQUENINA, PARA A NOSSA CLÍNICA DE CÂNCER INFANTIL

Já estávamos no caminho de volta. E, na última parada, tivemos a alegria de conhecer a nossa nova paciente, que levaremos para a nossa clínica gratuita de câncer infantil, em São Paulo. Ela é sobrinha da recepcionista do hotel onde sempre nos hospedamos, em Luanda, Angola.

Da primeira vez que fomos a São Tomé e Príncipe, havíamos contado, por coincidência, à recepcionista sobre as coisas que fazíamos, as clínicas que tínhamos etc. E a moça, surpreendida, falou:

"Sabe... eu tenho uma sobrinha que tem um grave problema. Ela tem câncer. E os médicos daqui dizem que nada podem fazer. Que só no Brasil, talvez, pudessem tratar dela. Já tentamos de tudo aqui. Estamos desenganados".

Ao ver o sofrimento da moça, respondi:

"Vamos levá-la pro Brasil! Se tem tratamento lá, vamos levá-la. Vamos tratar dela na nossa clínica!".

A moça (Cátia, se chama) rompeu em lágrimas imediatas e me abraçou em pranto sincero, ainda incrédula. Pensando, todavia, poder se tratar de um mal-entendido, ainda confirmou, por duas vezes: "Mas... Mas... você está falando sério?!". Segui viagem a vários lugares, inclusive de volta para o Brasil, e não mais consegui encontrar a recepcionista Cátia.

Porém, nessa volta de uma viagem tão vitoriosa, esse último dia foi especial.

Chamaram-me no quarto e anunciaram:

"Senhor Humberto? Está aqui a recepcionista Cátia. Ela trouxe a sobrinha e a família para conhecê-lo".

Quando desci, pude ver uma menininha muito alegrinha, que até dançou comigo, fazendo uns passinhos sob a música do R. Kelly... uma verdadeira "coisinha".

Vamos trazê-la ao Brasil, onde o oncologista de nossa clínica, Dr. Jairo, já a aguarda para tratar dela, prover-lhe medicamentos, cirurgia e conduzi-la, se Deus quiser, à Cura.

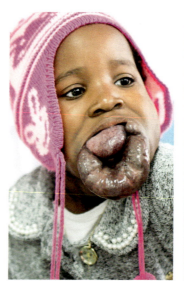 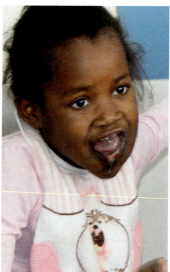

| Menina Jael, antes e depois do tratamento em nossa clínica no Brasil.

MISSÃO CUMPRIDA. INICIAMOS A MARCHA PARA A ERRADICAÇÃO DAS HEPATITES NO MUNDO.

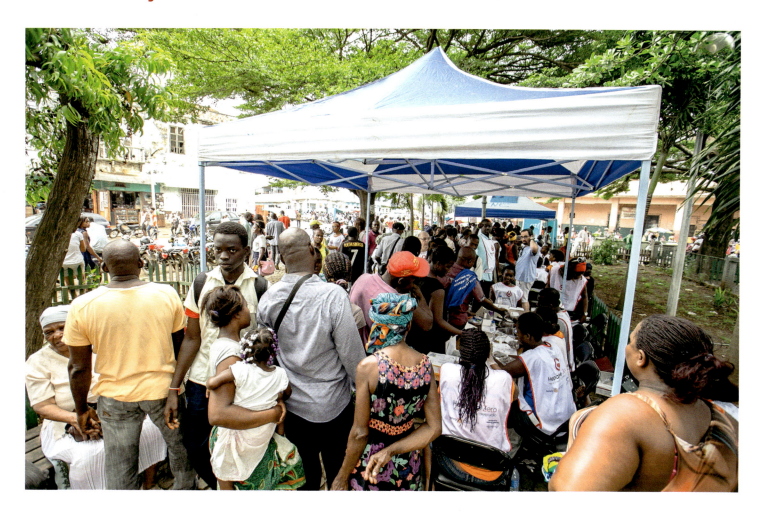

Já no voo para São Paulo, eu pensava em todos eventos que se sucederam nessa viagem.

E viajei, mentalmente, até a descoberta do vírus da Hepatite C em mim, há 7 anos. Quando minha secretária, Paula, me havia anunciado isso, dizendo "que havia saído um probleminha no exame". Lembrei do meu tratamento com o violento Interferon e o longo sofrimento a que fui exposto...

E então, via-me jurando a Deus que eu, a partir dali, seguiria como um missionário desta causa, sem nada querer ganhar... apenas para trabalhar, trabalhar. Lutar e dedicar meu amor e devoção. E lembrava da minha primeira clínica gratuita. De todo o sonho. E via, em paralelo, os 40 mil pacientes

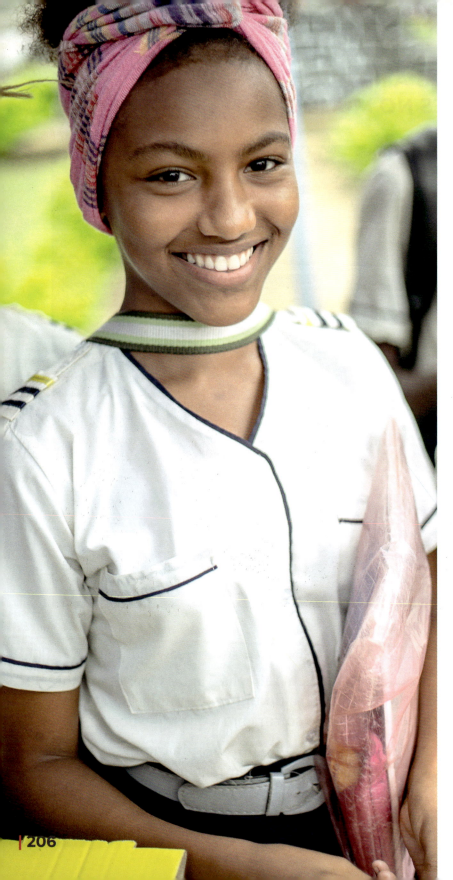

atendidos… E as provas de sangue. As longas filas… Descobrindo novos Humbertos, doentes do silêncio, do abandono, do desconhecido… do invisível.

Via o 1 milhão de pessoas que testamos e a estrada que havíamos recém iniciado, que haverá de nos conduzir, tenho muita fé, à erradicação das Hepatites virais em todo o mundo.

Voltávamos vitoriosos. Havíamos começado. Pusemos a primeira pedra, pavimentando a estrada para um mundo sem Hepatites.

Que Deus nos ajude a concluir essa primeira missão, recém-iniciada, testando, tratando e servindo de caminho à Cura dessa gente tão necessitada.

Que o vírus desapareça dos que sofrem de Hepatite C. Que os portadores da Hepatite B sejam medicados e mantidos em segurança, até o aparecimento de uma Cura definitiva dessa doença também. Que consigamos meios de a todos vacinar contra a A, B e, um dia, igualmente a C.

Temos fé que a Hepatite será declarada erradicada de São Tomé e Príncipe, em 3 anos, sem que novos casos surjam.

E, assim, que essa nossa contribuição possa servir ao restante do globo, onde milhares de pessoas dedicam suas vidas a trabalhar no combate às Hepatites virais.

Que isso seja o começo do fim de todas as formas de Hepatite.

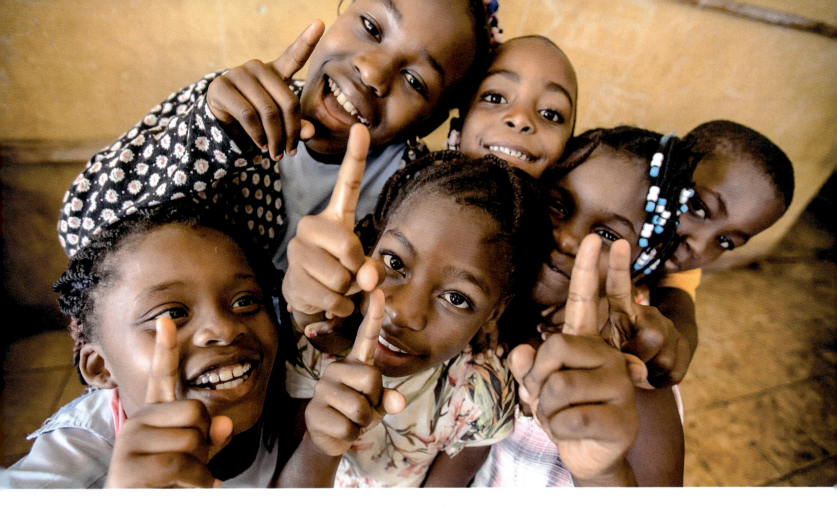

Tenho, todavia, certeza de que podemos atingir esse objetivo tão distante, mas tão grandioso, necessário e belo, que é o de ERRADICAR AS HEPATITES VIRAIS da face do planeta. Para que nunca mais uma mãe chore a perda de seu filho. O filho se veja órfão de seu pai... E que a morte, a inevitável, seja postergada e não adiantada, levando em seus braços pessoas que hoje morrem inocentes e indefesas, por algo que poderia ter sido evitado.

Que Deus nos ajude nesta grandiosa missão que eu, porventura, aceitei conduzir.

E que Ele permita que eu consiga arregimentar pessoas, pessoas e mais pessoas em meu caminho, que acreditem nessa possibilidade e entreguem o seu coração, como eu entreguei o meu, para esse ato pelo bem da humanidade.

Humberto Silva, uma vítima, um indignado, um sonhador.

Viva a Vida. E abaixo as Hepatites Virais.

O PACTO DA OMS PARA 2030

Já estávamos no caminho de volta. E, na última parada, tivemos a alegria de conhecer a nossa nova paciente, que levaremos para a nossa clínica gratuita de câncer infantil, em São Paulo. Ela é sobrinha da recepcionista do hotel onde sempre nos hospedamos, em Luanda, Angola.

Da primeira vez que fomos a São Tomé e Príncipe, havíamos contado, por coincidência, à recepcionista sobre as coisas que fazíamos, as clínicas que tínhamos etc. E a moça, surpreendida, falou:

"Sabe... eu tenho uma sobrinha que tem um grave problema. Ela tem câncer. E os médicos daqui dizem que nada podem fazer. Que só no Brasil, talvez, pudessem tratar dela. Já tentamos de tudo aqui. Estamos desenganados".

Ao ver o sofrimento da moça, respondi:

"Vamos levá-la pro Brasil! Se tem tratamento lá, vamos levá-la. Vamos tratar dela na nossa clínica!".

A moça (Cátia, se chama) rompeu em lágrimas imediatas e me abraçou em pranto sincero, ainda incrédula. Pensando, todavia, poder se tratar de um mal-entendido, ainda confirmou, por duas vezes: "Mas... Mas... você está falando sério?!". Segui viagem a vários lugares, inclusive de volta para o Brasil, e não mais consegui encontrar a recepcionista Cátia.

Porém, nessa volta de uma viagem tão vitoriosa, esse último dia foi especial.

Chamaram-me no quarto e anunciaram:

"Senhor Humberto? Está aqui a recepcionista Cátia. Ela trouxe a sobrinha e a família para conhecê-lo."

Quando desci, pude ver uma menininha muito alegrinha, que até dançou comigo, fazendo uns passinhos sob a música do R. Kelly... uma verdadeira "coisinha".

Vamos trazê-la ao Brasil, onde o oncologista de nossa clínica, Dr. Jairo, já a aguarda para tratar dela, prover-lhe medicamentos, cirurgia e conduzi-la, se Deus quiser, à Cura.

EGITO LANÇA AÇÃO GRANDIOSA CONTRA A HEPATITE C

Em 2017, o governo egípcio fechou um acordo extraordinário com o Banco Mundial no sentido de tomar emprestado US$ 560 milhões para serem usados exclusivamente no combate à hepatite C. O país, que reúne a maior prevalência da doença no mundo, declarava guerra contra a enfermidade e decidia, assim, testar e tratar milhões de pessoas contra o vírus C.

Um ano e meio após ter tomado o empréstimo, os egípcios dizem ter testado mais de 60 milhões de pessoas e tratado cerca de 1,5 milhão de portadores.

Essa ação é, de longe, a maior do mundo em termos de números absolutos contra a hepatite C. E nós ficamos extremamente felizes que as autoridades egípcias, junto a médicos importantes e ao laboratório Farco, que fabrica uma versão genérica do remédio contra a hepatite C, tenham tido a coragem de tomar essa admirável iniciativa, numa demonstração de respeito e amor à sua população.

COMO INICIAMOS A "SEMANA PAN-AFRICANA CONTRA A HEPATITE"

Após concluir a primeira fase de nossa operação de erradicação da hepatite C em São Tomé e Príncipe, nós decidimos que deveríamos alçar voo maior.

Nós tínhamos visto, naquela experiência, com os nossos próprios olhos, como era a situação da África em relação ao "Assassino Silencioso".

Pensamos em realizar campanhas em alguns países. Pensei em uns, imaginei outros... mas, finalmente, anunciei aos que me escutavam na sala: "Faremos uma campanha em todo o continente africano!".

Como sempre ocorre com a maioria das ideias que exponho, escutaram essa também, e a nossa equipe, talvez, em respeito ao chefe, concordou em conversar sobre o assunto depois, sem demonstrar qualquer oposição.

Mas eu podia ler em seus semblantes que ninguém tinha me levado a sério. Ninguém imaginava que o que eu acabava de anunciar fosse qualquer coisa outra que um "sonho doido, megalomaníaco", do Humberto que pensava poder mudar o mundo... que pensava que tudo era fácil de atingir. "Ah, essa é só mais uma dele."

Mas a ideia ficou fixa na minha cabeça. E um dia eu anunciei: "Nós vamos realizar uma grandiosa campanha, vamos realizar as primeiras campanhas de testagem em toda a África. Nos 54 países do continente! Faremos isso simultaneamente! E, a partir daí, implantaremos uma política de enfrentamento da doença em todos esses países. Vamos mudar a situação da hepatite na África!

Bem, "nem tudo estava tão longe assim". Afinal, dos 54 países que tínhamos que conquistar, já tínhamos três! Tínhamos o pobre e pequenino São Tomé e também o Congo, onde ocorreu a incrível história com o nosso salvador Prince Michrist. Opa! Tínhamos também a Nigéria! Claro, país de nosso diretor Michael Oye. Sim! Por certo ele não deixaria a Nigéria de fora dessa campanha! Sim, já não eram mais 54 países. Precisávamos "apenas" de 51.

Foi assim, então, num estalo de loucura, que eu declarei à incrédula equipe que me escutava que nós iríamos realizar a maior campanha de combate à hepatite de toda a história.

O MINICONGRESSO PARA OS TRÊS PAÍSES...

Bom, então, já que tínhamos as pessoas dos três países, vamos fazer o que é de praxe e trazer todo mundo para um congresso, o qual chamamos de "Congresso para a Semana Pan-Africana contra a Hepatite".

Trouxemos os nossos representantes africanos para São Paulo e passamos cinco dias planejando como iríamos fazer a proeza de conseguir os 51 clubes e países faltantes. Estava lançada a pedra fundamental para a Semana Pan-Africana contra a Hepatite.

Devo admitir, todavia, que quanto mais avançávamos na ideia de realizar a ousada campanha, estudando maneiras pragmáticas, menos eu acreditava ser possível concretizá-la.

Mas já era. Agora, *alea jacta est* (a sorte está lançada).

DA PATAGÔNIA AO ALASKA

Em 2018, logo após realizarmos o minicongresso com os três representantes africanos, recebemos um convite para um evento interclubes que seria realizado em Rio Gallegos, quase no "fim (ou começo) do mundo", na Patagônia Argentina.

Minha esposa argentina e nossos filhos teriam assim a chance de ver seus pais e respectivos avós de novo, parando em Buenos Aires.

Chegando em Rio Gallegos, fomos recebidos por todos os companheiros rotarianos, que levaram bandeiras, faixas e até um carro adesivado com a mensagem Hepatite Zero.

Minha família se sentiu como celebridade e ali passamos maravilhosos três dias, junto ao caloroso povo da gélida cidade.

Durante os eventos, pudemos fazer palestras emocionadas, incitando a população a lutar contra a injustiça da

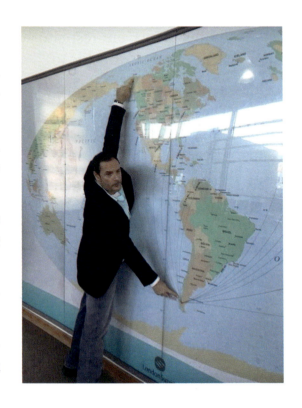

doença que mata tantos no mundo. E, conforme seguíamos entusiasmando os "hermanos", comecei a pensar: "Já temos o Brasil todo, a Argentina também... por que não, então, expandir para toda a América?".

Assim, logo após o rápido giro com a família pelos magníficos glaciais, e uma parada para ver os sogros, logo voltamos ao Brasil, onde eu reuni a equipe e disse: "Sabem os desafios que tínhamos para fazer a campanha da África? Bem, agora aumentaram, pois, além dela, vamos fazer mais um continente. Vamos expandir para a América toda. Da Patagônia ao Alaska! Que tal??!".

Eu podia ler a expressão de quase desprezo dos membros de minha equipe pelo anúncio empolgado que eu havia feito.

"E aí? O que vocês acham?", insisti, perguntando: "Vamos cobrir todo o continente, vamos testar milhares de pessoas aqui também, desde o começo da Argentina até o Alaska, vai ser demais, né?!?".

"Já posso até ver – nossos coletes por todo lado, filas se formando, e a gente testando, um atrás do outro, acabando com o silêncio da doença também em nosso continente!"

"A-hã! É, vai ser, sim. Muito bom. Ah, Humberto, desculpe mudar de assunto, mas podemos falar agora sobre o meu computador, que está lento? Precisa trocar uma placa nele. Ah, também tem umas contas aqui que a gente tem que pôr em dia, sabe, o seu fulano está cobrando, ele já ligou três vezes..." e seguiu com os assuntos cotidianos, como se eu nada tivera dito sobre o inspirado sonho de testar as Américas... nem mais uma palavra, durante toda a semana que viria.

Mas uma coisa eu tinha aprendido em todos esses anos – um homem tem que ter palavra! Eu tinha declarado, uns meses antes, que faríamos uma campanha em toda a África. E, agora, acabava de expandir a coisa para um outro continente inteiro.

Como íamos fazer? Sei lá! Mas isso não importa. O que importa é que eu tinha dito que iríamos fazer! Falei na frente de testemunhas (ainda que poucas) que íamos fazer! Agora era tarde para se arrepender.

MARRAKESH – HORA DE OFICIALIZAR A COISA

A minha delegação africana (lembre-se, eu tinha três representantes lá) me convenceu a ir ao que seria, segundo eles, um importantíssimo congresso do Rotary no Marrocos. A zona africana do Rotary acabara de se separar da administração da Europa e criava o seu próprio diretor. Assim, aquele seria o primeiríssimo congresso rotário totalmente africano. O diretor anfitrião era o novo diretor, Yinka Babalola.

"Humberto, essa será uma oportunidade fantástica para lançar a 'Semana Pan-Africana', frente a uma plateia de africanos rotarianos de todo o continente! Vai estar todo mundo lá! A gente não pode perder essa! Eu consigo um espaço para você falar. E o novo diretor da África é do meu país. Eu vou falar com ele, vou apresentá-lo para você!", falou o nosso diretor nigeriano, Michael Oye, todo empolgado.

Assim, levamos um grupo de dez pessoas para o Marrocos. E eu fiquei feliz em retornar novamente à exótica cidade de Marrakesh.

O centro de convenções ficava dentro de um lindo hotel 5 estrelas, que estava, realmente, lotado de rotarianos. Nós tínhamos ali, também, um estande, onde promovíamos a causa e realizávamos testes nos rotarianos presentes.

Mas, quando subi ao palco para falar, frente à audiência de 500 pessoas, incrivelmente, conforme alonguei a vista pela plateia, pude contar não mais do que 20 negros. Mas não pode ser, cadê todos os africanos?!? Cadê os africanos?!?

Que frustração! Havíamos gasto uma fortuna entre viagens, estandes, promoção etc. "Cadê os africanos para a gente lançar a campanha da África?!?". Nada. Apenas os árabes, de Marrocos, Tunísia, Argélia... e meia dúzia de representantes dos países subsaarianos. Quase não me saíam as palavras, quando me passaram o microfone...

Mas vamos lá. Afinal tínhamos ido todos para lá para uma missão e eu, como líder dela, não poderia fracassar, esmorecer. E, afinal, a plateia de africanos árabes também é de rotarianos queridos e merece a nossa atenção e carinho. Acabei fazendo uma apresentação calorosa e emocionada.

E para uma coisa a viagem de Marrocos nos serviu. Conseguimos a atenção do líder de toda a África rotariana, o novo diretor Yinka Babalola.

No dia anterior à palestra, apresentaram-me a ele. Ele estava notoriamente muito ocupado e cansado, e nos encaixou um encontro no meio da correria, e quando disseram a Babalola do que se tratava a causa, ele respondeu: "Ah, sim... sem problema. Sempre ajudo quando vem causas assim. Sem problema. Sempre que o negócio é de utilidade a gente nem pode dizer não", falou o novo diretor, como querendo dizer: "Tudo bem, não vou impedir vocês. Sem problema. Mas não tem nada especial em vocês. São apenas mais uma causa, entre tantas".

No dia da palestra, entretanto, as coisas começaram a mudar. Ele estava ali, sentado à mesa, compondo o mesmo painel que eu.

Até minutos antes da apresentação, eu não tinha decidido se a faria em inglês ou francês, pois, afinal, a plateia era composta de 95% de gente que falava francês. Mas, afinal, concluí: "O director é da Nigéria!

Ele fala inglês. Vou fazer em inglês, para ele! Não me importa. Os outros que não entenderem inglês podem pegar na tradução simultânea. O diretor é o nosso foco principal! Temos que mostrar para ele o que é a hepatite na África. A gravidade, o horror dessa doença que ataca cerca de 100 milhões de africanos".

A apresentação saiu empolgante e, conforme ia expondo as faces da doença, eu podia ver, em relances, a expressão de espanto do diretor ao verificar cada fato, cada número, cada um dos dados impressionantes que o " Assassino Silencioso" estava causando, em seu continente, com seus irmãos e irmãs.

A plateia aplaudiu, tocada. E, conforme eu voltava à minha cadeira, passando de volta o microfone às mãos do mediador, fui cumprimentado com um aperto de mão emocionado de nosso diretor africano.

Eu pude perceber que havia tocado o seu coração. Ele estava convencido. Conquistamos a atenção do diretor de toda a África para a necessitada causa das hepatites virais. E, apesar de não conseguir atingir uma plateia genuinamente africana, de todo o continente, havíamos completado a missão!

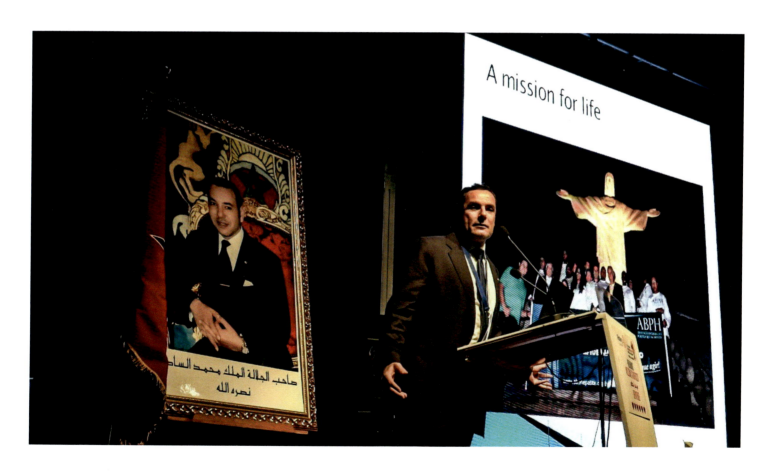

LAGOS – UMA SEGUNDA CHANCE PARA LANÇAR O PROJETO

Depois da frustração que tivemos em Marrakesh, em não conseguir lançar a nossa campanha para os rotarianos de toda a África, eu já estava um pouco de pé atrás com os anúncios de nosso diretor nigeriano, Michael Oye, mas novamente ele me abordou, empolgado, dizendo: "Olha, eu sei que Marrakesh não foi exatamente o que a gente esperava. Mas, agora, apareceu outra oportunidade! Vão fazer uma convenção do Rotary para toda a África e vai ser na Nigéria, em Lagos! Ah, essa vai ser demais! A gente não pode perder! Nessa vai estar todo mundo da África negra. Todo mundo. A gente não pode perder!", concluiu ele, com a mesma empolgação, quase se esquecendo de toda a frustração da vez anterior.

Mas, uma vez mais, eu concordei.

E lá fomos nós para a África novamente. Eu estava cansado. Já havia ido à Nigéria antes. Tinha adorado o país e principalmente o povo. Mas estava cansado. Muito cansado, de tantas viagens e tantas lutas, mas aceitei. A causa em primeiro lugar!

Era verdade. A convenção de Lagos estava absolutamente lotada de rotarianos. E todos praticamente eram negros. Genuínos africanos de toda o continente, da parte subsaariana. E era um verdadeiro desfile de crachás e bandeirinhas coloridas de todos países. Era tudo o que precisávamos, para começar a materializar o nosso ousado sonho de reunir todo um continente contra um inimigo comum! Havia lá, finalmente, a África rotariana. Toda ela, sob um teto. E eu ia palestrar!

Já no primeiro dia de congresso, eu fui levado, sem esperar, para uma sala pequena, onde estavam todos os 15 futuros governadores, recebendo treinamento do diretor do Rotary África. Os governadores eram a maior autoridade rotária no continente, depois do diretor.

Passaram-me a palavra para que eu expusesse sobre a causa.

Era a nossa oportunidade. Expor a causa, em privado para toda a cúpula dos governadores que seriam empossados justamente durante o período de nossa campanha. Era a grande oportunidade! Não posso falhar!

Mas falhei.

Não sei exatamente o que me passou. As palavras que eu dizia eram desencontradas e não fechavam um sentido lógico. A retórica se perdia numa enigmática explicação que ninguém entendia direito e a empolgação que queria dar só me vinha na voz, mas não trazia conteúdo algum... uma verdadeira lambança oral!

Peguei a bola do pênalti e chutei lá na arquibancada.

Tudo o que eu me lembro de dizer era: "Eu não iria mentir para vocês. Não teria vindo até aqui para contar história". E os governadores me olhavam com cara de que não estavam entendendo nada.

Mas, por educação, bateram algumas palmas ao final do discurso, para não ficar chato.

"Caraca! Eu ferrei tudo!", pensei. "Perdi a chance. Ferrei tudo".

Não sei o que foi, se era o fuso-horário, o cansaço da viagem recente, sei lá...Só sei que o que era para ser uma apresentação empolgante, tocante, saiu tudo torto...

"Mas amanhã, ah, amanhã... vou ter a segunda chance. Amanhã vou falar na plenária principal, frente a centenas de pessoas. Amanhã eu jogo lá dentro. Meto no ângulo!", pensei, já no quarto, remoendo o incrível fiasco do dia…

Chegou o dia seguinte. E, assim que adentrei o hotel da convenção em Lagos, vi uma enorme quantidade de rotários africanos, de todo o continente. Era hora do almoço e todos conversavam em suas línguas, rindo e confraternizando-se, no bom estilo de companheirismo de nosso Rotary, seguindo ao imenso salão onde seria servida a refeição.

Minha grande palestra seria em meia hora. Logo após o almoço. E pela quantidade de gente que havia lá, eu podia já imaginar que a coisa seria um sucesso.

Chegou a hora e eu corri ao palco para deixar tudo arrumadinho. Mas conforme chegavam as pessoas da apresentação, eu via que a plateia mesmo não retornava. Salvo um ou outro que voltava, meio desinteressado...

Até que começou a sessão. E o plenário estava vazio!

Pouquíssima gente havia retornado. Eu mantinha os olhos na porta, torcendo para que houvesse uma multidão que rompesse, repentinamente, o ambiente, preenchendo todas aquelas cadeiras vazias...

Alguma gente havia... pouca, mas era alguma coisa.

Novamente senti extrema tristeza, lembrando de Marrakesh e pensando: "Meu Deus, outra vez, viemos até aqui para nada. Não tem ninguém para me ouvir falar da minha causa. Como vamos fazer, meu Deus?".

Eu comecei a apresentação de maneira diferente daquela vez. No dia anterior, havia me ocorrido que a plateia poderia olhar pra mim, no palco, de terno e gravata, e pensar: "Mais um daqueles brancos do primeiro mundo que vem à África querendo se aproveitar da simplicidade e carência do povo – alguém que não vai fazer nada, mas que vem aqui só para contar proezas depois, de volta ao seu mundo abastado".

Foi aí que eu decidi passar, como primeiro *slide*, uma foto minha, em minha infância, em Mauá, no quintal de nossa alegre casa. Na foto, eu, minha irmã e meu melhor amigo de infância, Adriano – negro como tantos e tantos amigos negros que tive. Contei como cresci numa cultura semiafricana, brincando de capoeira, tocando berimbau, batucando no repinique e dançando James Brown e Michael Jackson. Disse isso e deslizei ao bom estilo "*soul music*" do Brown e de Tony Tornado... A plateia pequena, mas muito atenta, vibrou e aplaudiu aquele branco irmão. E completei, dizendo: "Cresci assim. E, por isso, sempre que estou na África me sinto em casa!".

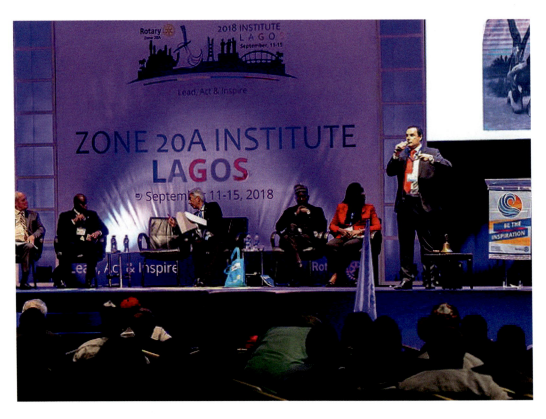

Quando terminei a apresentação, muito aplaudido, alguém me puxou pelo braço, dizendo: "Companheiro, eu preciso falar com você. Pode me dar 15 minutos de atenção em particular?".

O homem identificou-se como um governador de um distrito rotariano da Nigéria, seu nome era Olokun Adeyemi.

"Adorei o seu projeto", disse. "Eu trabalho com importação de produtos médicos, inclusive testes rápidos de Hepatite. Eu quero ajudá-lo. Vamos trabalhar juntos! Essa é uma grande causa para o meu país e para todo o continente". Esse novo relacionamento seria fundamental, mais tarde, para a campanha que eu tentava implementar.

Além desse anjo, enviado por Deus, outros encontros interessantes ocorreram. Um dia antes de minha palestra, eu andava pelo longo corredor, a céu aberto, em frente aos auditórios, e vi um grupo curioso, de homens já com certa idade, vestidos com as exóticas roupas tradicionais da África, todas em branco, numa mistura do estilo muçulmano com o das baianas do Brasil.

Eles estavam sentados bem no outro extremo do comprido corredor e eu tive vontade de aproximar-me, para tirar uma foto diferente. Mas a cara deles não era lá de muitos amigos. Davam a impressão de que haviam sido convidados para um evento e que atenderam apenas por protocolo. Mas que não era bem o ambiente deles.

Pedi, então, ao diretor nigeriano de nosso RAG (Rotarian Action Group), se ele teria como pedir uma foto para o pitoresco grupo. "Claro! Sem problema nenhum. Deixa comigo. Vamos lá". Ele, então, me explicou que tratavam-se de líderes comunitários de Lagos, autoridades locais. Pois na África, apesar de os países e cidades serem regidos por políticas administrativas iguais às do primeiro mundo, o sistema de tribos ainda predomina e a verdadeira autoridade sobre a população, principalmente no que tange à conduta, religião e outros assuntos, vem diretamente dos líderes comunitários ou de tribos locais. E ali estavam os mais altos líderes de Lagos.

Conforme nos aproximamos, eu esbocei um sorriso para quebrar o gelo e falei algumas frases de apresentação. Não fora, entretanto, a intervenção de nosso diretor Oye, eu não teria recebido nem uma palavra de volta. Oye seguiu falando sobre a nossa causa, o nosso propósito de estar lá e dos horrores da hepatite, que assolava o povo da Nigéria etc.

A reação deles, contudo, não poderia ser mais indiferente... e me olhavam, com certeza pensando o mesmo que teria pensado a plateia da palestra, não fosse a história sobre minha infância.

Conforme conversávamos, ou tentávamos, com os líderes, podia ver o nosso astuto fotógrafo Danilo movimentando-se arisco, sem qualquer aviso, mas já com o seu olhar esperto, disparando estalos de fotos uma atrás da outra, como uma metralhadora, tomando a frente da gente, cercando-nos, apontando aqui, ali e pegando toda e qualquer cena que podia...

Eu tentava interagir com o grupo, mas, de canto de olho, via a movimentação de Danilo e já estava vendo a hora que a coisa ia ficar feia... Até que, repentinamente, nosso representante local convidou: "Cavalheiros, gostaria de convidá-los para vir ao nosso estande. Estamos fazendo testes de hepatite lá e gostaríamos que vissem o nosso trabalho".

Em pouco tempo, então, estávamos nos deslocando com todo o exótico grupo pelos longos corredores da convenção rumo ao estande do Hepatite Zero. Conforme íamos, a passos largos, nosso fotógrafo seguia, em marcha ré, como que possuído, disparando e disparando. Quem passasse por ali, com a cena, pensaria estar chegando alguma comitiva de Chefes de Estado, ou celebridades do mais alto escalão.

O evento terminaria inusitado. Ao chegarmos no estande, ofereceram para que eles também se deixassem testar. Todos aceitaram. O mais idoso, que me contaram ser o principal líder tribal e religioso de Lagos, estava infectado.

Imediatamente, seu semblante transformou-se de indiferente a curioso por saber tudo o que envolvia aquela misteriosa doença e seus perigos, contágios, tratamentos, cura etc.

O homem, que tinha o vírus da hepatite B, ofereceu incondicional apoio a tudo o que quiséssemos fazer em sua cidade. E jurou combater a doença com unhas e dentes, até arrancá-la do contato de seu povo.

Aquela inesperada descoberta nos renderia, no futuro, muita ajuda à campanha.

Outro encontro extremamente benéfico para a campanha foi o que tivemos com o diretor rotariano da África, Yinka Babalola, entre ele e nosso grupo, em sua suíte do hotel de Lagos. Ali, conversamos com bastante ênfase sobre o que eram, exatamente, a doença, a campanha, e como iríamos precisar de seu apoio para combater o vírus na África.

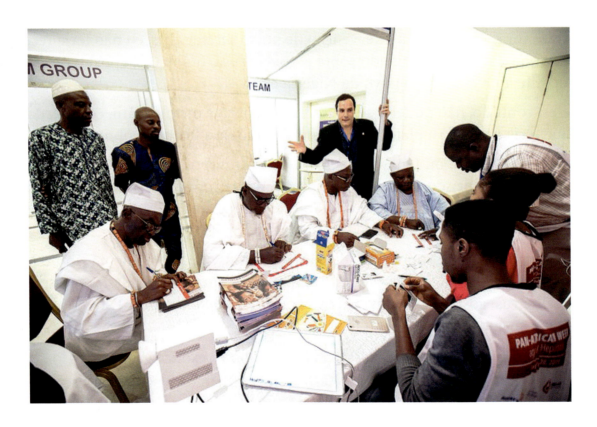

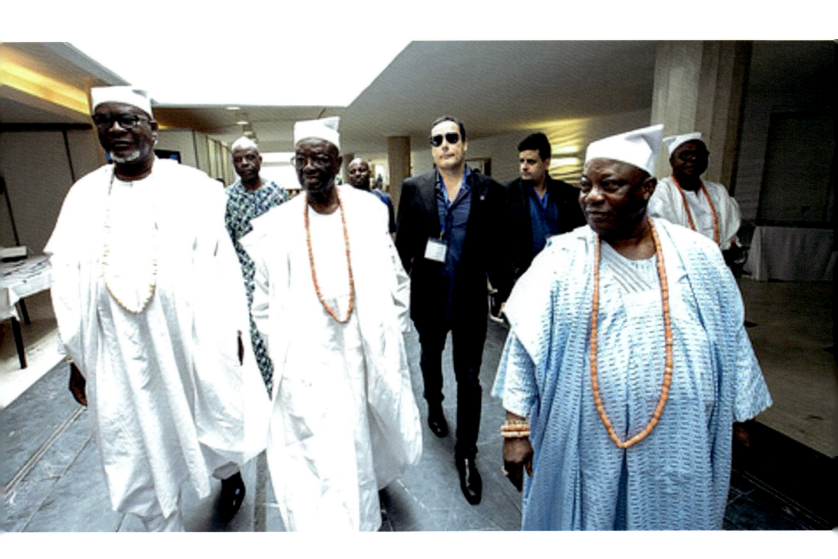

DEUS TINHA DUAS SURPRESAS PARA NÓS

Nunca, em qualquer outro empreendimento, vimos tantas "coincidências" ocorrerem com tanta frequência, uma atrás da outra, como aconteceu com a causa da hepatite. Antes, jamais tantas portas se haviam aberto logo após outras terem se fechado.

Conforme avançávamos com o ousado projeto de fazer uma campanha simultânea em dois continentes inteiros, víamos, por outro lado, que nada estava alinhado. Nada organizado. E o tempo passava, cada vez mais veloz.

Na volta de Lagos, uma vez mais carregando a derrota de não ter conseguido cumprir o objetivo, praticamente (salvo o fiasco da apresentação aos novos governadores) ter lançado a causa para o Rotary da África, dois eventos vieram diretamente voltados para nos ajudar.

Acordamos um dia com a mensagem de nosso representante nigeriano, Oye, dizendo que o diretor do Rotary da África, Yinka Babalola, tinha acabado de telefonar, um pouco aflito, dizendo que seu sobrinho descobriu que estava com hepatite B. O rapaz, de 32 anos, havia procurado ajuda e ele não sabia como proceder. Queria saber se podíamos ajudá-lo. Prontamente, claro, conectamos o rapaz com nossos médicos no Brasil, que o atenderam a distância, recomendaram mais exames, tratamento etc. Ato contínuo, enviamos suplementos de remédio a ele, além de apoio emocional.

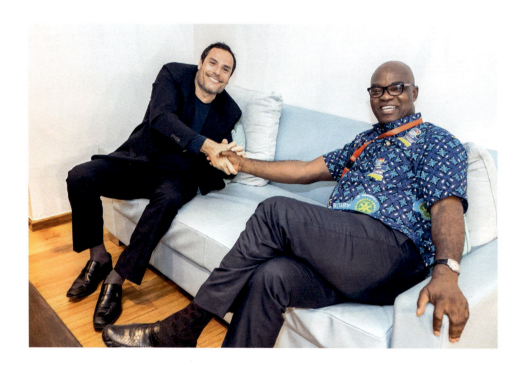

Não que o diretor Babalola, com seu coração bondoso, precisasse de nada mais do que a solidariedade nata para ajudar em nossa causa. Mas saber que seu sobrinho tinha a doença fez com que ele enxergasse como a hepatite estava batendo à porta de seu povo, cada vez mais perto. Assim, se ele já tinha, antes, se comprometido em nos ajudar, a partir daquele momento ele havia se convertido em um guerreiro contra o vírus. Isso foi, claramente, uma providência divina para a nossa causa e campanha na África.

O segundo evento aconteceu mais ou menos na mesma época e foi determinante para fortalecer a nossa mobilização na América do Sul, o outro continente onde faríamos a campanha.

O Rotary da América do Sul elegeria um novo diretor. Vários candidatos tinham chance de ganhar. Entre os concorrentes (mas muito pouco cotado) estava um grande amigo. Um rotariano com quem tinha me entrosado e simpatizado desde o início, logo no primeiro contato com ele,

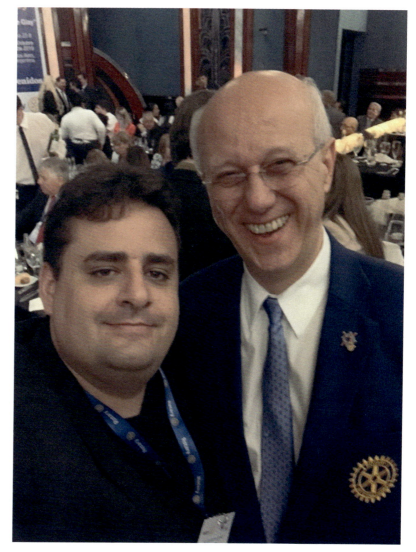

um curador da Fundação Rotaria nos EUA, que conhecia tudo sobre o Rotary. Um homem elegante e polido, que falava inglês perfeitamente, com todos os requisitos para ser um grande representante de nossa organização. Além disso, tínhamos a coincidência de ser conterrâneos, nascidos na mesma cidade, Santo André. Seu nome era Mário César e havíamos nos tornado bons amigos. Curioso como algumas pessoas chegam para ocupar um lugar importante em nossas vidas. Ele tinha também sido o orador oficial do discurso em minha homenagem, quando recebi o título de Cidadão Paulistano. E, depois disso, por ter uma gráfica importante, imprimiu também a primeira edição deste livro.

Numa tarde, alguém me chama e diz: "Você viu quem ganhou para diretor da América Latina?!?".

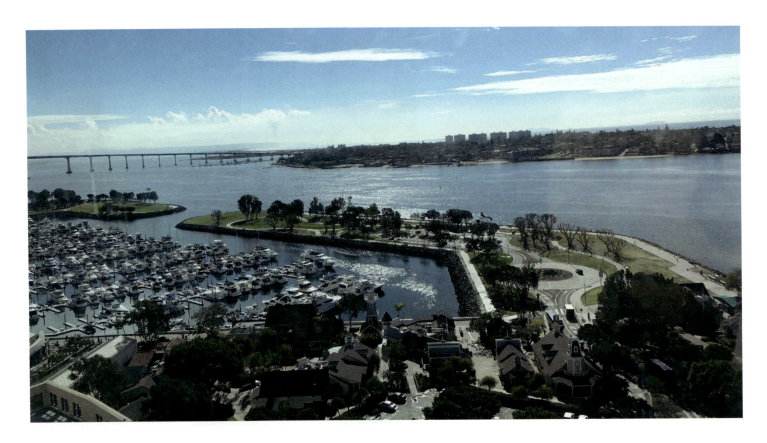

E foi assim que começamos a solidificar os caminhos para a nossa grandiosa campanha na África e na América do Sul.

Já não estávamos mais sozinhos, nós e nossos três representantes lá. Agora, tínhamos os líderes para a totalidade de cada continente.

O ALMOÇO DE SAN DIEGO

Assim, tínhamos ao nosso lado as mais altas autoridades do Rotary, para os continentes em que pretendíamos implantar a campanha. Mas ainda tínhamos que conquistar os agentes principais, ou seja, os rotarianos e seus clubes, em cada país. Pois eram esses os que conduziriam o diagnóstico em massa, em cada comunidade, aproveitando o que o material enviado.

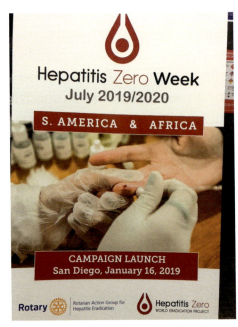

Numa excelente inspiração, nosso Alexandre Ferreira, vice-presidente do RAG (Rotarian Action Group), teve uma excelente ideia: "E se nós promovêssemos um jantar ou almoço para os futuros governadores, que estarão sendo treinados no encontro anual do Rotary, em San Diego? O diretor Mário poderia convidá-los e, assim, poderíamos lançar a campanha para eles e convidá-los.

Era, realmente, uma excelente ideia. Mas carregava diversas dificuldades. Uma é que os governadores eleitos que conheciam a proposta da campanha não tinham demonstrado muito interesse. E outra era o tempo curtíssimo que tínhamos para organizar um evento grande assim, nos EUA.

Alguns dias mais tarde, pensando como um marqueteiro, eu completei a ideia do Alexandre, dizendo: "E se unirmos as duas turmas – da América com a África – no mesmo lugar? Seria muito mais prático e teria o efeito de mostrar uma à outra e, assim, engrandecer a nossa campanha.

Veio, então, o tão esperado dia e nós arrumamos um lindo restaurante havaiano, a poucos metros do hotel da convenção, e organizamos um evento para cem pessoas. O almoço foi muito bem organizado e teve os dois diretores como anfitriões, os quais fizeram ótima promoção de nossa campanha aos seus governadores eleitos, além de permitir que nós fizéssemos, também, uma esclarecedora palestra.

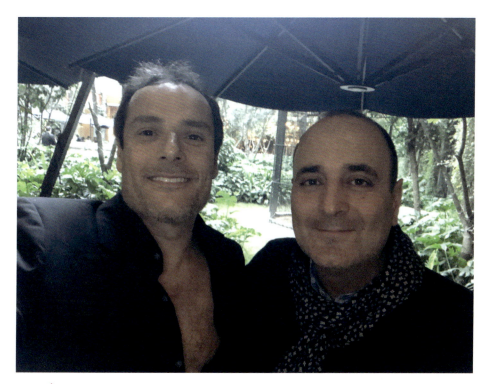

| Encontro com Erik Musalem, na cidade do México, em Janeiro de 2019.

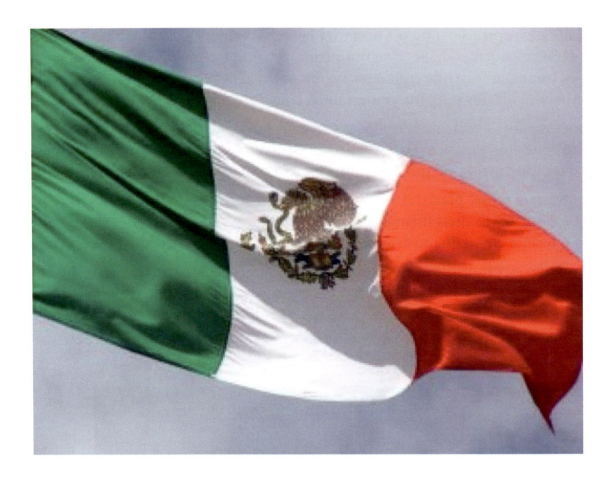

O MÉXICO ENTRA NA CAMPANHA

Na volta para o Brasil, eu dei uma paradinha na Cidade do México, onde encontrei um velho e querido conhecido, Eric Musalem, CEO da Gilead Inc.

Eric é um típico mexicano, de coração enorme e trato carinhoso. Eu tinha com ele um plano de longa data para que um dia pudéssemos fazer uma grandiosa campanha, começando, finalmente, uma ação nacional contra a hepatite no México.

Almoçamos juntos e eu voltei a falar do velho sonho: "Eric, estou voltando do almoço de lançamento de nossa campanha intercontinental em San Diego. Nós vamos fazer na África e nas Américas. Eu gostaria muito que o México pudesse ter uma grandiosa participação nessa campanha, também. Vem cá, lembra daquele velho plano nosso de testar 100 mil pessoas por todo o país? Vamos emplacar isso agora?".

"Meu querido Humberto. Que bom encontrá-lo de novo! Você sempre com a mesma paixão pela causa! Digo uma coisa, eu ficarei muito, muito feliz se puder fazer parte dessa campanha com você. Estou dentro!!! Conte comigo. Vamos doar os testes para vocês. Mas quem conduzirá as testagens?".

"Deixe comigo, meu amigo! Vou convencer os rotarianos! E Deus nos ajudará a envolver o país inteiro nessa ação", falei, emocionado.

Dessa maneira, tínhamos, assim uma estrada para a campanha do México. E tínhamos também o insumo necessário – os testes. E, também, o medicamento para tratar os casos positivos. Agora só nos faltavam os 100 clubes (mais de 3 mil pessoas) para desempenhar a ação.

Aprendi, há muito tempo, que quando se quer criar alguma coisa, dificuldades como essas não tinham lugar em nosso pensamento. Se quiséssemos conceber algo, principalmente algo grandioso, tínhamos que evitar as ideias com dificuldades. E focar totalmente nos resultados maravilhosos que poderíamos obter, jamais nos desafios e obstáculos. Deixamos isso para depois.

Foi assim que deixei o meu querido México já antevendo toda a magnífica campanha que ali faríamos – com milhares e milhares de pessoas sendo diagnosticadas e salvas... já via tudo. Apesar da longa estrada de obstáculos que tínhamos pela frente.

A REUNIÃO DA ORGANIZAÇÃO MUNDIAL DE SAÚDE EM GENEBRA

Eu tinha sido apresentado à diretora da OMS da África para as Hepatites, Lesi Funmi, por meio de um bom membro do alto escalão da Organização Pan-Americana de Saúde, Nick Walsh. Ele já tinha vindo nos visitar em São Paulo, visto nossas clínicas de câncer infantil e de hepatite, era um homem confiante na honestidade de nosso trabalho.

A partir da apresentação à Lesi, a quem mostrei nosso plano para a Semana da Hepatite Zero, fui convidado a representar o Rotary na importante reunião de Genebra, um encontro com os mais atuantes parceiros e colaboradores da OMS no mundo.

Seria uma oportunidade maravilhosa de conseguir o apoio da OMS à nossa Semana da Hepatite. O tempo era já crítico, uma vez que estávamos a menos de quatro meses do evento.

Relembrando que o plano era o de realizar uma campanha grandiosa de detecção em toda a África e Américas (especialmente na América Latina), simultaneamente.

Também já podia antever... Milhares de clubes, em 50 países, todos saindo às ruas, com seus membros, para testar a população com testes rápidos de hepatites B e C, numa gigantesca mobilização. E filas em todo lugar. Milhões de pessoas indo testar-se. E dezenas de milhares seriam diagnosticadas. E suas vidas seriam salvas por Deus. Eu já via tudo!

Mas… nem todo mundo é visionário. Nem todo mundo é otimista. E apenas alguns têm a determinação, persistência, disciplina e, acima de tudo, a fé para materializar um projeto assim complexo.

Dessa maneira, a minha participação na reunião da OMS em Genebra não saiu da maneira como eu imaginava. Embora a receptividade ao nosso Rotary tenha sido muito carinhosa, de parte da OMS, eu, mesmo assim, não consegui os aliados que precisava para a nossa campanha.

Com a experiência de outras vezes, em que abordei grupos e cheguei querendo contar vantagens, falar grosso em relação às minhas ideias, e só havia me dado mal, dessa vez, resolvi ter uma atuação bem discreta, limitando-me apenas a falar que "estava muito feliz e honrado por estar ali entre gente tão especialista e devota à causa etc. Isso, pelo menos, evitou que eu plantasse naquele terreno uma legião de inimigos. Afinal, a última coisa que alguém procuraria seria ter a inimizade da OMS em relação ao trabalho humanitário, de saúde, que se estivesse por realizar. Além disso, eles eram gente boa e mereciam todo o meu respeito.

Afinal, realizaram uma proeza importante, que deve ser reconhecida – a de juntar 194 países membros junto ao documento que pleiteava a eliminação de 65% dos casos de morte em decorrência das hepatites até 2030. O que foi, sem dúvida alguma, uma admirável pedra fundamental.

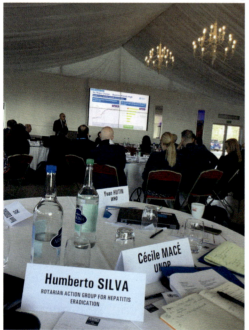

A reunião, entretanto, deixava algo muito claro: o pacto de 2030 estava fadado ao fracasso. Porque 88% dos países-membros, signatários do documento para a eliminação das hepatites, simplesmente não estavam implementando ações ou quase nenhuma iniciativa para atingir as metas determinadas. A grande maioria, inclusive, estava nula em qualquer tipo de ação de combate à doença.

E confesso que me ocorreu, naquela reunião, levantar e dizer: "Mas do que vale então juntar pessoas, países, para assinar um documento que não vai ser cumprido? Mas não percebem que a posição da OMS é a de garantidora do acordo? Alguém deve ter o papel de fiscalizar de que o mesmo esteja sendo honrado? Não só uma tarefa, mas… uma obrigação?!".

"É inadmissível que nós estejamos, agora, quebrando a cabeça para achar uma maneira de conseguir com que os países signatários cumpram o compromisso firmado por eles mesmos, no documento. Essa é uma ponte que já foi atravessada. Seria como ir atrás de um emissor de um cheque sem fundos, cheio de estratégias para convencê-lo sobre o produto que ele comprou e da importância de realizar o pagamento. Ora, o acordo já está feito! Todos os países aceitaram. Agora, a função da OMS, como promovedora e garantidora do negócio, é a de fazer a coisa acontecer".

Mas acabei por apagar todo o texto que havia escrito na véspera do último dia de reunião. E preferi simplesmente terminar a minha participação dizendo: "Não imaginam o quão feliz estou por estar com gente tão importante e competente no combate às hepatites..." (o que era verdade, também).

Meu plano era mostrar àqueles colaboradores de longa data uma postura muito humilde e não a de prepotência, de chegar e já querer ser o "herói da causa" no mundo. De jeito nenhum! Embora o nosso Rotary fosse a única entidade em todo o mundo capaz de ter, praticamente, erradicado uma doença da face do planeta, que era a poliomielite, mesmo assim, deveríamos mostrar uma postura humilde e respeitosa. No caso da pólio, conseguimos que a doença ficasse restrita a apenas dois países do mundo, e reduzida a poucos casos por ano. Isso foi em decorrência de uma luta de mais de 30 anos de nosso Rotary, que levou à redução dos casos em 99%. A pólio é a segunda doença provável a ser erradicada, depois da varíola. Mas mesmo após toda essa experiência do Rotary, vimos que ainda há pessoas que não estão preparadas para aceitar a nossa oferta de ajuda ao combate às hepatites.

A primeira reação que obtivemos dos membros da OMS foi muito receptiva e positiva. Eles enalteceram o fato de estarmos nos disponibilizando para ajudar na causa das hepatites. Mas a resistência é coisa de se esperar em todo lugar. Assim, depois de admitir a grandeza do Rotary no combate à pólio, o argumento para não aceitar a minha ajuda foi a de que "nós não representávamos o Rotary".

A princípio, em conversas individuais com alguns membros da OMS, durante os intervalos de almoço e outros momentos, eles ficaram impressionados com o nosso ambicioso projeto de realizar uma campanha simultânea em todo o continente africano.

Claro que eu sabia de todos os desafios e dificuldades de se organizar uma campanha assim, inédita e gigantesca. Sabia que poderíamos enfrentar desde uma enorme resistência de parte dos países para autorizar a entrada dos testes e até a realização das testagens em seus territórios, uma vez que a grande maioria dos países que iríamos atingir não tinha qualquer política implantada e poderia ver a nossa ação como prenúncio de problemas (difíceis e caros) para eles resolverem. Pois havia naqueles países uma infinidade de doentes na sombra de uma enfermidade silenciosa. E nós chegaríamos lá com um grande holofote, acendendo a luz sobre eles, expondo todos os problemas, todos os doentes, vítimas de um silêncio tão longo e profundo. Além disso, precisaríamos que os testes tivessem registros em cada país. E, se conseguíssemos lograr a proeza de driblar tudo isso, teríamos ainda que arrumar lugares para tratar toda a população de infectados diagnosticados. Sem contar o custo do material a ser usado e de toda a operação e logística. Todos a quem eu expunha a ideia diziam que era "infactível", "impossível" de ser realizada – especialmente a 4 meses de distância do evento (queríamos que tudo ocorresse durante a última semana de julho de 2019, em comemoração ao dia mundial de combate às hepatites, 28 de julho).

E como eu me mantinha humilde e sociável com todos, acabei por fazer bons relacionamentos durante o evento. E algumas pessoas chegaram a, inclusive, oferecer a parceria da OMS para o nosso projeto, porém propondo que fizéssemos algo menor, com países que já estivessem implantando políticas de combate à doença. Diziam: "Olha, a gente poderia fazer algo mais realista, com no máximo oito ou talvez cinco países. Pensar em fazer em 50 seria, claro, algo impressionante, mas temos que ser realistas, isso não é possível!".

"Vamos fazer em 50!!! Vamos fazer na África toda", eu respondia, por dentro.

Com o tempo, vimos que nem naqueles cinco países a OMS iria nos ajudar a fazer a campanha. Nada. Nenhum apoio, em nenhum lugar. A justificativa vem no capítulo abaixo.

"VOANDO ABAIXO DO RADAR"

A reunião da OMS em Genebra chegava ao fim, depois de dois dias intensos, eu poderia voltar à minha família, que tinha ficado me esperando no hotel, para passear um pouco, levando-os até a Itália. Assim, terminávamos muito bem o encontro, despedindo-nos com calorosos abraços, quando um membro da organização vem ao meu encontro e diz: "Humberto, você está livre amanhã? Eu gostaria de convidá-lo a estar conosco no prédio principal da OMS. Teremos uma reunião lá. Eu gostaria de ilustrá-lo sobre tudo o que tem sido a parceria da OMS com o Rotary, pela causa da pólio".

Eu poderia ter respondido que já tinha as passagens compradas para Milão e que a minha família ia ficar louca comigo se eu furasse, mas imediatamente concordei. "Que maravilha de resultado havia obtido! Enfim, eu estava a poucos passos de conseguir o importante apoio da Organização Mundial da Saúde. E eles iam me receber em sua sede principal. Os outros todos estavam indo embora. Mas eu tinha sido escolhido, pela importância de nosso projeto, para seguir com eles ao seu "QG".

O homem completou o convite, dizendo ser o encontro com a diretoria da OMS etc.

Eu estava tão empolgado com o encontro que não foi difícil convencer a minha família sobre ter que esperar um pouquinho mais para seguir com a viagem (ainda que isso implicasse em perder as passagens já compradas). E, além disso, poderíamos mudar e viajar de trem, mais tarde, depois da importante reunião.

Às 9 horas em ponto eu estava em frente ao prédio da OMS para encontrar o meu anfitrião. Ele era um cidadão francês, de uns 45 anos que já estava com a OMS há muito tempo, tendo servido em lugares como a China, Vietnã etc.

Ele me conduziu à recepção, onde conseguiu um crachá para o acesso e, a partir daí, adentramos um verdadeiro labirinto de corredores e esquinas, virando aqui, saindo acolá, pegando um elevador aqui, andando um pouco mais ali, até desembocarmos numa pequena cafeteria, entupida de gente, provavelmente de uso dos funcionários do local. O ruído de conversas e risadas era muito grande. E ali chegando, me disse: "É aqui. Ele já deve estar chegando", completou, referindo-se ao profissional da OMS que viria nos encontrar – um gerente de relações públicas que, supostamente, sabia muito sobre a parceria deles com o Rotary. O meu contato inicial na OMS, Lesi, diretora de hepatite para a África, estava por chegar, também.

Chegou, finalmente, o homem que esperávamos. Logo em seguida, também Lesi. O primeiro me contou uma história completa de como tinha sido até então toda a parceria com o Rotary. "Olha, veja bem. Falo isso sinceramente. Não foi o Rotary que ajudou a OMS a acabar com a pólio, mas o contrário. O Rotary começou. E a OMS seguiu, entrou na causa depois de cinco anos. E uniu-se ao Rotary. Se não fosse o Rotary, o mundo nunca teria conseguido livrar-se da Pólio. Foram os rotarianos, com o seu empenho e dedicação, entrando em cada governo, e pondo pressão lá, que causaram a política mundial de enfrentamento e eliminação da doença."

O rapaz que narrou tudo isso era muito simpático e positivo. Ao final, estendeu-me uma caixa de presente, dizendo conter um chocolate que era o melhor do mundo. Que havia sido premiado no último concurso internacional. E, logo em seguida, desculpou-se, dizendo ter que sair para um outro compromisso. Antes, porém, fez uma rápida consideração, dizendo que conhecia muitas causas que o Rotary defendia, mas que nunca havia ouvido falar da nossa. E que o Rotary tinha umas seis causas, além da pólio, que eram consideradas deles oficialmente. E que a hepatite não estava entre essas. Disse, levantou-se e foi.

O meu anfitrião francês, então, mirou-me nos olhos e disse: "Bem, fica claro para mim que a sua causa não é considerada um assunto importante para o Rotary. E que vocês têm 'voado abaixo do radar' deles. Não são muito conhecidos lá, né? 'Voam abaixo do radar do Rotary.' Seria bom se pudessem tomar mais corpo, conhecer o pessoal lá melhor etc.".

Eu tentei argumentar que nós éramos um órgão oficial do Rotary, um RAG (Rotarian Action Group), reconhecido pelo Rotary Internacional etc. Mas... debalde.

Recorri, então, à Lesi, que me conhecia e a qual tinha me oferecido apoio à campanha. E perguntei-lhe: "Então, Lesi? Qual seria, agora, o próximo passo? Como faremos com a campanha?".

"Bom, como o meu companheiro disse, você precisa conversar melhor com o Rotary, e resolver isso..."

"Mas Lesi?!? Eu já expliquei que nós...". Fui bruscamente interrompido pelo anfitrião francês, que virou dizendo: "Humberto, nós temos uma reunião importante agora com a nossa diretoria e, mas você pode ficar à vontade, viu? Não é preciso ter pressa para sair. Pode ficar tranquilo aqui um pouco mais. Ah, você acha que consegue voltar sozinho, daqui?".

E levantaram-se todos, apressados, e se foram, para a "importante reunião". A reunião que eu, inocentemente, pensei ser para mim, para apresentar o nosso projeto, oficialmente, decidindo os passos de executá-lo e levar ajuda a tantas pessoas. Um projeto que uniria o nosso Rotary, a OMS na missão de salvar milhares, milhares e tantas e tantas pessoas...

Não. A reunião era com outros. A minha já estava terminada. Era ali, na cafeteria simples, ruidosa, que os funcionários usavam para os intervalos. Era o que eu valia. Meia hora de sua atenção antes da "reunião importante".

Eles não davam a mínima para mim ou para a minha audácia. A minha petulância, de sonhar um sonho tão bonito. Idealizar uma campanha tão humana, em tantos lugares. Uma campanha que começaria a pôr fim à injustiça de se deixar tantos inocentes abandonados ao silêncio e à escuridão de uma doença maldita, que os mataria cruelmente, com tanto sofrimento, na chegada da primeira manifestação de sintoma. Uma campanha para os nossos irmãos e irmãs da África e das Américas. Que levaria tanta beleza e amor... Uma campanha... uma campanha tão... Mas eles se foram. Não davam a mínima importância ou confiança para o que eu pensasse. Pois eu era insignificante. Eu e minha causa. Que nem a atenção do próprio Rotary havíamos logrado conquistar. Éramos insignificantes. Daqueles que falam grosso e imponentes. Mas que voam desapercebidos, "abaixo do radar".

E assim foi todo o evento de Genebra, a honra de ter sido convidado da Organização Mundial da Saúde, que reconhecia a extensão do meu trabalho humanitário, honra que eu, feliz, houvera confessado à minha grande companheira nesta vida, minha mulher Andrea, e que levaríamos coroados de orgulho e contentamento de volta ao nosso país, com o sucesso de ter obtido o importante apoio da famosa OMS. Tudo não passava de uma "superavaliação" que fazia de mim. Minha megalomania, minha tendência de pensar que eu poderia mudar o mundo... Quando na verdade eu era um "nada". Apenas um pequenino e inocente sonhador. Um simples brasileiro, que ousava falar as línguas do primeiro mundo e com a audácia de pensar que por isso eu era do mesmo nível deles.

"Você quer o quê? Você quer dizer que vai resolver o problema da hepatite na África e também no resto do mundo? Você quer o quê? Você é só um mero latino ignorante. Um brasileiro que, tudo bem, aceitamos aqui no primeiro mundo, mas você quer o quê? Salvar o mundo, o mundo inteiro da hepatite? Hahahahahahahahaha". Sentia-me como se me falassem tudo isso, com caretas e gestos, tudo isso, aos meus ouvidos.

Ali permaneci. Sentado quietinho. Sem coragem de levantar e de enfrentar a vida. Ainda sem acreditar na indiferença a todo o meu esforço, que levara com tanto amor, com tanta esperança, no desejo sagrado de erradicar uma doença que nunca mereceu atenção das autoridades, em lugar algum. Mas minha missão não tinha importância. A reunião depois de mim era importante.

Quando então consegui reunir forças para levantar e ganhar os corredores do imenso prédio da OMS, perdendo-me insistentemente, e assistindo, entre passos, às milhares de pessoas que trabalhavam em pequeníssimos escritórios, cada uma delas servindo a uma missão contra uma doença específica, eu arrastei-me, com minha tristeza, explicitamente exposta no rosto, envergonhado por um dia ter me julgado capaz, e ser, finalmente, desmascarado, exibido a todos como o insignificante que sempre fui, apesar do sonho obstinado.

Voltei ao carro imponente, alugado em Genebra, que me esperava sofisticado, com pompa, na cidade onde havia passado dias de trabalho e sonho, pois estava em uma "importante missão". E ali, na solidão daquele retiro, vi-me no espelho... E lágrimas rolaram grossas, humildes.

VOLTANDO À REALIDADE

Nós tínhamos conseguido o aval de todos os governadores do Rotary para as regiões onde queríamos organizar a campanha. Mas e daí? Eles iam nos deixar fazer a campanha. Não iriam obstruir. Porém, além disso, esperar que eles soltassem uma determinação e que de uma hora para outra ganhássemos um exército de colaboradores? Infelizmente, não era assim que as coisas funcionavam. Se quiséssemos fazer uma campanha, teríamos, nós mesmos, que ir atrás e conquistar, "ganhar" cada clube, cada rotariano aliado.

Mas como iríamos fazer? Organizar tudo isso com nossa equipe tão pequena no escritório em São Paulo, que, aliás, já estava ocupada até o pescoço com tantas outras tarefas do cotidiano? Como poderíamos conquistar 50 mercados, com línguas e costumes diferentes, convencendo pessoas a largar tudo o que tinham em determinado momento e sair a promover campanha de algo sobre o qual nunca tinham, praticamente, ouvido falar?

"OS REFUGIADOS"

Bem, tínhamos que dar o primeiro passo. E esse era o de contatar aquela imensidão de gente. Assim, conversei com a minha equipe, que havia já conseguido convencer, no passado, tantos rotarianos a participar da campanha em nosso país, transformando-a em um verdadeiro sucesso. Disseram-me que tudo foi conseguido com muita conversa. Que eles ligavam para cada clube, explicavam a cada rotariano o que era a doença e tentavam convencer sobre a importância da campanha. "Ah, foi assim?". Então estava ali o mapa da mina. "Tudo" o que tínhamos que fazer era montar uma estrutura de *telemarketing* e ligar para 50 países. Precisaríamos de equipamento, um método e de profissionais de *telemarketing*.

Uma estrutura de *telemarketing*! E com gente que pudesse falar inglês, francês, espanhol e árabe, além do nosso português.

Mas recrutar esse contingente de profissionais em cima da hora não seria uma tarefa fácil. Foi assim que o nosso vice-presidente, Alexandre, chegou com uma estranha ideia – ele sugeriu visitar o centro de refugiados em São Paulo – um lugar onde havia ajuda às pessoas carentes que haviam migrado ao Brasil. E ali tinham até um centro para arrumar emprego ao pessoal.

Assim, Alexandre foi lá. Visitou, conversou, encontrou alguns. Depois marcou e entrevistou vários deles, que julgava poder compor o nosso quadro de operadores e satisfazer a nossa necessidade.

Não mais que uma semana mais tarde e tudo já estava montado. Tínhamos dez estações de *telemarketing* e dez imigrantes trabalhando como operadores ligando para mais de 100 países. A pequena sala parecia uma Torre de Babel. As vozes se confundiam, anunciando, em cinco línguas, a Campanha Hepatite Zero.

Surgiu, logo de cara, um pequeno problema. Os operadores falavam as línguas dos interlocutores. Mas, ao serem perguntados se eles eram, também, rotarianos, o *script* se perdia, por falta de segurança...

"Bom, se esse é o problema, nós vamos resolver", disse. "Quem falou que eles não são rotarianos? Vamos fazê-los rotarianos, ora!" Nós, como um RAG (Rotarian Action Group), temos o mesmo status de um clube e quem está conosco pode ser considerado um rotariano. "Tudo o que precisamos é oficializar isso."

Assim, levamos os refugiados a um almoço especial, onde realizamos uma cerimônia e demos, para cada um deles, um diploma, um broche do Rotary e, após ilustrá-los sobre o que era a nossa organização, conceitos e missão, que tínhamos que "dar de si antes de pensar em si", declaramos cada um deles um novo membro rotariano.

E a partir daquela intervenção, as coisas começaram a melhorar. Os operadores se sentiram bem mais à vontade para trabalhar, como "companheiros", quando falavam aos rotarianos.

Seguimos por completar a operação de *telemarketing* com uma grandiosa ação de *e-mail marketing*. E os resultados começaram a surgir.

"Mas Humberto, diga-me uma coisa, apenas. Você está pretendendo entrar em todos esses países e promover uma campanha de saúde nos territórios deles, mas sem pedir autorização para as autoridades? E o que vai fazer nos países que não têm qualquer tratamento disponível?"

Aquelas perguntas vindas depois que estávamos já há dois meses e com tudo acertado para parceria na campanha (eles nos venderiam os testes com grande desconto e nos ajudariam na distribuição etc.), aquilo não me caía nada bem. Especialmente no ponto em que ela argumentava que nós iríamos "levar problema aos países".

Eu respondi: "Como é que é? Levar problema?!? Dona, as pessoas que nós vamos diagnosticar JÁ ESTÃO DOENTES. Nós não vamos levar o vírus para nenhum desses países. Vamos apenas levar uma lanterna para acender a luz e exibir os que já estão doentes, sem saber.

E NINGUÉM no mundo tem o direito natural de impedir que façamos isso!

Estou, por outro lado, espantado de saber que a sua empresa, que é fabricante e fornecedora de diagnóstico, ou seja, que teria supostamente a obrigação de defender o direito do diagnóstico, que justamente ela seja contrária à ideia de testar as pessoas. Peço, por favor, que vocês revejam, urgentemente, essa postura!".

A réplica, um dia mais tarde, todavia, seria esta: "A Abbott declina, oficialmente, de qualquer interesse de participar da Campanha da Semana da Hepatite Zero. Desejamos boa sorte".

O golpe, a apenas poucos dias antes do início da campanha, foi tão duro que pensamos que iríamos a "*knock-out*".

Ficamos sem saber para onde ir. "O que fazer? Onde e como arrumar um teste que fosse bom e barato em tão pouco tempo? E como mandar o material para cada um daqueles países e conseguir que entrasse legalmente?".

Bem, tínhamos um plano B.

CHINÊS, CHINA E EQUIPE DESINTERESSADA. TEM QUE "SER MACHO" PARA VENCER

Tinha aprendido a nunca deixar todos os ovos em uma única cesta. Assim, apesar da preferência em comprar tudo do fornecedor "oficial" reconhecido pela OMS, nós havíamos seguido, em paralelo, os contatos com dois outros representantes. Um deles, a Intec Inc., estava, inclusive, obtendo uma pré-qualificação, também, da OMS. O outro vinha da parte dos nigerianos, que haviam me chamado de canto, depois de minha palestra em Lagos. Assim, ainda que não fossem a primeira opção, ambos pareciam confiáveis.

Seguimos nas tratativas e fizemos um pedido de produção. Como eram centenas de milhares de testes, eles não tinham a quantidade em estoque e precisariam produzir tudo. Deram-me um prazo, com o qual não me conformei. Depois de muita discussão, acabamos nos acertando nos preços e prazos de entrega.

Mas, quando tudo já estava solucionado com as duas empresas (compramos um estoque de hepatite B de uma e outro estoque de hepatite C com a outra), vieram os verdadeiros problemas. Nenhuma delas seria capaz de realizar a entrega "porta a porta" para os clubes. Elas apenas poderiam nos vender em um único lote, no atacado. E entregar em um único lugar. A distribuição teria que ser de nossa responsabilidade e risco.

Tentamos passar a tarefa a uma terceira empresa, ainda na China, que faria o manuseio e distribuição.

E veio mais um problema. Era impossível. Por duas razões – uma porque as leis chinesas não permitem que duas marcas, em questões médicas, sejam misturadas e, além disso, um produtor teria que se responsabilizar pelo produto da outra etc. A menos que o manuseador tivesse uma licença especial... o que ele não tinha.

E o relógio correndo. E a campanha chegando. E faltava apenas um mês.

Por outro lado, o nosso *marketing* estava tendo sucesso. Já tínhamos conseguido convencer 1.200 clubes. Isso significava que cerca de 35 mil rotarianos estavam já envolvidos em nossa campanha. A todos, tínhamos prometido doar os testes. E os havíamos entusiasmado com a ideia da grandiosa campanha. E todos já haviam avisado a imprensa local do feito que realizariam. Eram já perto de 50 países. Todos esperando pela chegada dos testes e dos coletes Hepatite Zero, que lhes havíamos prometido.

Mas despachar aqueles testes estava se tornando uma tarefa cada vez mais difícil. Estávamos lutando uma luta perdida, com pessoas do outro lado do planeta, em fuso horário oposto e hábitos totalmente diferentes dos nossos. Como convencê-los a fazer o que precisávamos?

Foi quando apareceu a "brilhante ideia" de contratar um chinês. Claro! Um chinês especialista em logística, que nos ajudasse a sair daquela "sinuca de bico".

O homem foi contratado. E prometia. Era experiente. Por uma semana inteira trabalhou como louco, contatando todos os fornecedores da China.

Mas o "*feedback*" que eu estava obtendo não era muito bom. A situação parecia que estava ficando pior. Os fornecedores estavam ficando cada vez mais inflexíveis e, num determinado ponto, parecia que não havia qualquer luz mais no final do túnel. Estávamos liquidados. Os testes nunca chegariam aos seus destinos. Pobres companheiros rotarianos, que tinham acreditado em nós, em nosso projeto e em nossas promessas. Pobre causa. E agora? O que ia ser de meu grande sonho? Tudo estaria arruinado, após quase dez anos de intenso trabalho de levar a causa até o Rotary e conquistar os companheiros de tantos lugares do mundo, com tanto, tanto trabalho, nessa árdua estrada de divulgação da hepatite;

Mas, em estalo de lucidez, pensei um pouco e disse: "Mas, pera aí, depois que esse chinês entrou o negócio ficou pior, pô! Ah, não. Nada disso. Passa o manche de novo para cá. O chinês está despedido. Passe o manche para cá. Que eu vou assumir o barco" (ou o avião).

A decisão foi uma surpresa para o funcionário, que não esperava que nós fôssemos ter a coragem de, em tamanha crise, tentar conduzir a complexa operação sozinhos, sem sermos chineses, sem falarmos a língua e sem qualquer experiência no mundo da logística. "Mas que p.! O negócio já está f. mesmo! Vamos enfrentar! Pior que está não fica!".

Assim que reassumi o controle da operação, comecei a negociar com os quatro fornecedores chineses, a cada madrugada percebia que eu tinha tomado a decisão correta, ao demitir o funcionário. Ele estava conduzindo a nossa campanha ao precipício, causando conflito com todos os quatro fornecedores. Parecia que estávamos queimados com todos – desde os fabricantes de testes até o de coletes e o manuseador. Reassumindo e usando a "psicologia" e o estilo brasileiro de ser, aos poucos fui reconquistando a simpatia de todos para a nossa campanha humanitária.

Mas essa não foi a única vez onde a minha indignação me levou a despedir gente durante a campanha (detesto fazer isso, prefiro manter funcionários por muitos anos). Mas um dia, durante uma conferência de vídeo (era uma sexta-feira, à tarde), eu notava que a equipe não estava "nem aí" para o importante projeto que tínhamos, apesar de tantos e tantos desafios, que requeriam a atenção e esforço máximo de todos. Senti que eu era o único (bem, talvez o Alexandre também) que estava dando duro para realizar aquele difícil empreendimento, que não admitia derrota.

Tínhamos agendado uma última reunião, terminando a semana. Mas, quando chegou a hora, cadê todo mundo? Um já tinha ido embora, para o final de semana, o outro não estava, por alguma razão, e o terceiro tinha descido para fumar etc...

Em repentino estouro de fúria, gritei: "Tá todo mundo fora! Todo mundo despedido! P.q.p!!! Não vou admitir essa derrota! Não vou admitir!!! Eu morro, mas não vou admitir essa derrota! Essa campanha vai sair de um jeito ou de outro. Eu morro!!! Mas não vou aguentar mais isso. Está todo mundo despedido!".

Bem, um pouco desse temperamento eu posso atribuir ao efeito rebote de um calmante que eu tinha tomado no dia. Sempre que eu tomo esses remédios, quando passa o efeito, fico mais nervoso do que estava antes de tomá-los. E juntou tudo. Aí, não teve jeito. Explodi.

Mas um cara de coração mole como eu não combina com atos assim...

E o fim de semana martelou 24 horas por dia na minha cabeça, com os gritos, com a explosão. Com a reação que cada um teria ao saber do que tinha acontecido... Com a possibilidade da injustiça que eu poderia estar cometendo aos que há tanto tempo trabalhavam para o nosso grupo. E a bendita frase rebatia, insistente, na minha cabeça: "Tá todo mundo despedido!!! Todo mundo fora!!!".

E imaginava cada um chegando à sua casa e tendo que contar isso para a esposa, encarar os filhos, pensar nos dias subsequentes, sem terem tido ao menos a chance de se defender, de falar alguma coisa.

De outro lado, entretanto, pensava: "Esses caras estão arruinando a nossa campanha. Uma campanha tão bonita. Tão pura. De tanto interesse humanitário. Que tanto bem poderá fazer. A tantos e tantos. Salvando vidas, abaixo de Deus. E esses caras com essa moleza e esse desprezo!". Mas, em seguida, vinha a réplica, de defesa, na consciência, dizendo, em favor daqueles que eu estava "injustiçando", sendo inexorável, impiedoso, exigindo que cada um deles estivesse no mesmo ritmo, maluco, à frente de uma objeção inexplicável por uma campanha que não trazia verba, estrutura e nem tempo para ser realizada. Coitados. O que eu poderia esperar de qualquer outro? Era eu que estava "diferente", fora de lugar. Cada um fazia o seu trabalho... Talvez não no esforço hercúleo que eu deles esperava, mas cada funcionário fazia o seu trabalho... E, além disso, com todos os executivos despedidos, o que eu faria sozinho? Só eu e o Alexandre? A um mês da campanha??? Onde e como eu seria capaz, no meio de tanto tumulto, de substituir uma equipe como a que eu acabara de despedir?

Veio a segunda-feira.

Chamei todos ao telefone. Pedi desculpas, publicamente. Expliquei, justifiquei e readmiti todos de volta.

MUDANÇA REPENTINA NA SORTE

Depois de tanta briga com os fornecedores, com os patrocinadores em potencial, com a equipe etc... Deus nos ajudou! E enviou uma mudança nos ventos. E, de repente, tudo mudou!

Os fornecedores começaram a concordar com o que pedíamos e enviavam, assim, os primeiros lotes de testes, "porta a porta", para os clubes do Rotary, em especial onde havíamos formado as Comissões Nacionais Hepatite Zero. Assim, cada presidente dessas comissões começava a receber os tão prometidos testes e coletes para a campanha. E, ato contínuo, formavam a redistribuição do material para os clubes de todos os seus países.

Tentamos, com os fornecedores, alguns métodos para que os testes pudessem entrar nos países e... incrível! Eles estavam entrando!!! Usamos o fabuloso DHL para o despacho de todo o material e contamos também com o seu apoio para a logística e algum suporte de alfândega. O DHL foi uma verdadeira PÉRO-

LA que tivemos nessa campanha. E, sem a sua ajuda, não sei se teríamos conseguido, devemos reconhecer. Estávamos, de uma hora para outra, despachando centenas de milhares de testes rápidos de hepatites B e C da China para diversos países da África. E nenhum apresentou qualquer problema! De tirar o chapéu!

Apenas um grande carregamento ou outro (dos que iam para serem redistribuídos) ficaram retidos na alfândega por curto período, problema que, com o apoio do DHL e a grande influência dos rotarianos locais, foi resolvido com razoável facilidade.

O INIMIGO NÃO ME DEIXARIA VENCER ASSIM, TÃO FÁCIL

Desde o começo do projeto da campanha, eu vinha travando constantes batalhas. "Ele" não deixou ninguém patrocinar a nossa ideia. "Ele" se colocou entre nós e qualquer colaborador em potencial, na tentativa de impedir a nossa intenção de fazer o bem. Mas eu sabia que isso ia acontecer. Eu sabia que a força covarde e invisível do mal não se conformaria com todo o bem que nós queríamos plantar. Mas eu "o" enfrentei.

Há um mês da campanha, todavia, "ele" surgiu com todas as suas forças. Eu tinha, até então, por mais de 20 anos, evitado uma cirurgia de desvio de septo nasal. Na verdade, apenas usava um jatinho de spray de nariz por noite. E aquilo me mantinha respirando por 24 horas. Mas não sei o que me deu e eu, do nada, resolvi aceitar os conselhos de três membros da família, que já tinham operado com o mesmo médico. E, sem mais pensar, meti-me na maca de operação e fui. Afinal, o médico era testado. O hospital era o Albert Einstein – o melhor da América Latina. E me disseram que ficaria bem em cerca de três dias, respirando como nunca imaginaria.

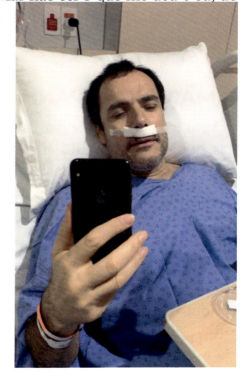

A cirurgia foi rápida e eu saí da sala bem. Mas já na primeira semana, comecei a me asfixiar. O nariz ficava totalmente seco, no meio do sono e eu acordava engasgado, desesperado.

Se por um lado, o fato de não conseguir dormir mais do que uma hora por noite tenha me dado a capacidade de resolver as partes fundamentais da campanha, que eram feitas de madrugada, nas tratativas com a China, por outro eu estava me acabando, cada vez mais. Eu passei o último mês que antecedia a campanha trabalhando 20 horas por dia. E a cada tentativa de dormir, meu nariz seco, sem qualquer produção de muco, me acordava asfixiado, desesperado, e assim eu permaneceria por horas. O sofrimento atravessava várias horas do dia. E, até hoje, passados 30 dias da semana da campanha, ainda luto com a falta de ar. Coisa tão terrível que não desejo a ninguém deste mundo. Mais terrível até do que todo o tratamento contra a hepatite que enfrentei, com o Interferon – o qual descrevo no início deste livro. A aflição de não poder respirar supera muitos sofrimentos que qualquer ser humano possa ter...

Ali estava. O "inimigo" veio, nervoso, me castigar, materializar a sua vingança contra mim. Retaliar a minha audácia em fazer o bem. E veio na mesma proporção, de grandeza, no lado inverso, pela campanha tão grandiosa que eu estava por fazer. Veio de um jeito inédito...

Pois por outro lado, o bem que estávamos plantando atravessaria dois continentes inteiros – por toda a África, todos os Estados do Brasil, América do Sul, México de norte a sul e outros pontos determinados, como Estados Unidos e Panamá, entre outros.

O sofrimento permaneceu durante toda a campanha, evitando até que eu pudesse saboreá-la como queria, como merecia, depois de tanto trabalho e empenho. Mas conseguimos! Fizemos! Vencemos!!!

Deus é mais! E nós materializamos tudo o que lá atrás havíamos concebido, sonhado.

Alguns pontos de incêndio, princípios de problemas surgiram, mas tudo foi absolutamente contornado e resolvido, e todos os clubes e rotarianos ficaram satisfeitos. Todos eles receberam os seus testes e os seus coletes, gratuitamente, e saíram com a garra e a energia que só o nosso Rotary tem. E escreveram história, fazendo a MAIOR CAMPANHA CONTRA A HEPATITE JÁ VISTA NO MUNDO, em 50 países, simultaneamente.

VENCEMOS!

A MAIOR CAMPANHA DA HISTÓRIA

Veio, afinal, o grande dia. Começava a campanha. E já começávamos a ver fotos espalhadas, postadas, publicadas na mídia, em diversos lugares do mundo. Uma, duas, cem e depois milhares e milhares. Fotos, vídeos, matérias de jornal, rádio, televisão. Vindas de todo canto. De 50 países do mundo.

Filas enormes se formavam. O povo, aos milhares, aglutinava-se, voluntariamente, para estender o dedo e testar-se, contra o Assassino Silencioso, que já matava mais do que a Aids.

E tantos, tantos eram diagnosticados, descobertos como portadores da doença, desde os mais remotos lugares do Brasil, Nigéria, México, Argentina, Costa do Marfim, Senegal, Quênia, Mali, Gana, Benin, Chade, Burkina Faso, Equador, Paraguai, Peru e tantos outros lugares. Cada um deles conquistados graças à nossa indignação, ao nosso amor e à nossa fé!

E Deus, com sua bondade, prevaleceu uma vez mais.

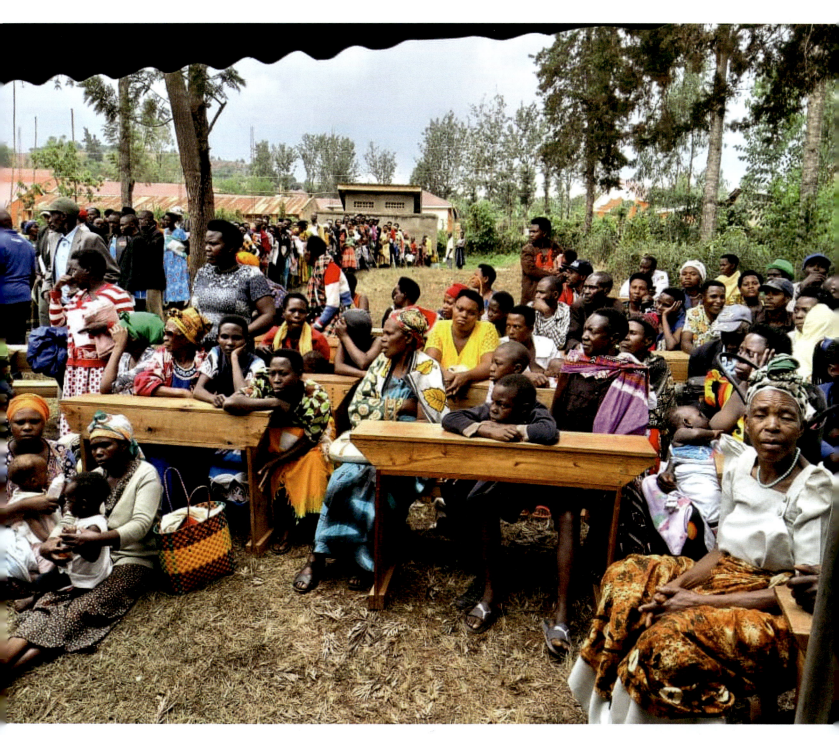
Multidão espera para ser testada contra as hepatites B e C em Uganda.

BRASIL

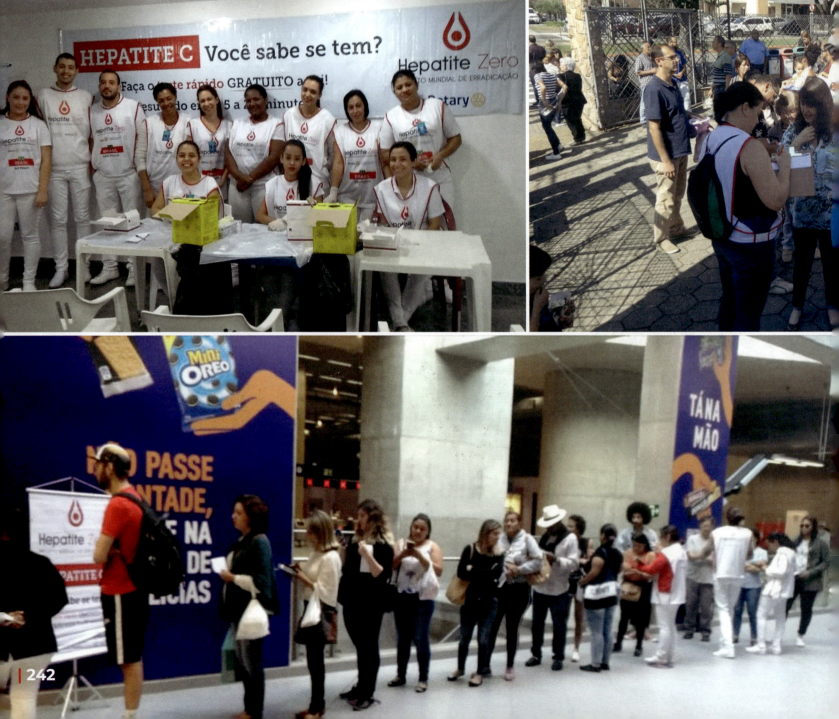

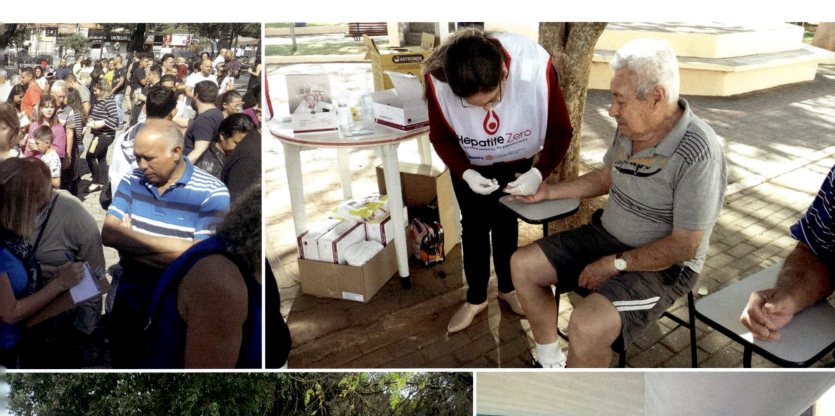
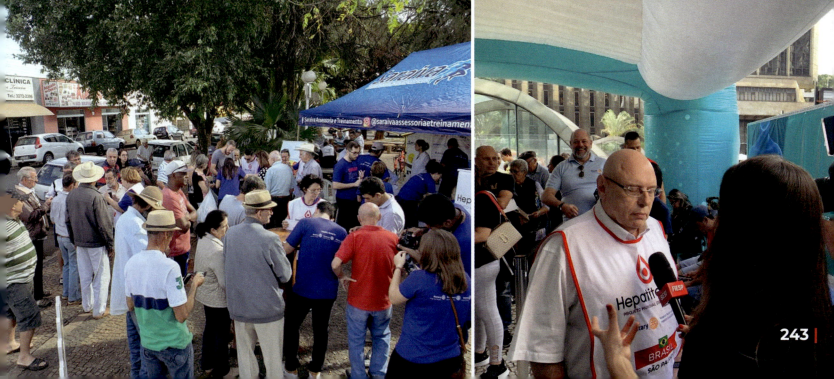

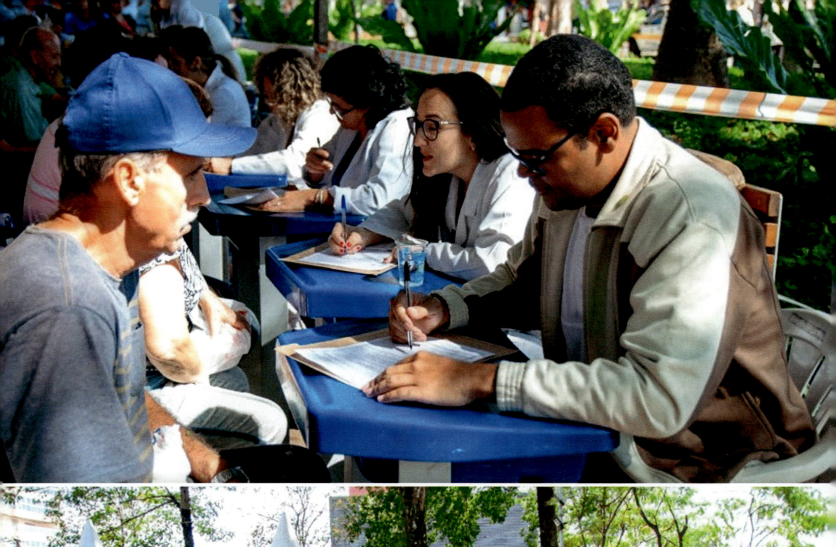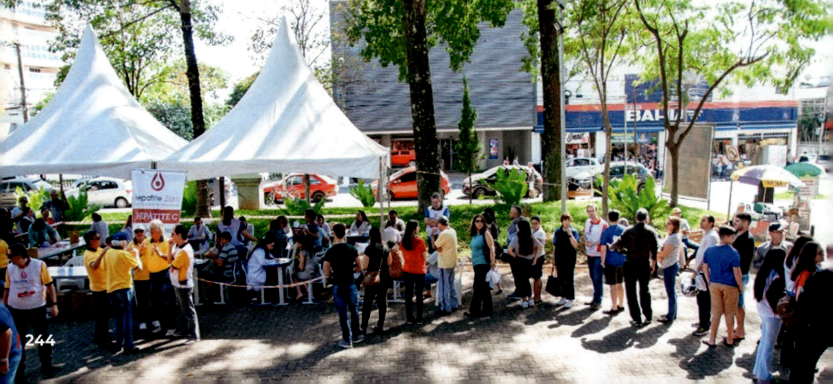

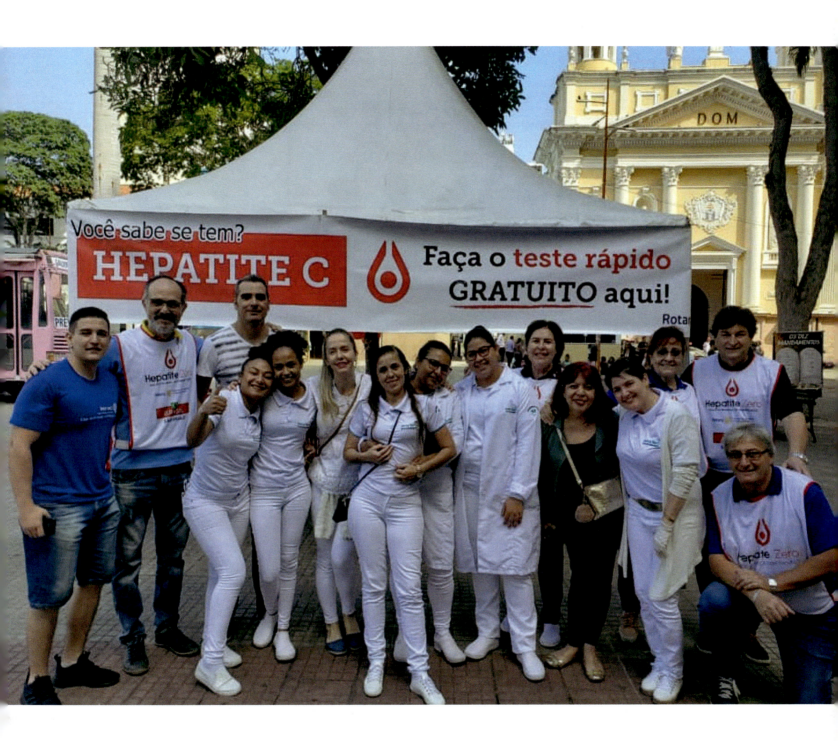

BENIN

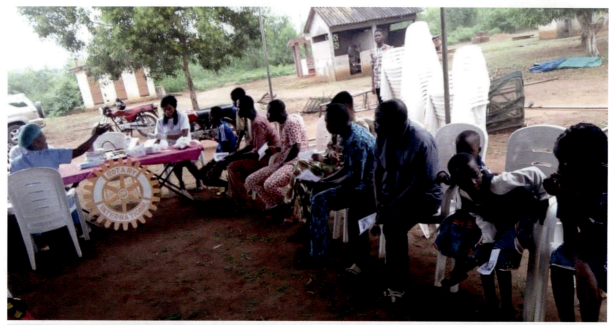

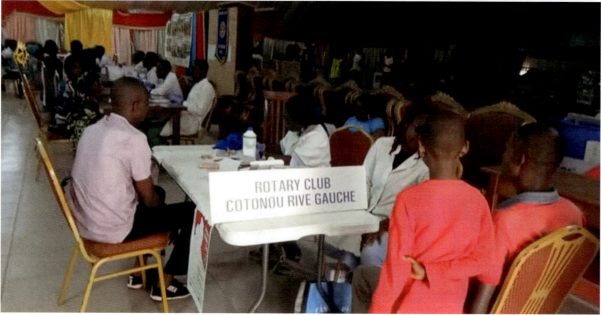

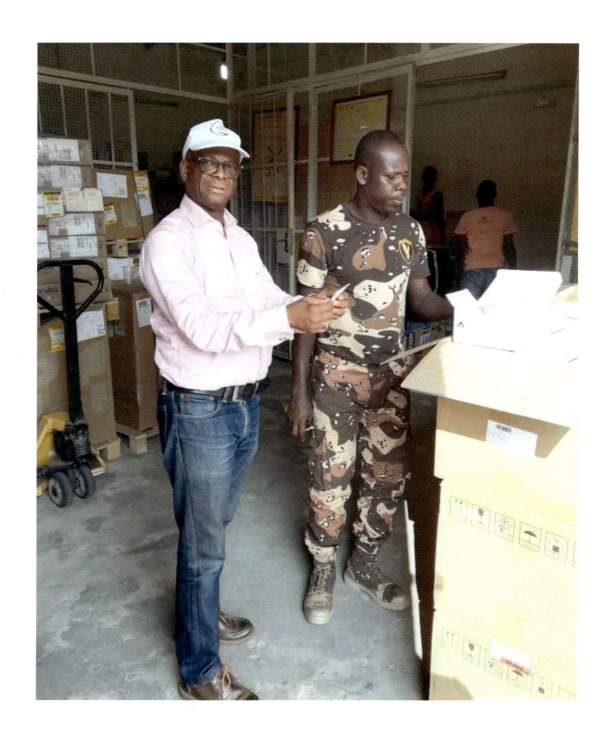

ARGENTINA

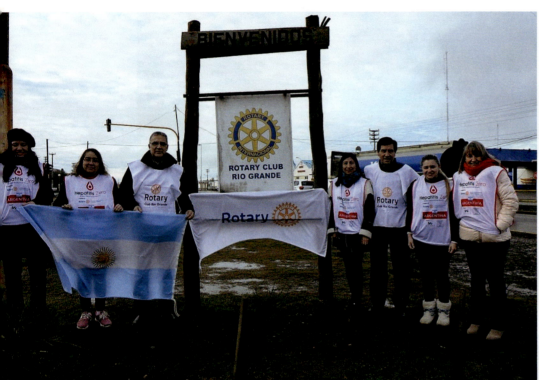
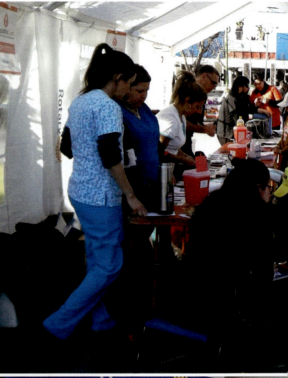
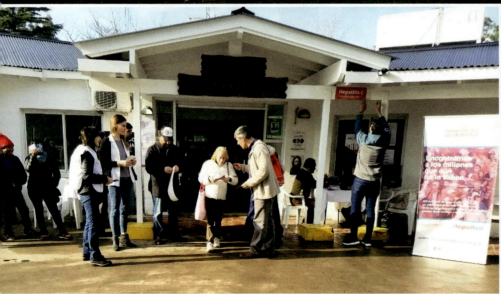
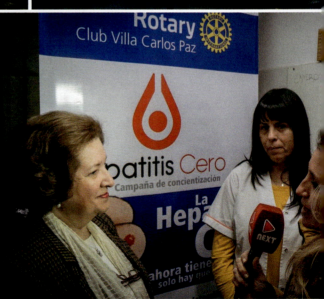

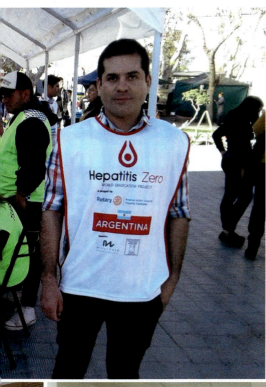
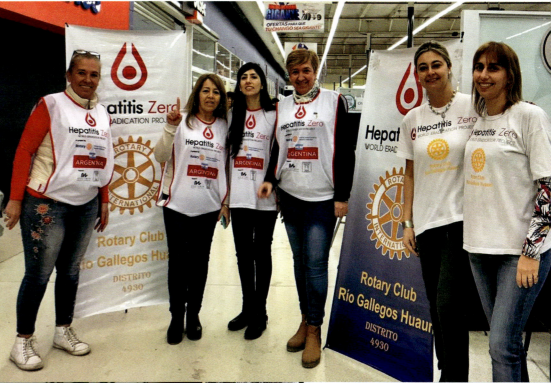
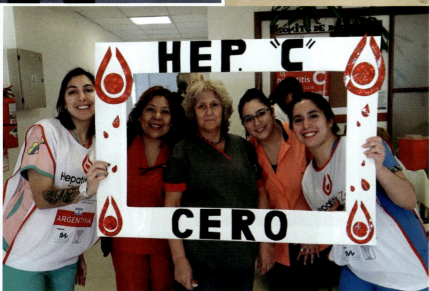
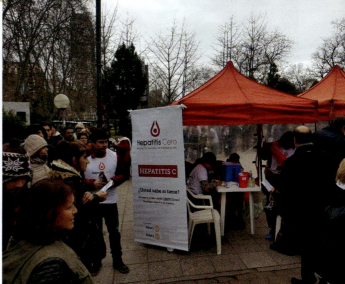

CAMARÕES

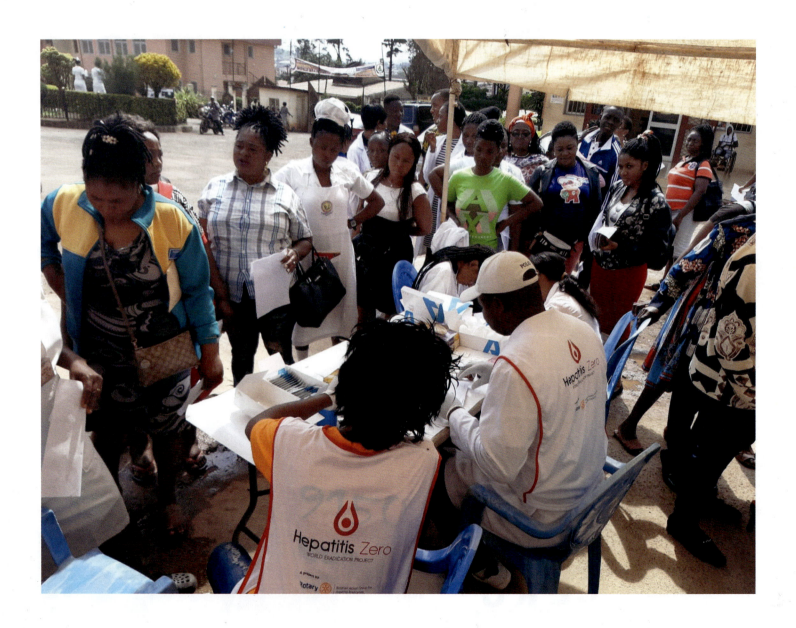

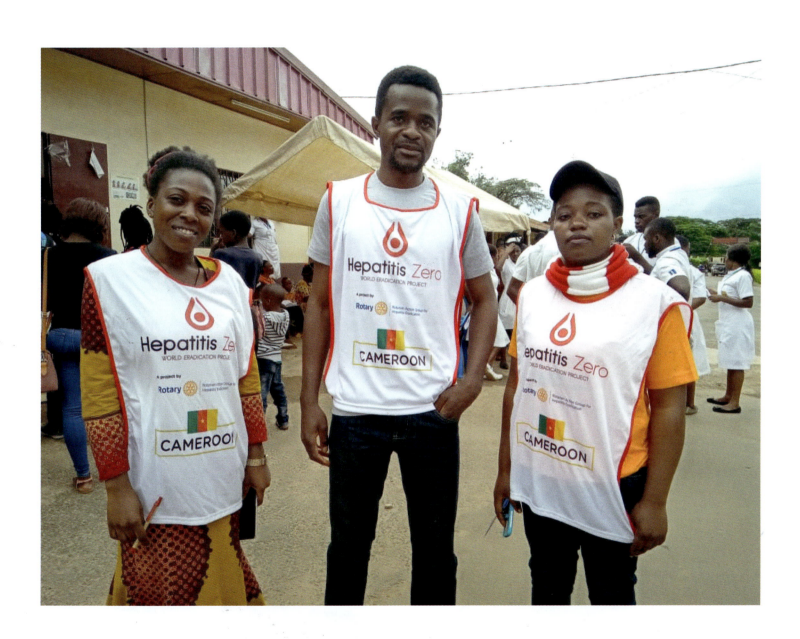

COLÔMBIA

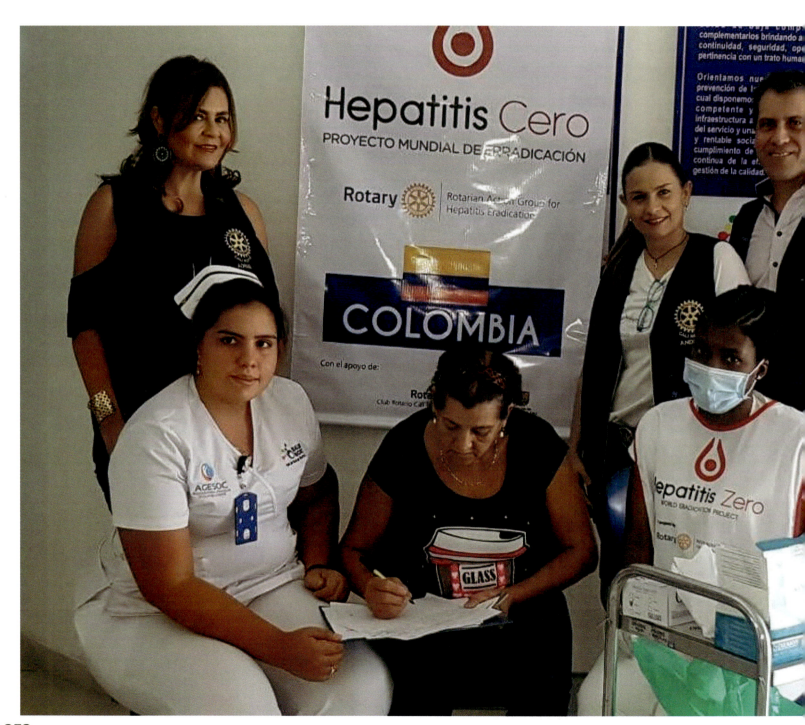

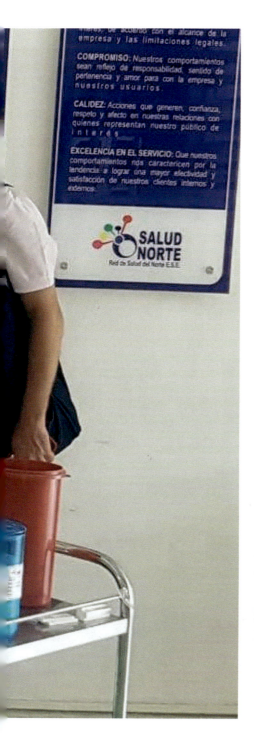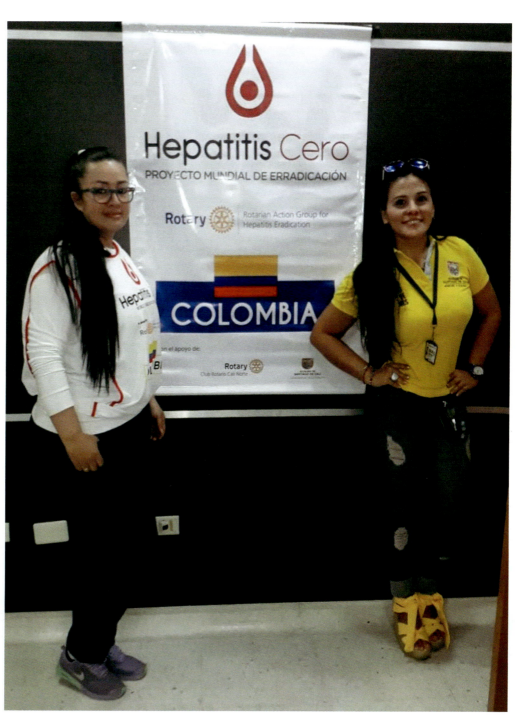

GANA

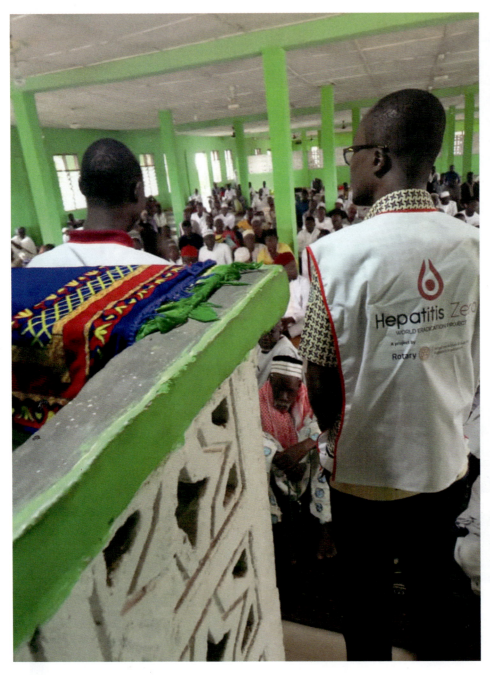
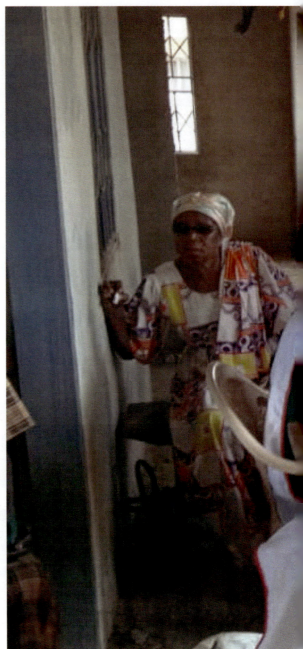

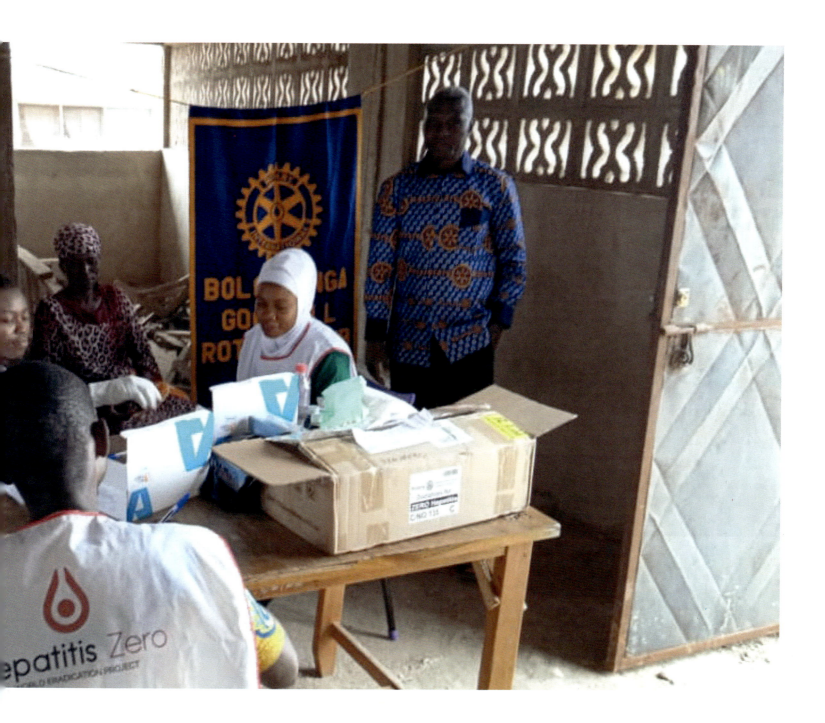

EQUADOR

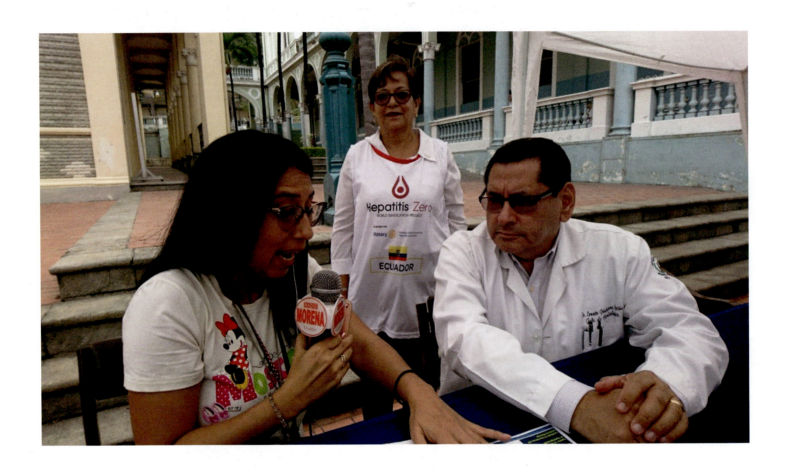

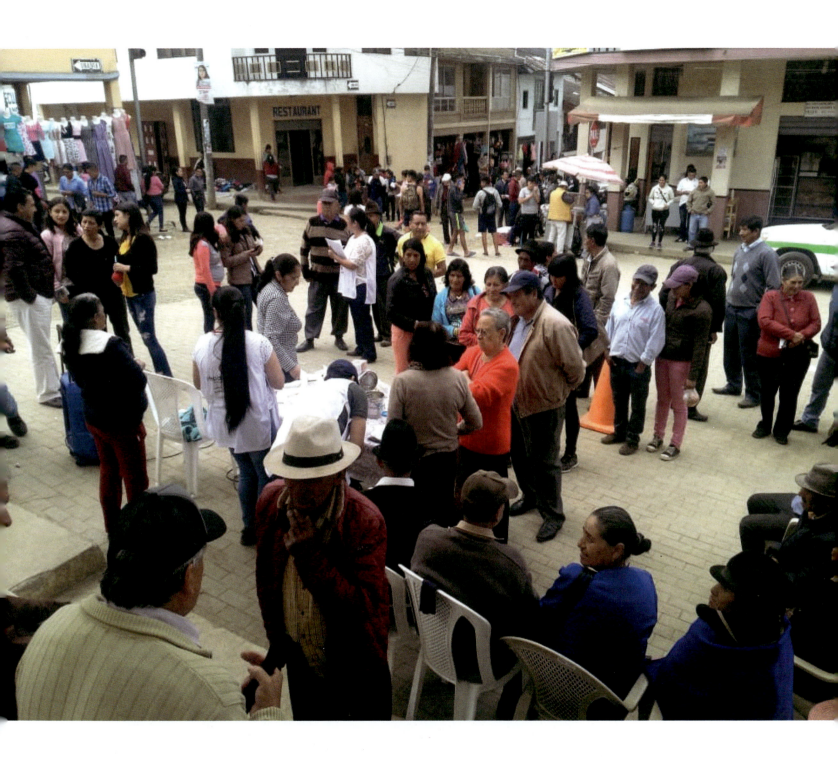

GUINÉ

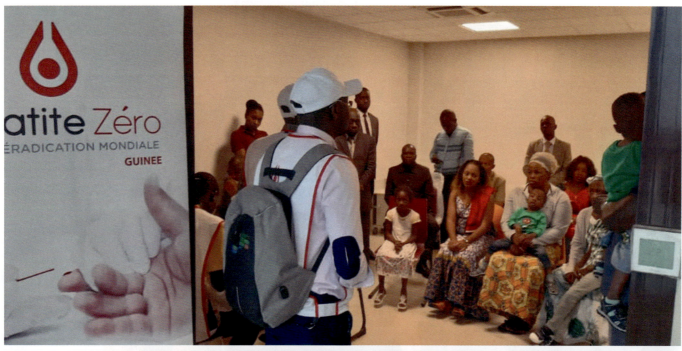

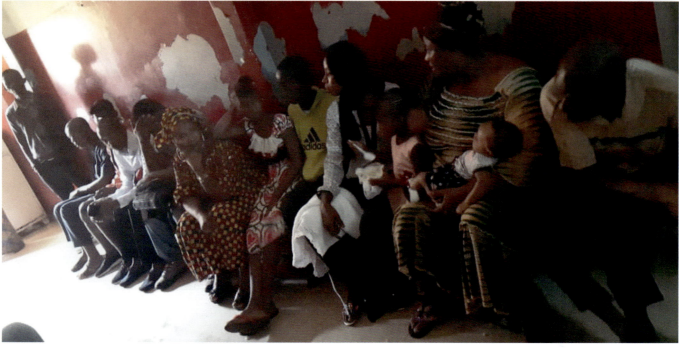

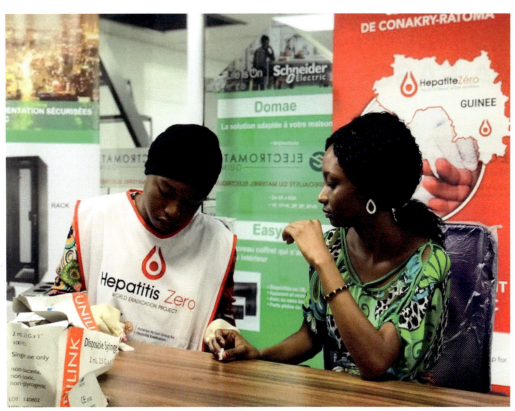
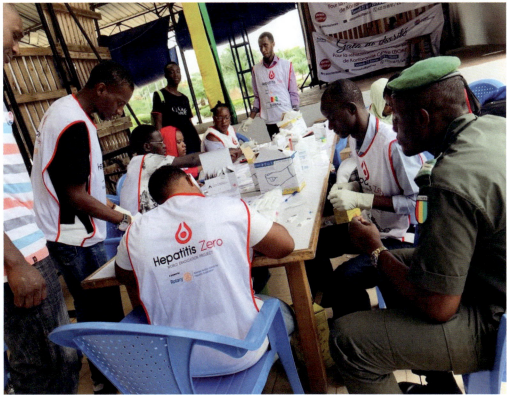

BURKINA FASO

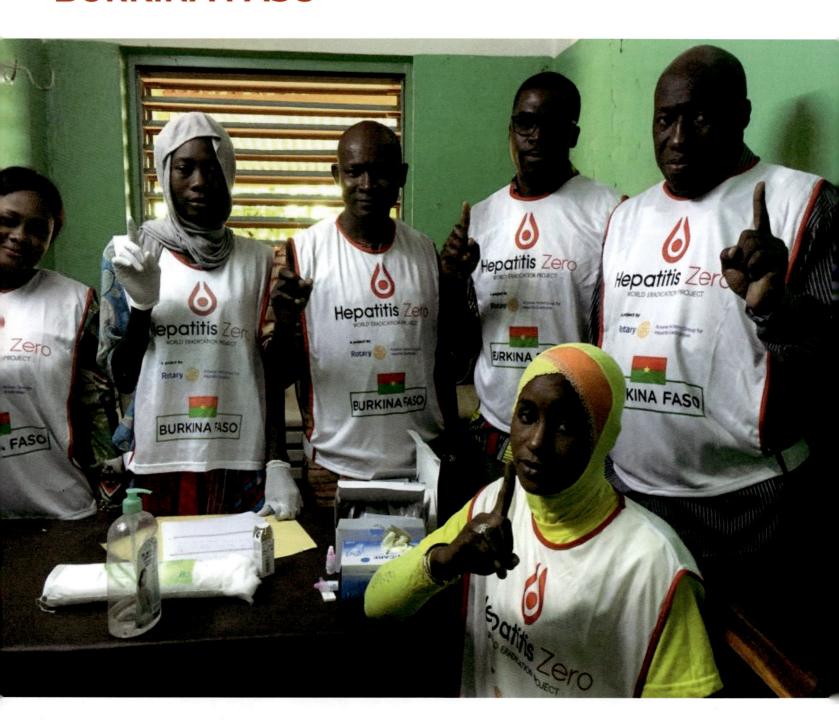

BURUNDI

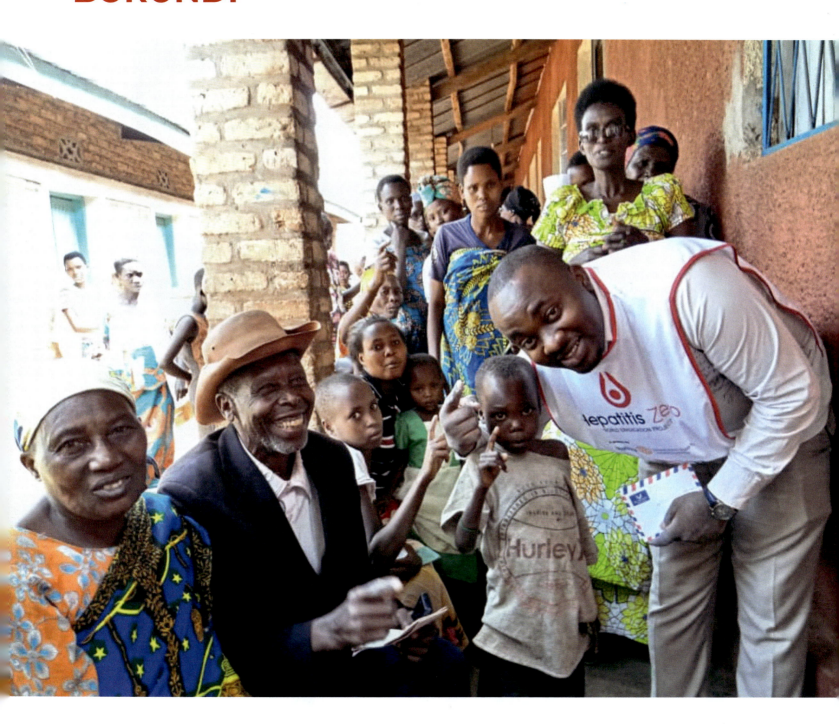

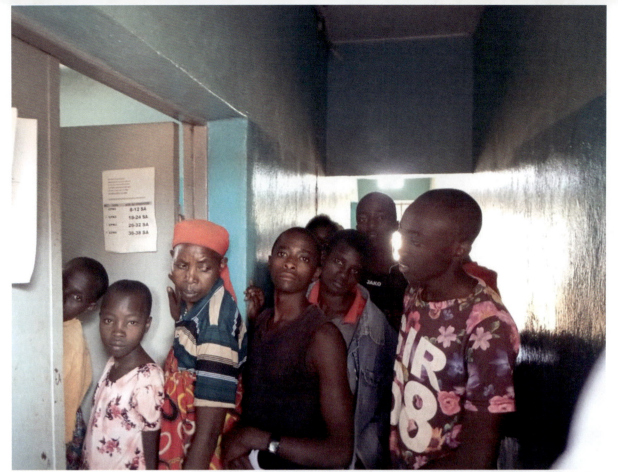
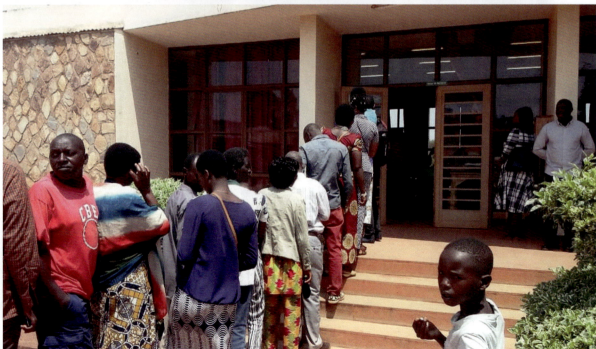

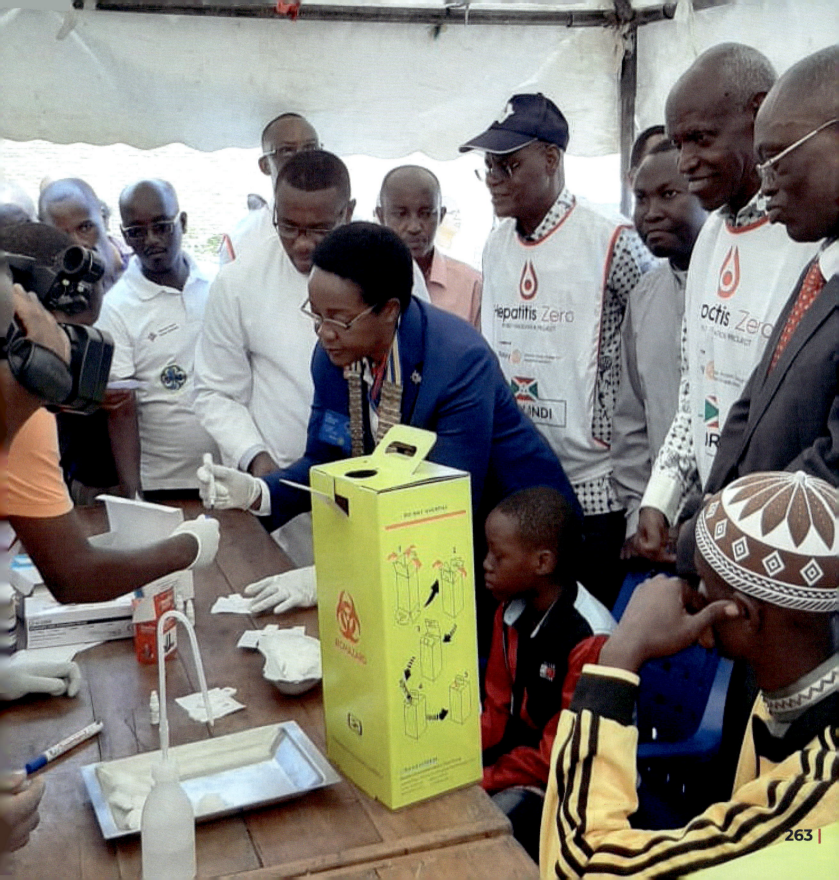

BOLÍVIA

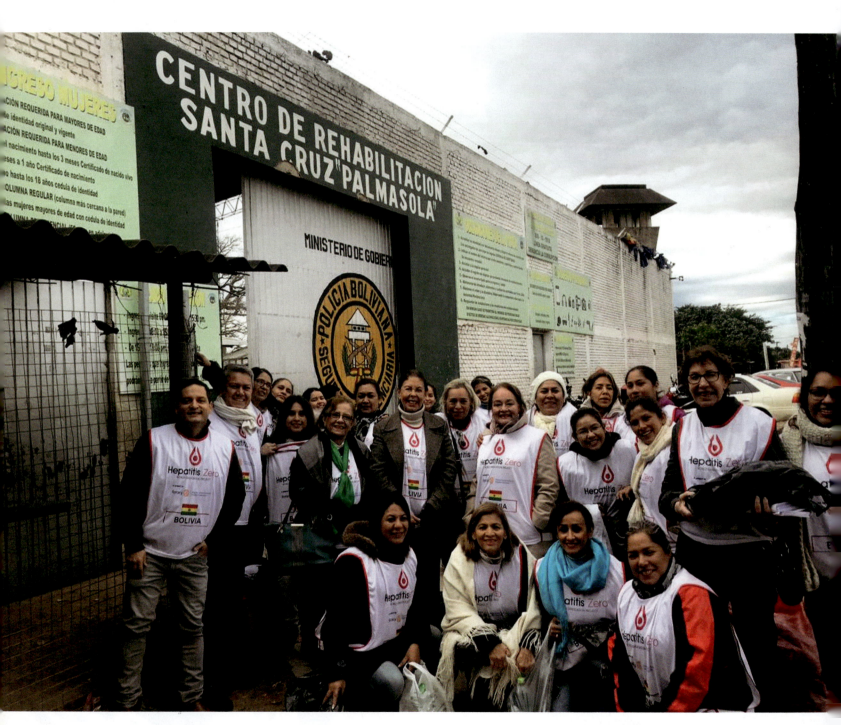

COSTA DO MARFIM

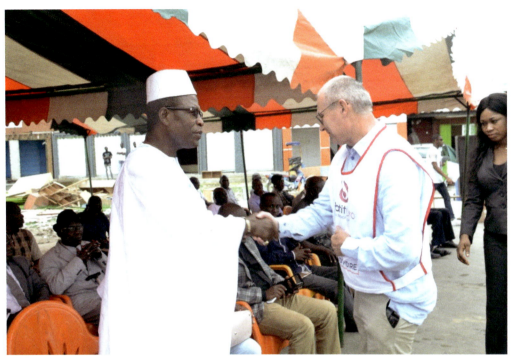

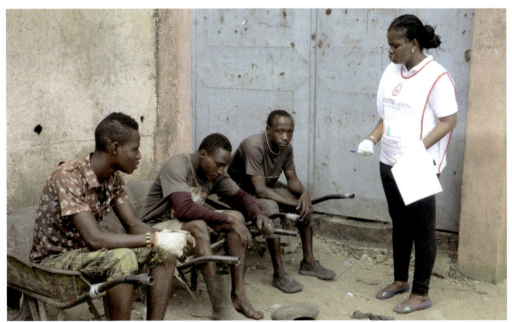

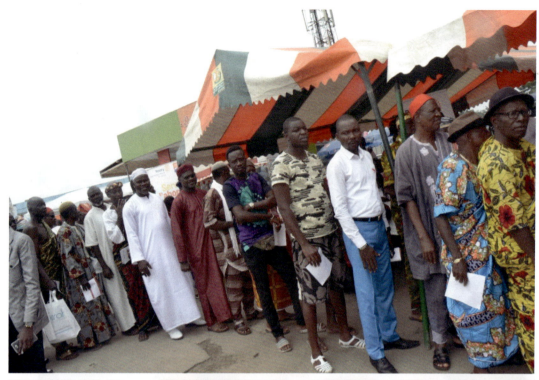
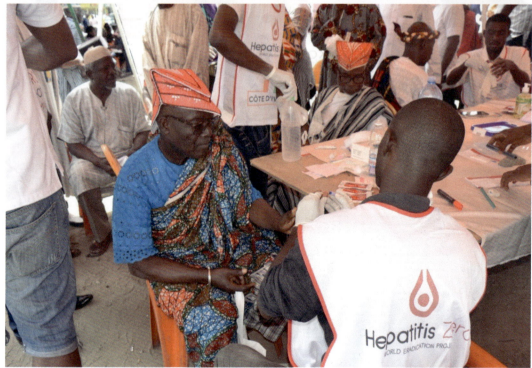

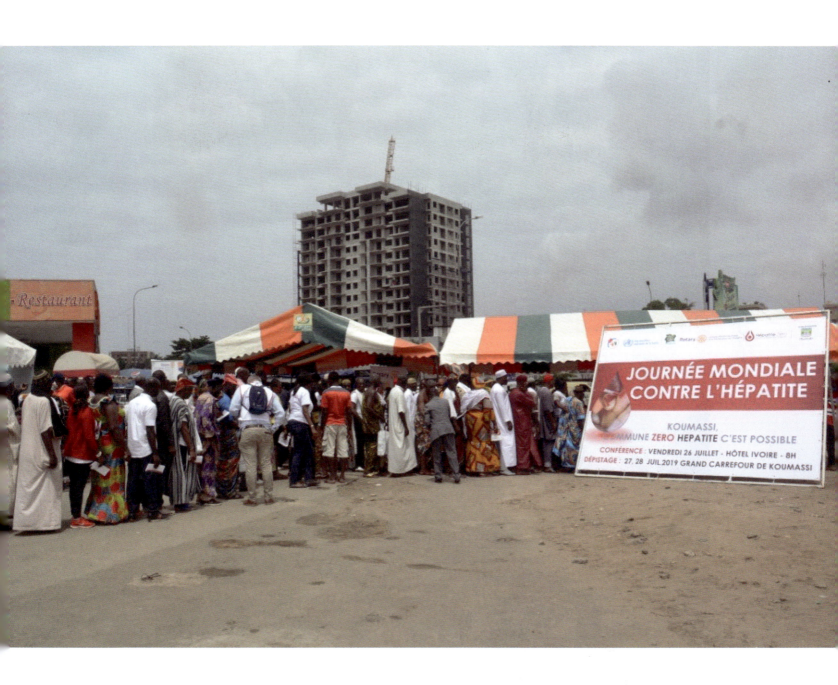

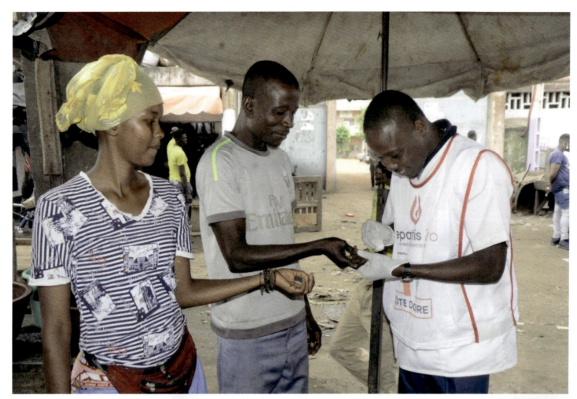
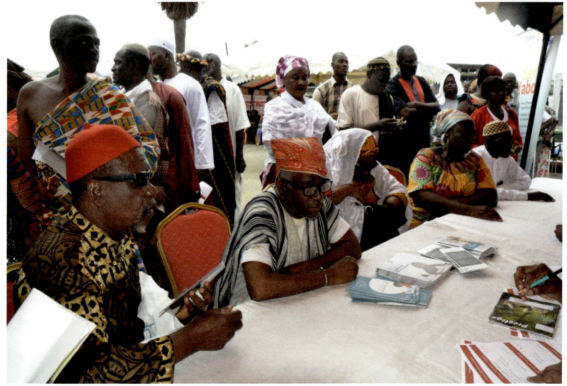

CHADE

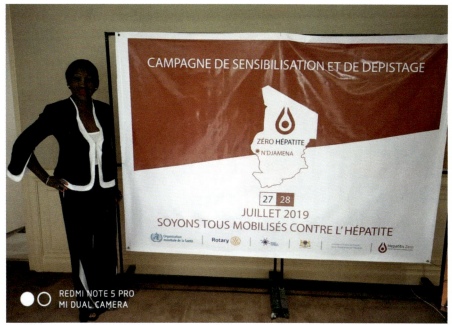

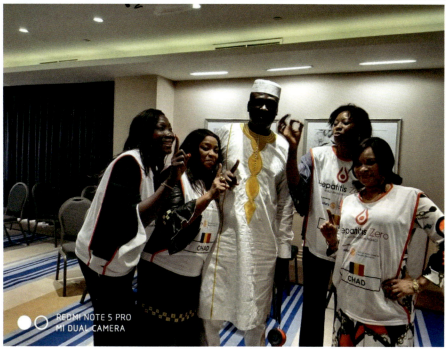

NIGÉRIA

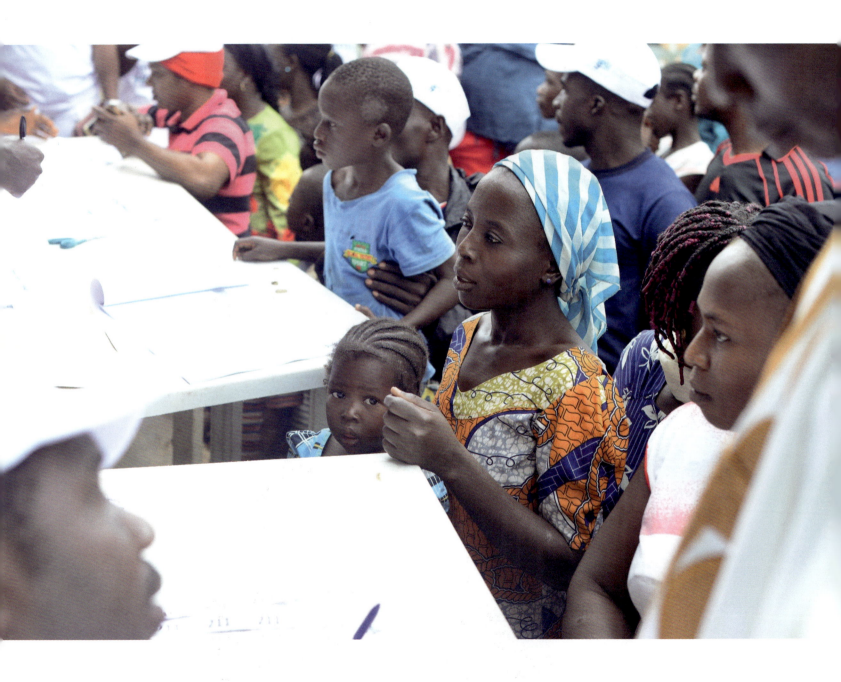

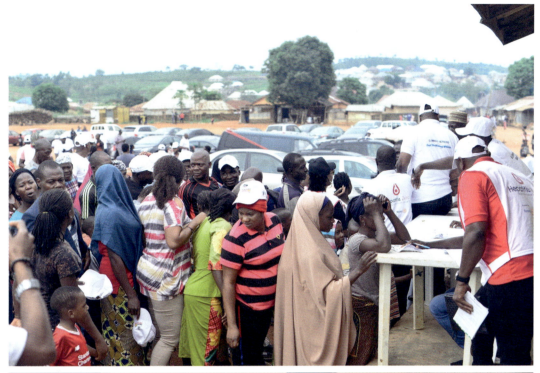
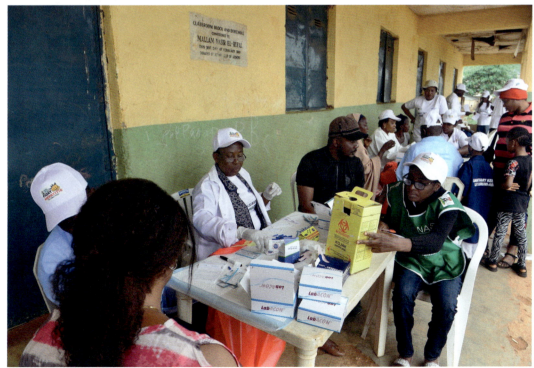

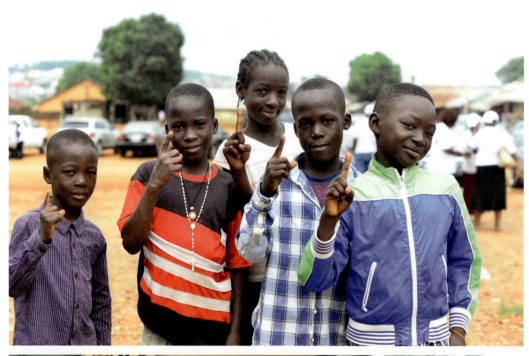
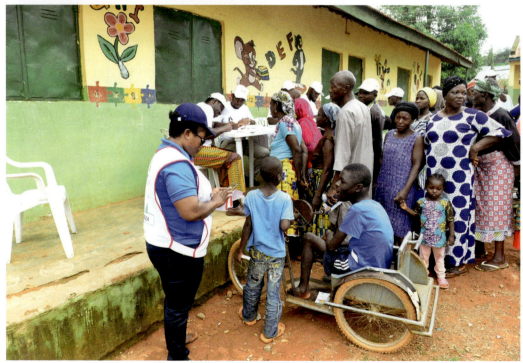

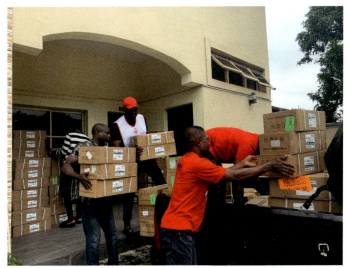
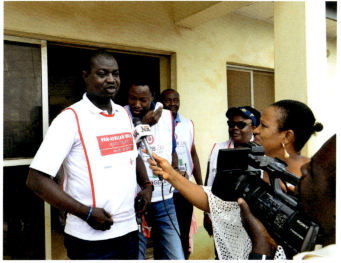
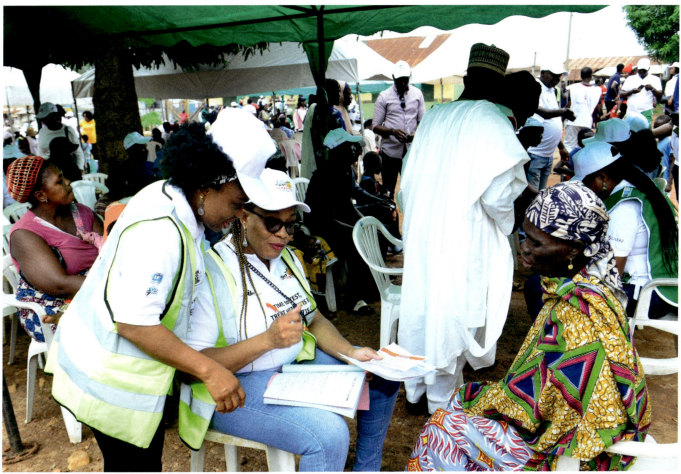

273

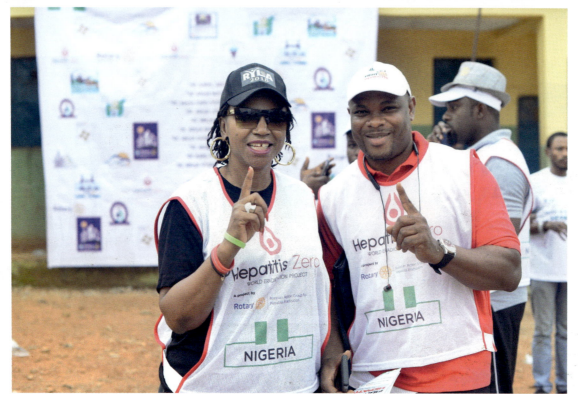
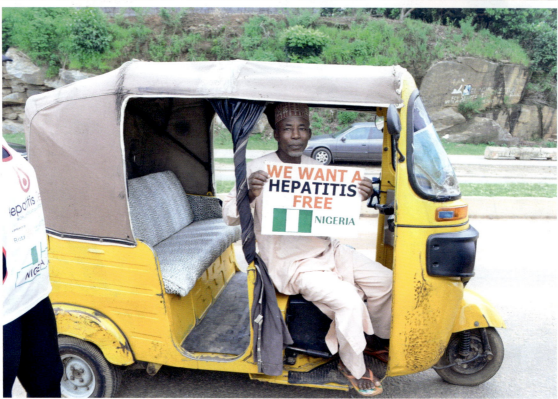

PARAGUAI

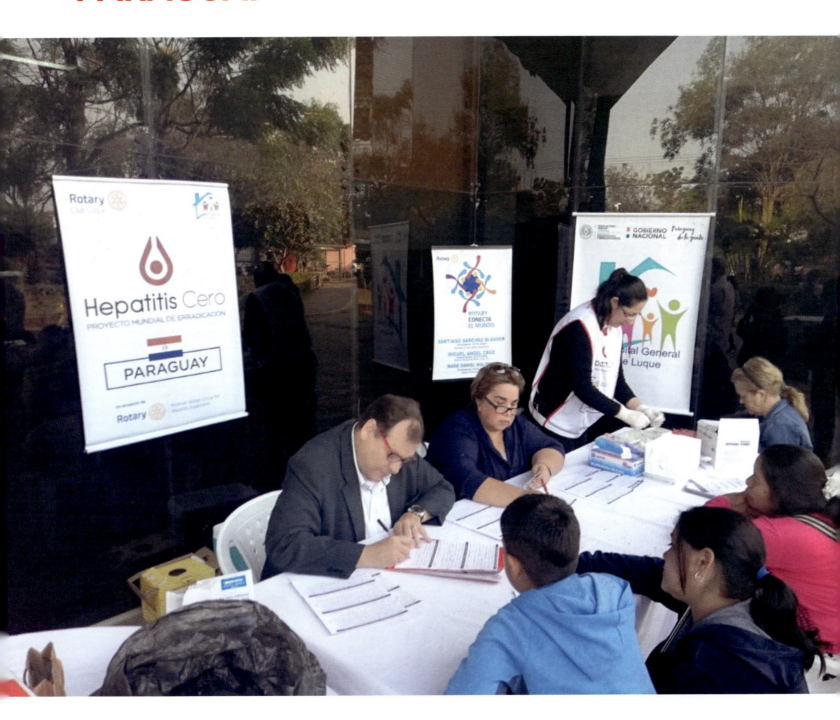

QUÊNIA

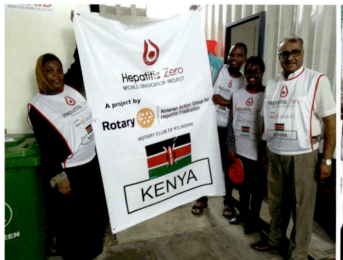
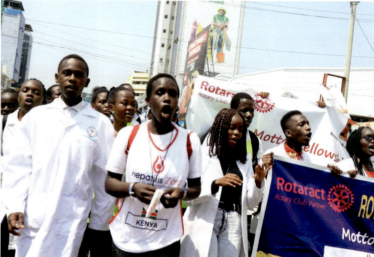
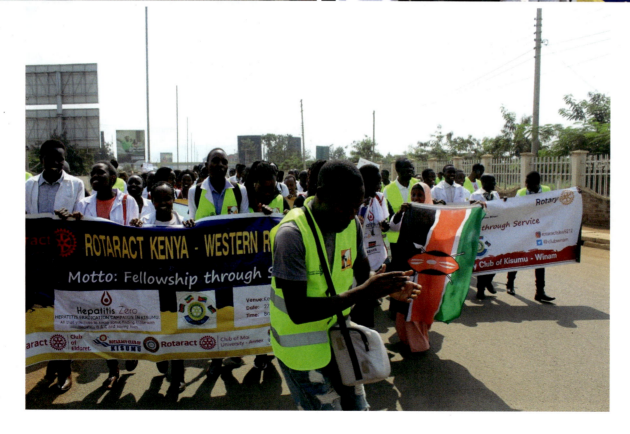

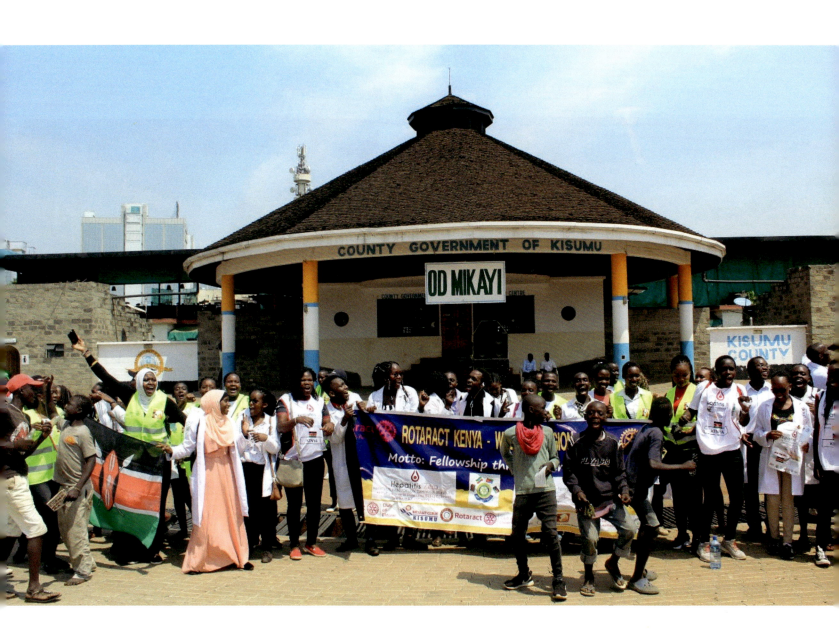

MADAGASCAR

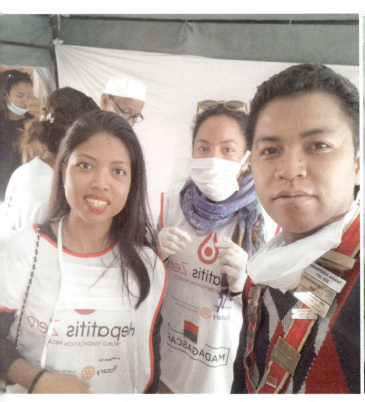
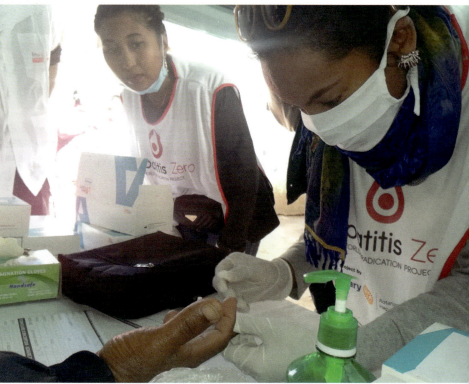

MALAWI

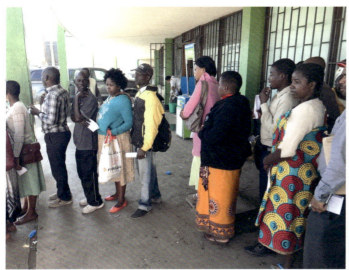
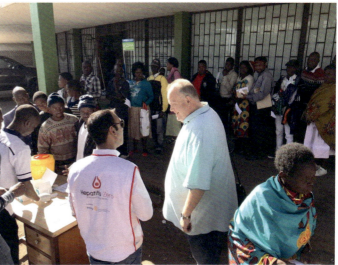
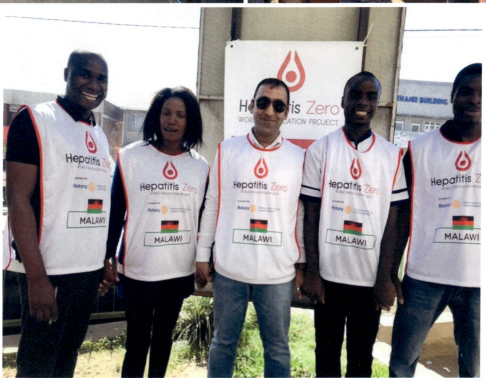

MALI

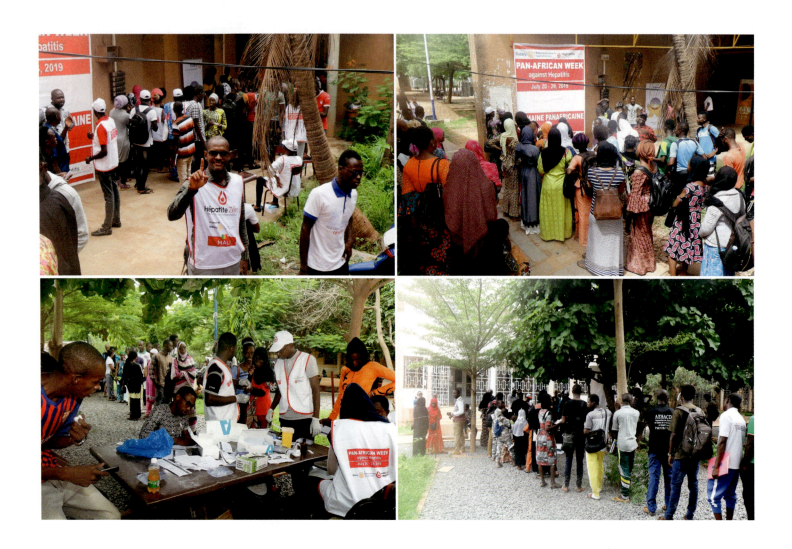

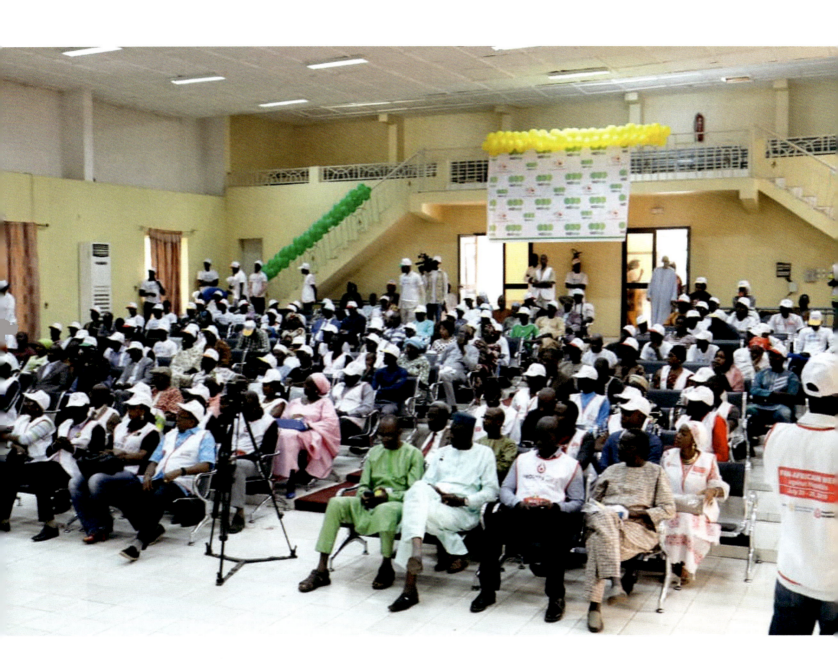

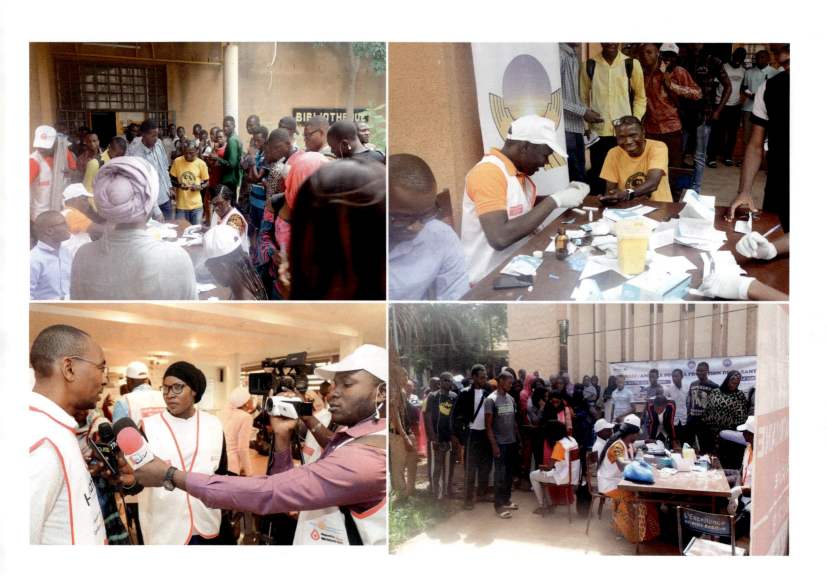

MÉXICO

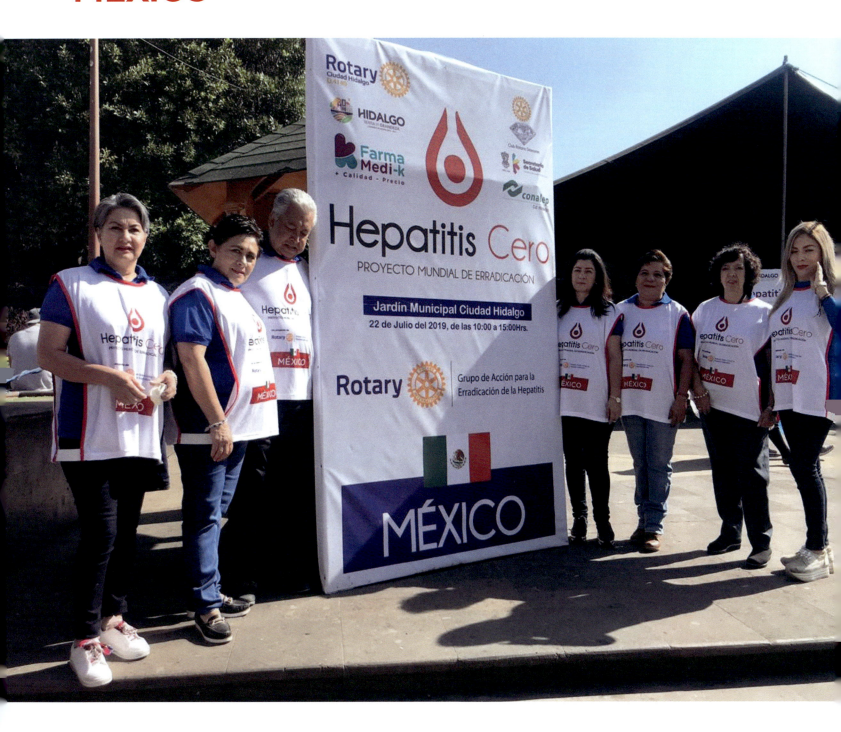

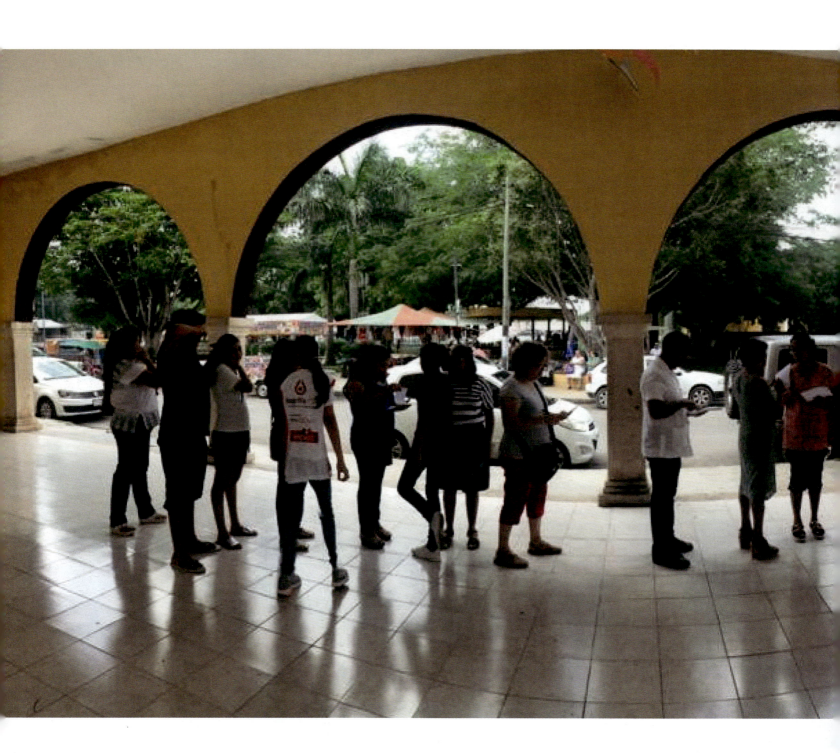

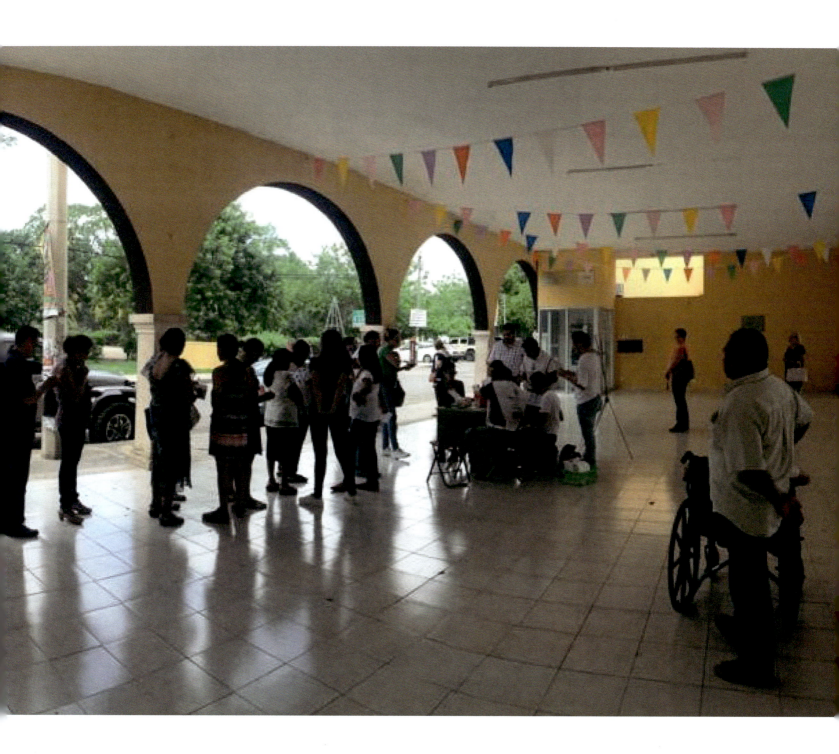

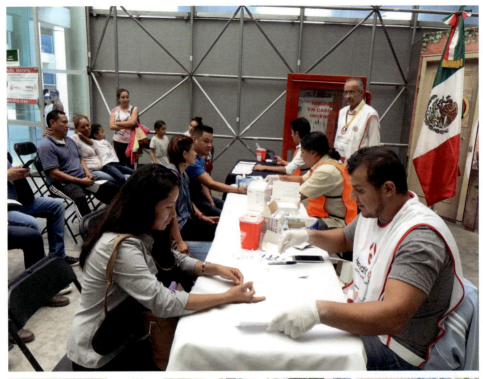
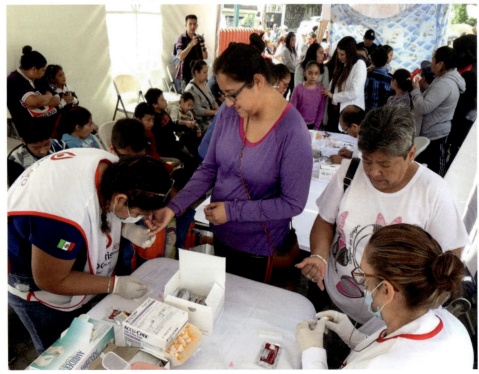

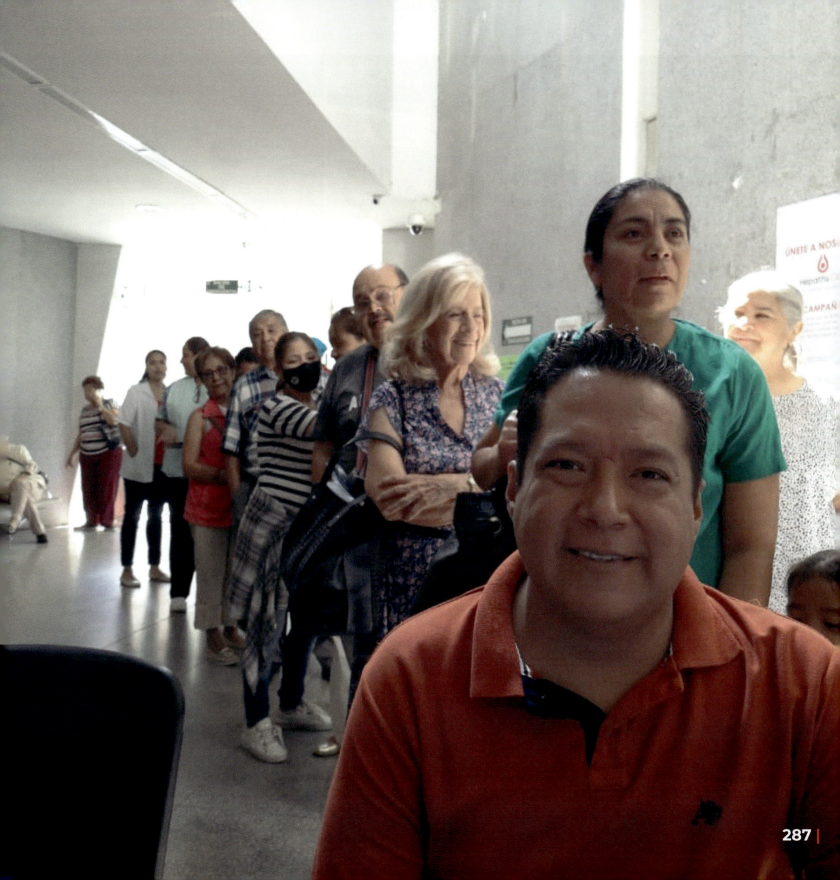

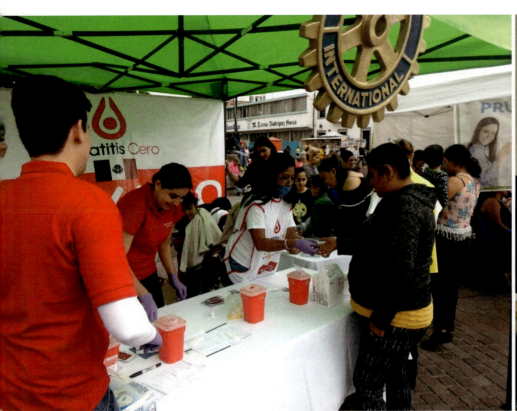
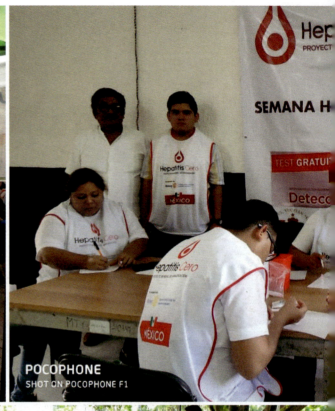
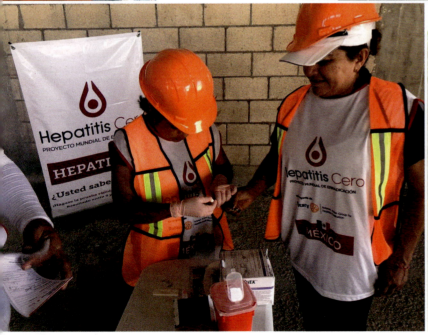
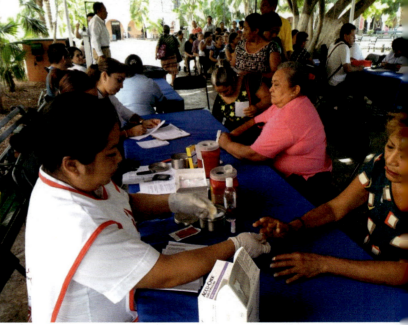

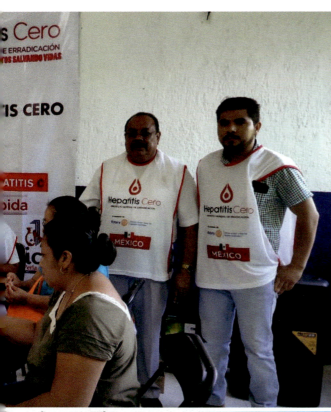
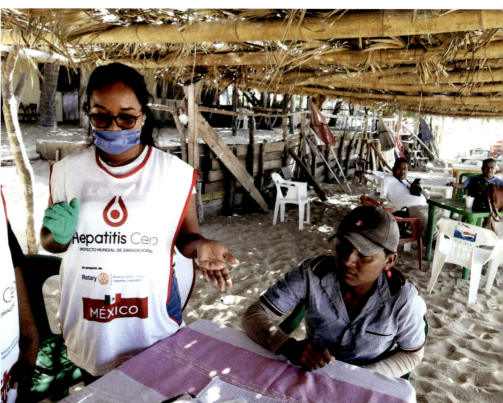
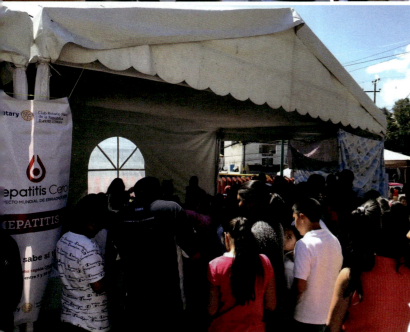
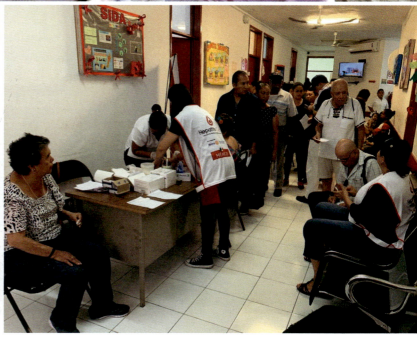

Cancún, Q. Roo, miércoles 24 de julio del 2019 — Por Esto! — Municipios 9

El Club Rotario Riviera Maya realizará una jornada de pruebas rápidas para detectar la enfermedad

Campaña contra la Hepatitis C

* Se realizará en el marco de la "Semana Hepatitis Cero-México", del 22 a 28 de julio * El club se unió a esta tarea para contrarrestar dicho mal que causa la muerte de 400 mil personas cada año en el mundo * Las pruebas se realizarán a mayores de 40 años en el planetario Sayab * El Colegio de Químicos colaborará con la toma de muestras los días 26, 27 y 28 de julio

De la Redacción

PLAYA DEL CARMEN, SOLIDARIDAD, 23 de julio.- El Club Rotario Riviera Maya realizará una jornada de pruebas rápidas para detectar a personas con la enfermedad de hepatitis cero.

Dentro de la Semana Hepatitis Cero-México, que va del 22 a 28 de julio, el Club se sumó a esta tarea y contrarrestar este mal, el cual causa la muerte de 400 mil personas cada año en el mundo.

Laura Sanabria, presidenta del Club Rotario Riviera Maya, dijo que las pruebas se realizarán a personas mayores de 40 años en el Planetario Sayab. Explicó que especialistas del Colegio de Químicos de la Riviera Maya colaborarán para la toma de muestras y los interesados podrán acudir entre las 11:30 y 16:30 horas los días 26, 27 y 28 de julio.

Recordó que en Quintana Roo se aplicarán 7 mil 360 pruebas rápidas y que el Club Riviera Maya aplicará 240.

En rueda de prensa se destacó que la hepatitis C es una enfermedad crónica, progresiva, contagiosa, letal, asintomática y curable. Esta enfermedad se transmite a través de la sangre y principalmente afecta al hígado el cual funciona como filtro que elimina toxinas de substancias que comemos, respiramos o nos ponemos en la piel.

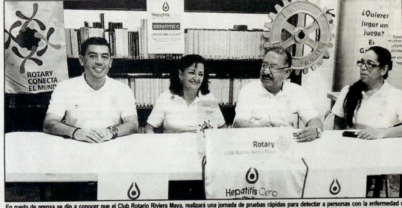

En rueda de prensa se dio a conocer que el Club Rotario Riviera Maya, realizará una jornada de pruebas rápidas para detectar a personas con la enfermedad de Hepatitis C. (Foto Por Esto!)

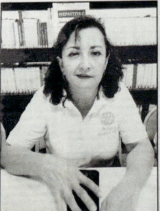

Laura Sanabria, presidenta del Club Rotario Riviera Maya. (Foto Por Esto!)

La hepatitis C mata a personas en el mundo sobre todo por cirrosis y carcinoma hepatocelular derivados de la infección y detección tardía.

Se calcula que en México más de 1.5 millones de personas padecen hepatitis C. Para mayor información la página www.hepatitiszeroweek.com.

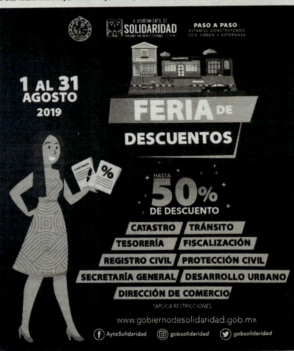

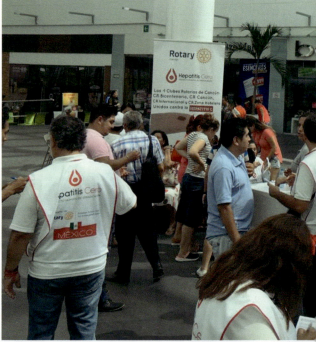

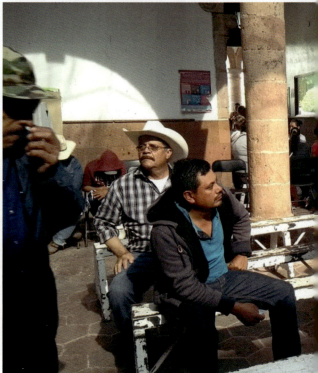

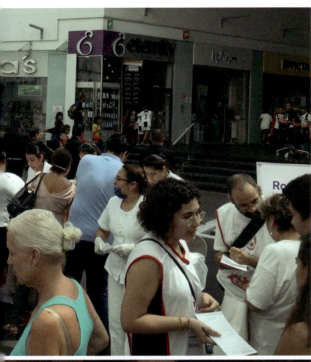
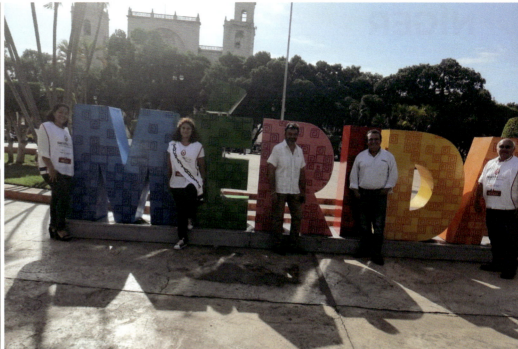
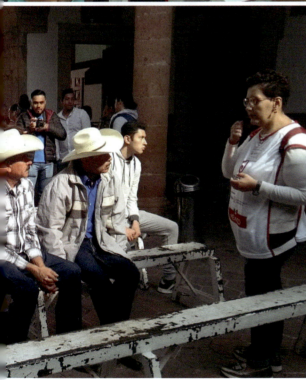
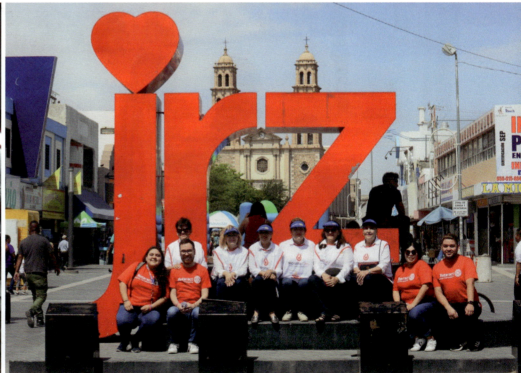

NÍGER

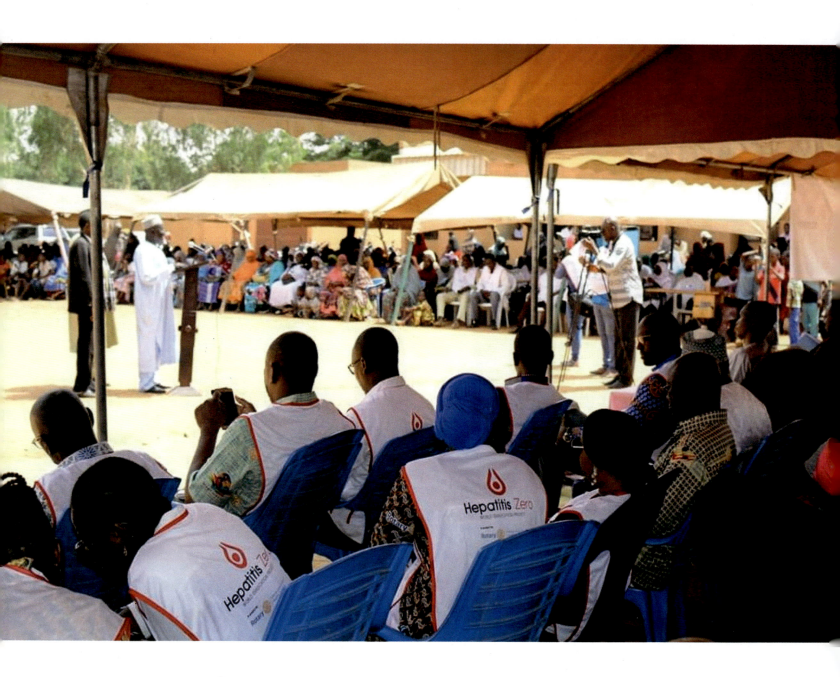

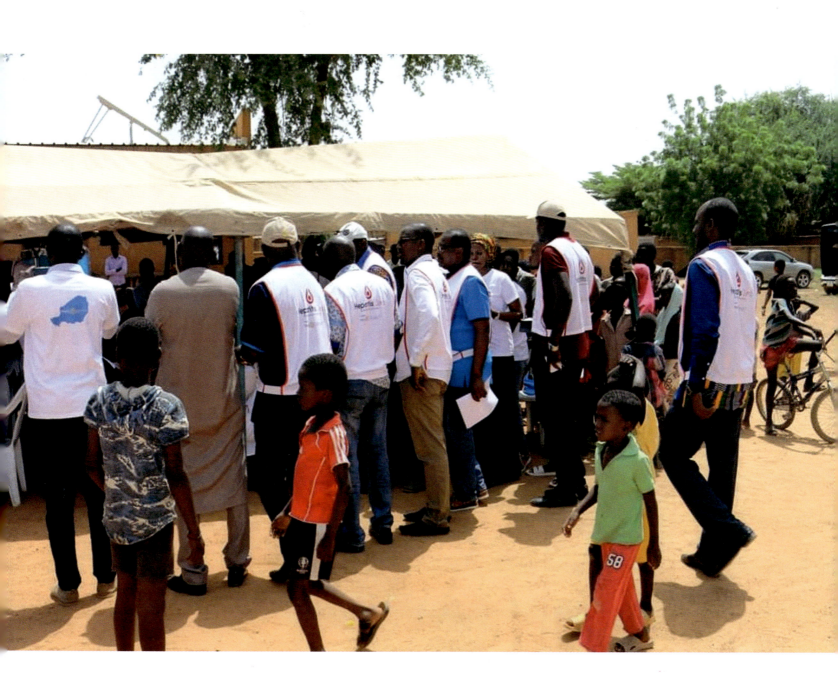

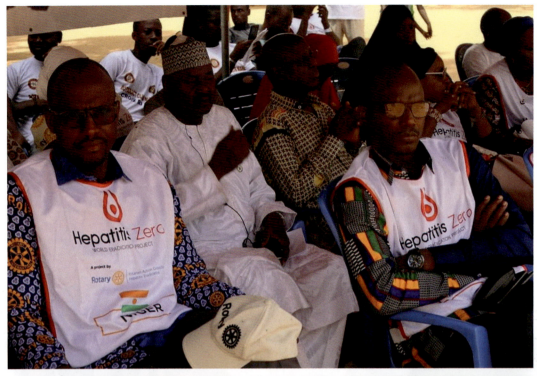
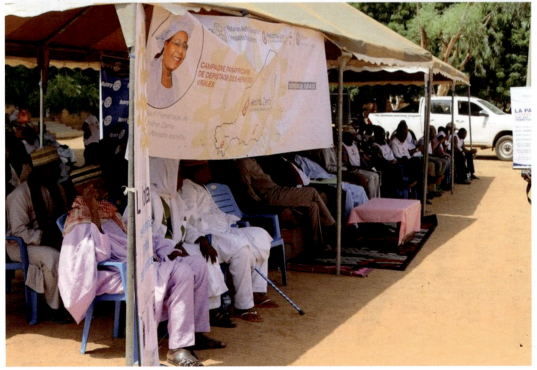

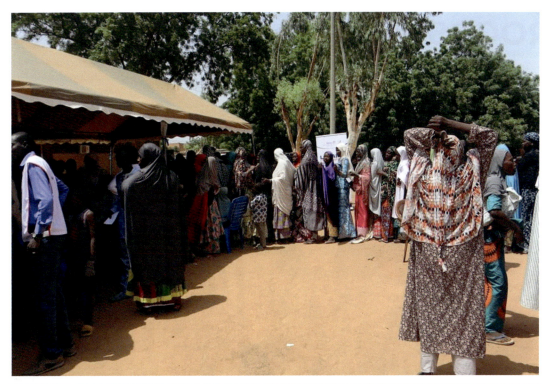
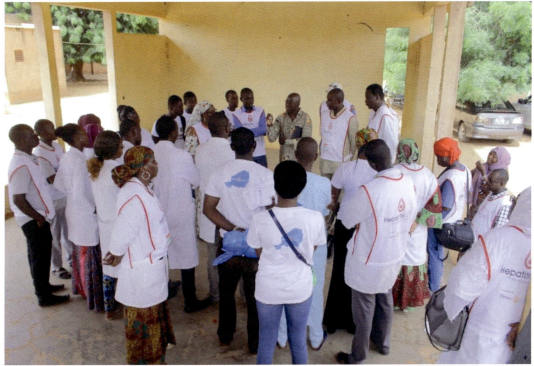

MARROCOS

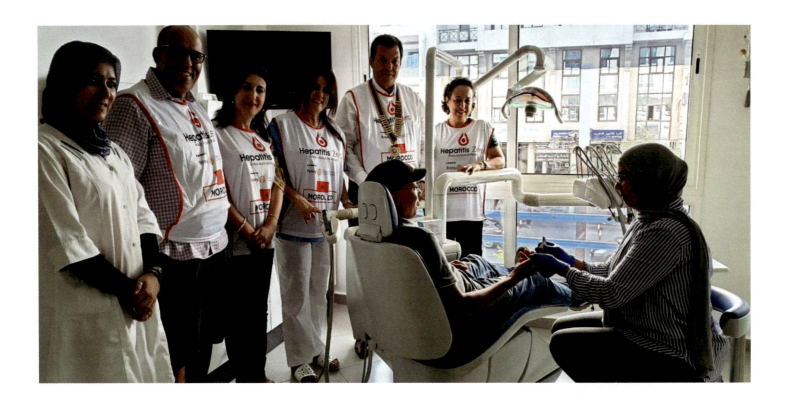

MOÇAMBIQUE

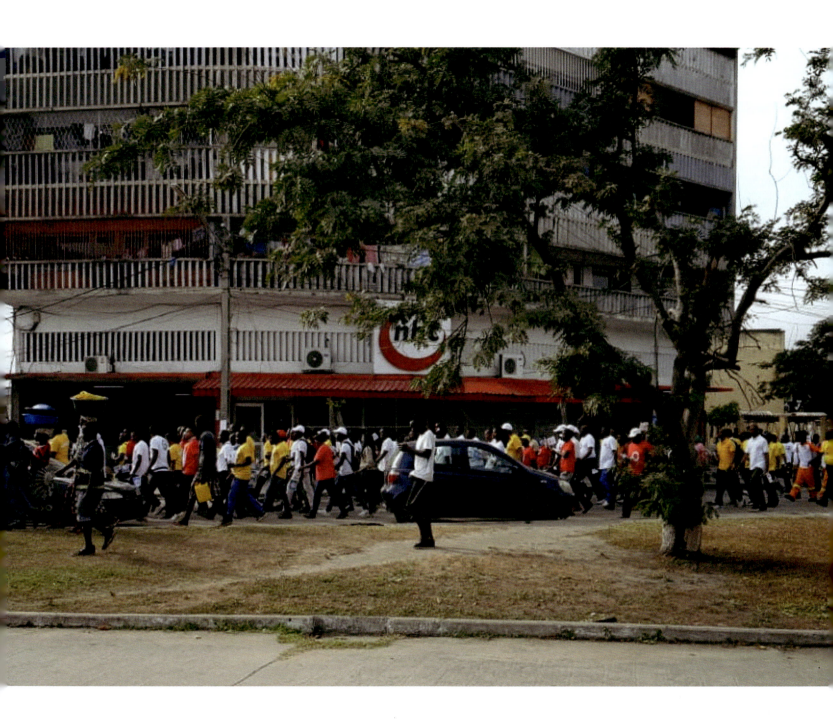

TANZÂNIA

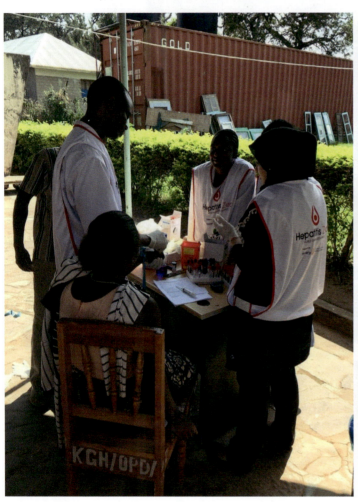
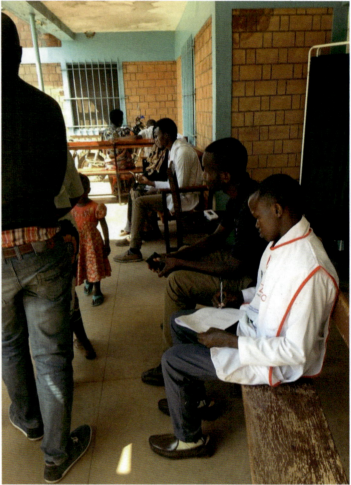

PANAMÁ

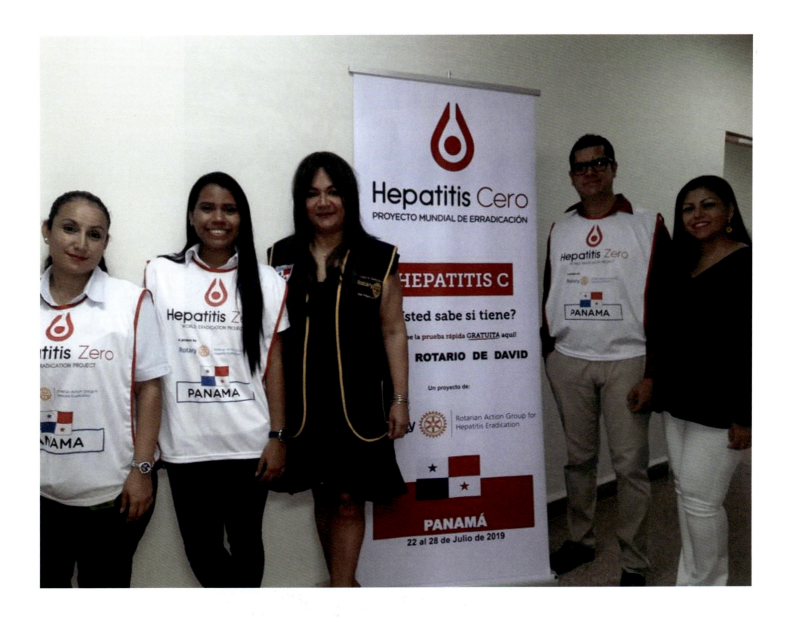

SÃO TOMÉ E PRÍNCIPE

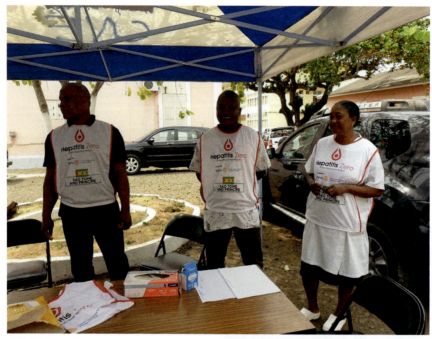

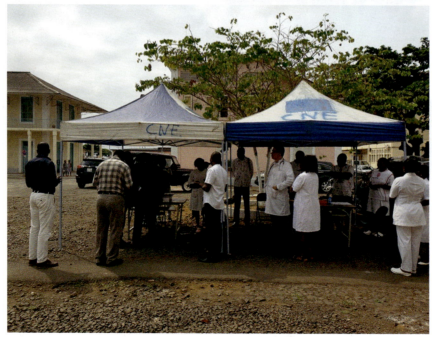

PERU

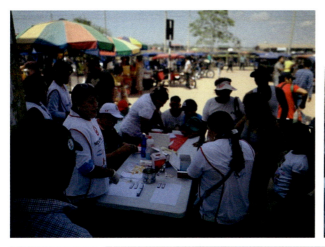
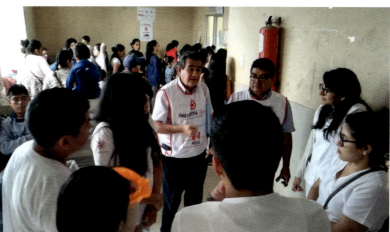
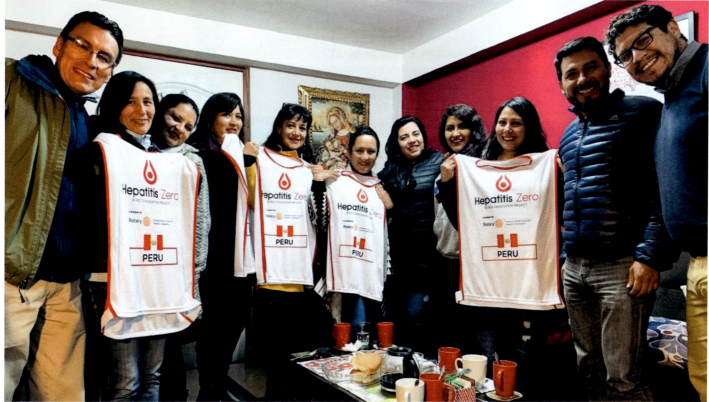

SENEGAL

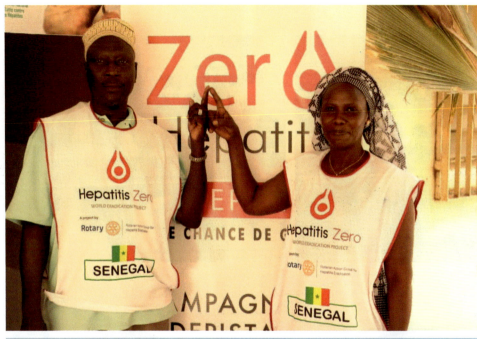
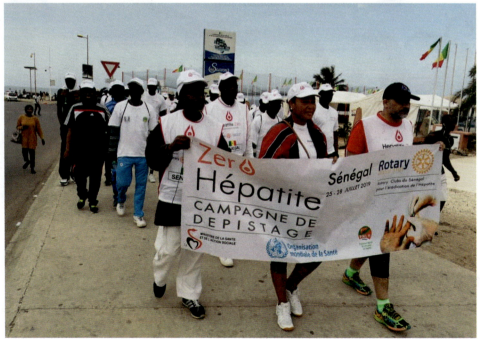

SERRA LEOA

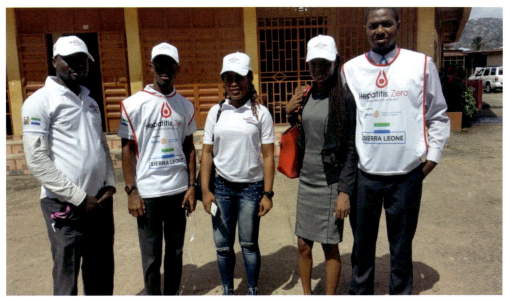

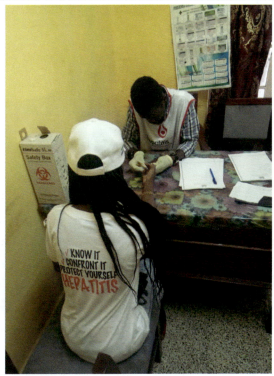

TOGO

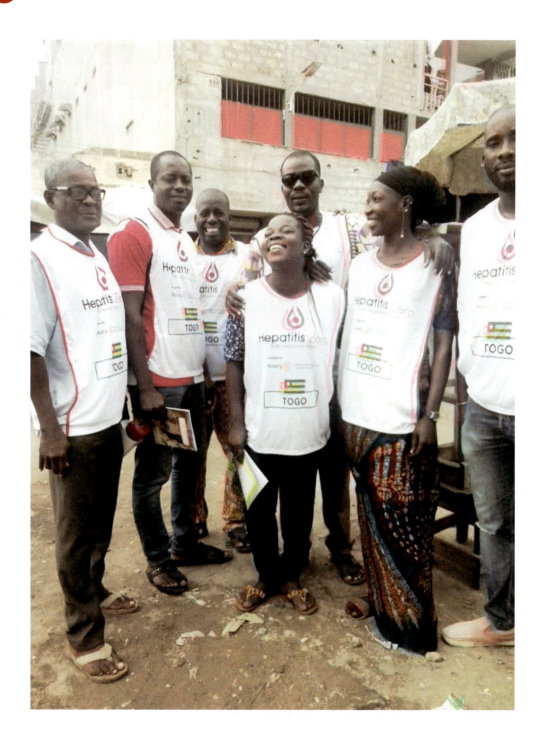

URUGUAI

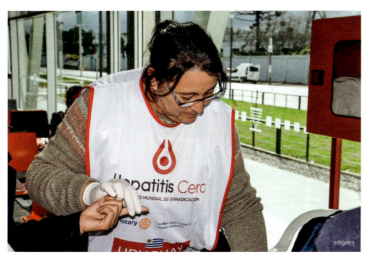
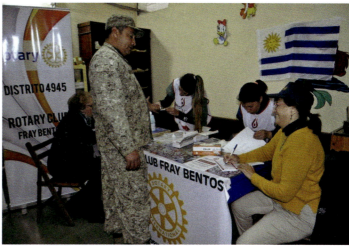
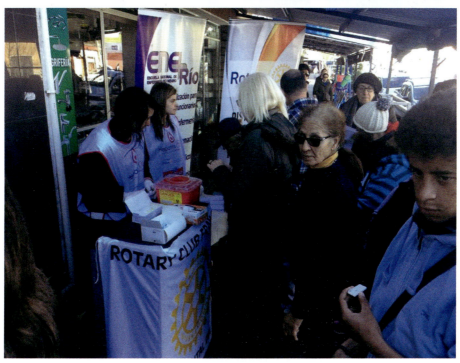

CONGO

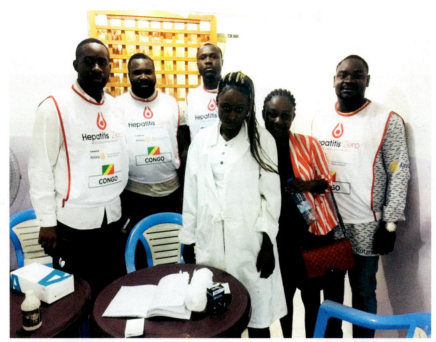

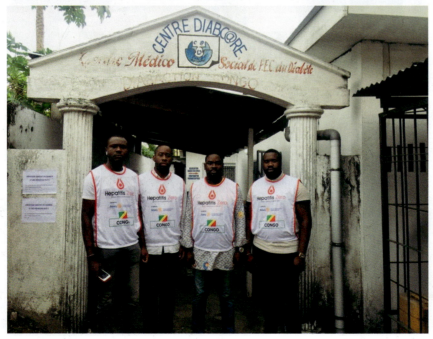

ZÂMBIA

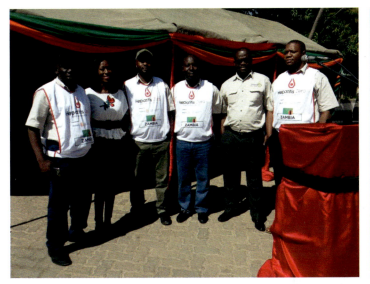
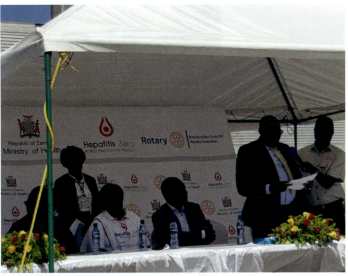
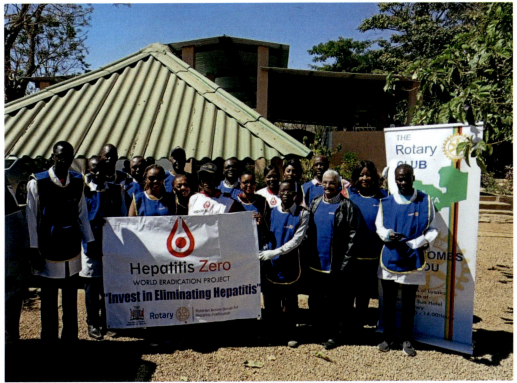

ZIMBÁBUE

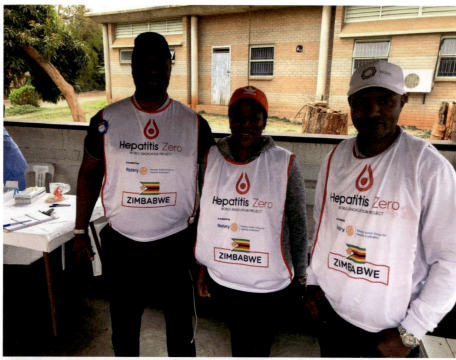

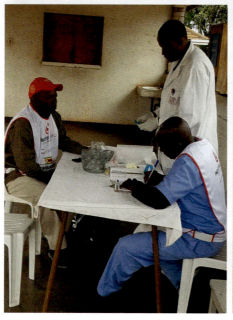

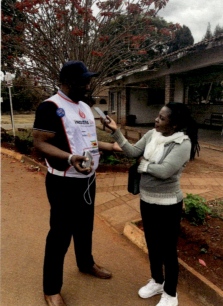

ESTADOS UNIDOS

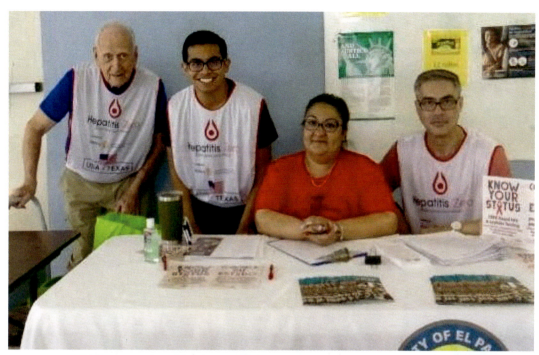

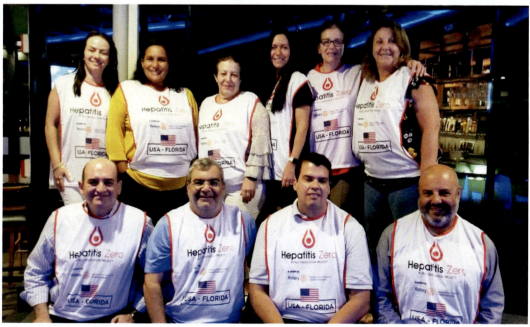

UGANDA

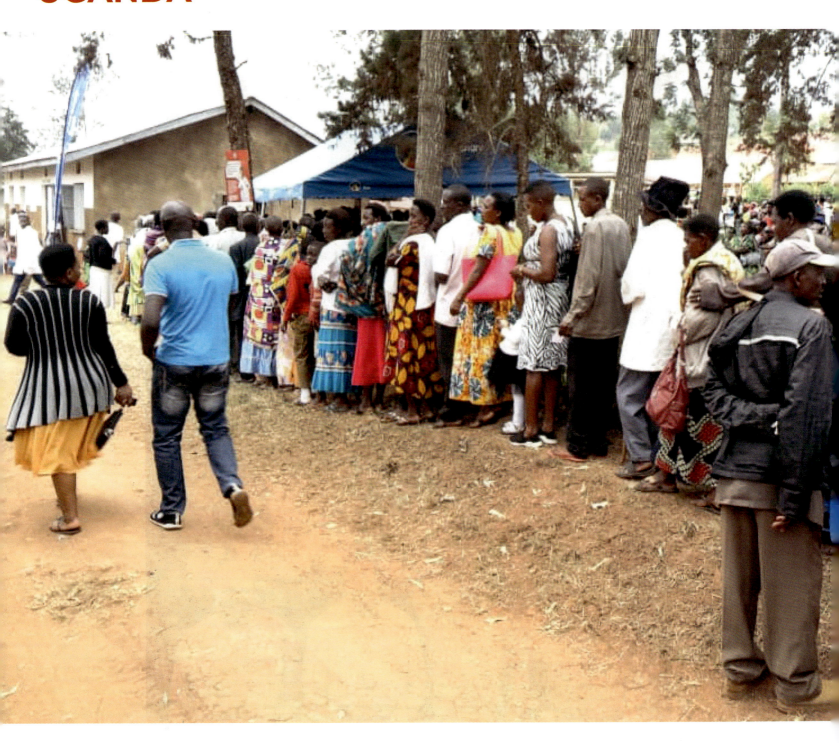

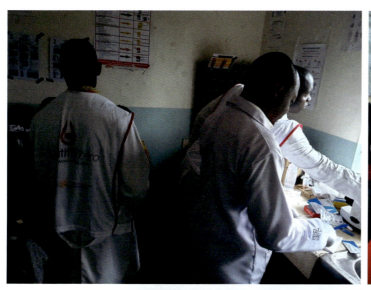
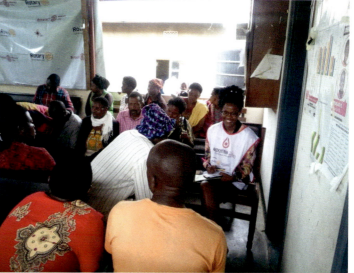
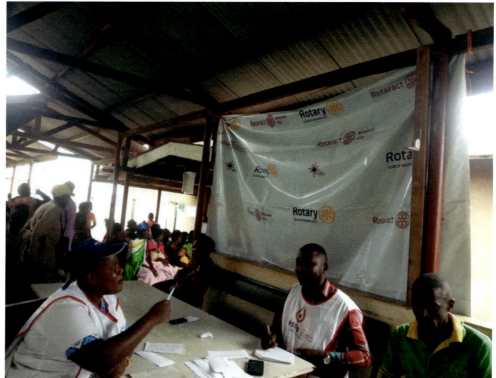

311

RUANDA

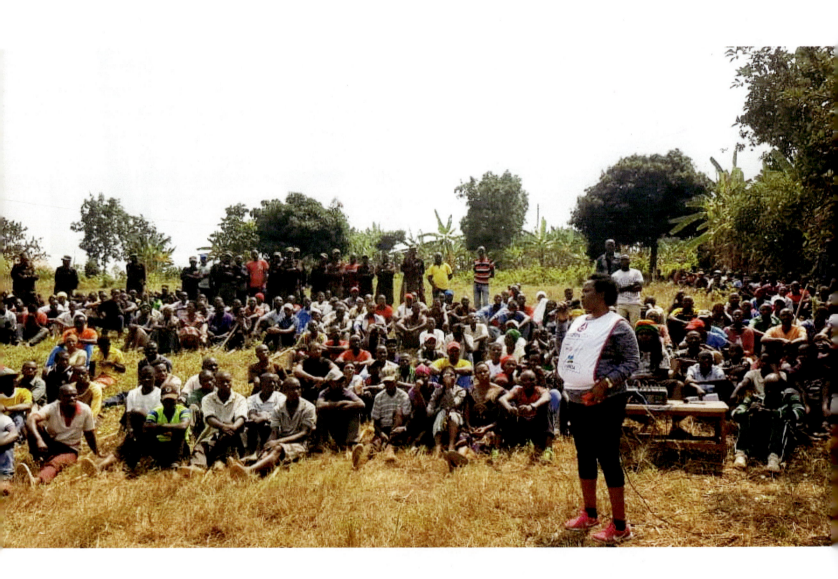

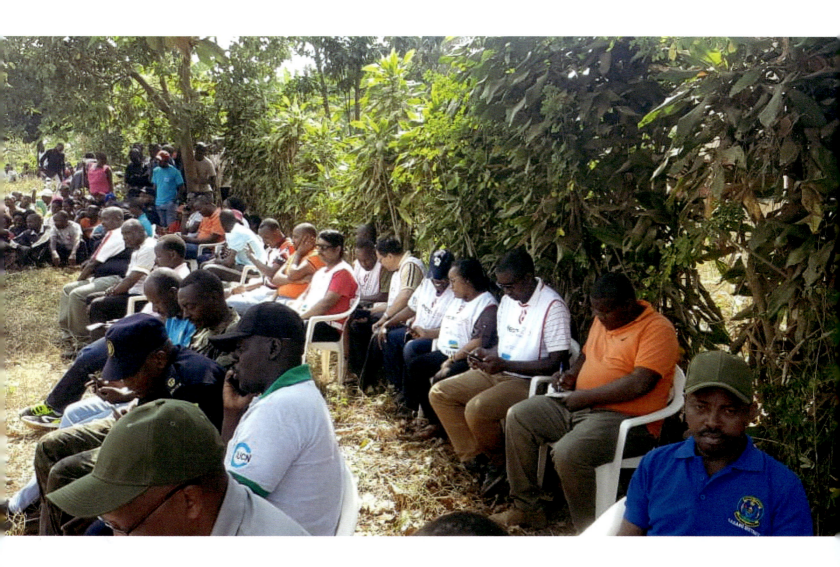

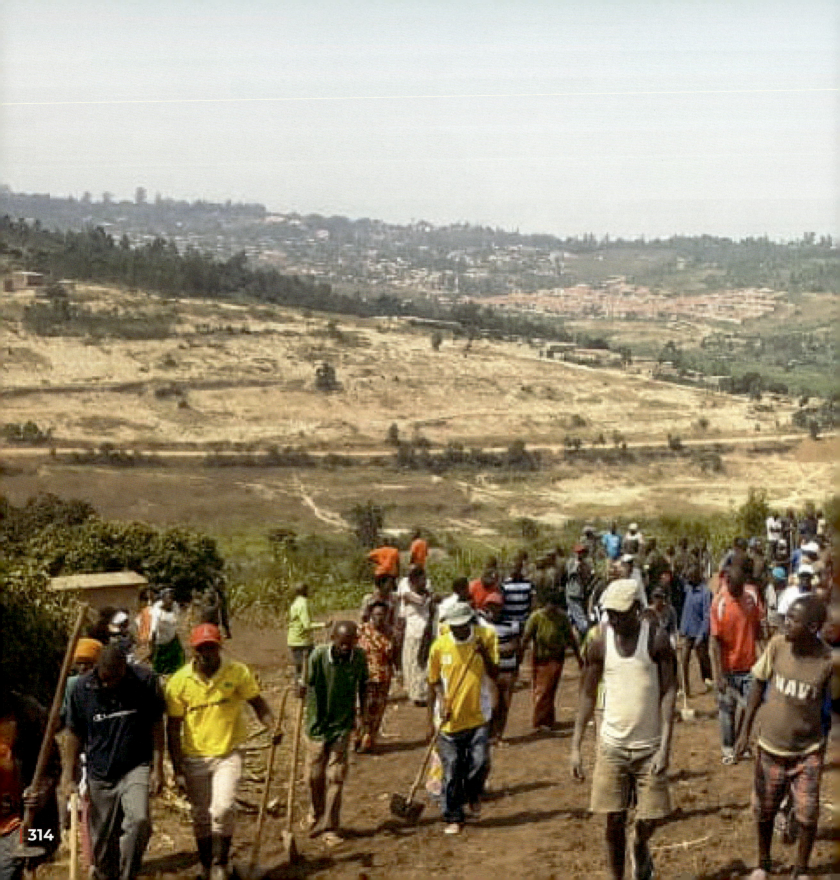

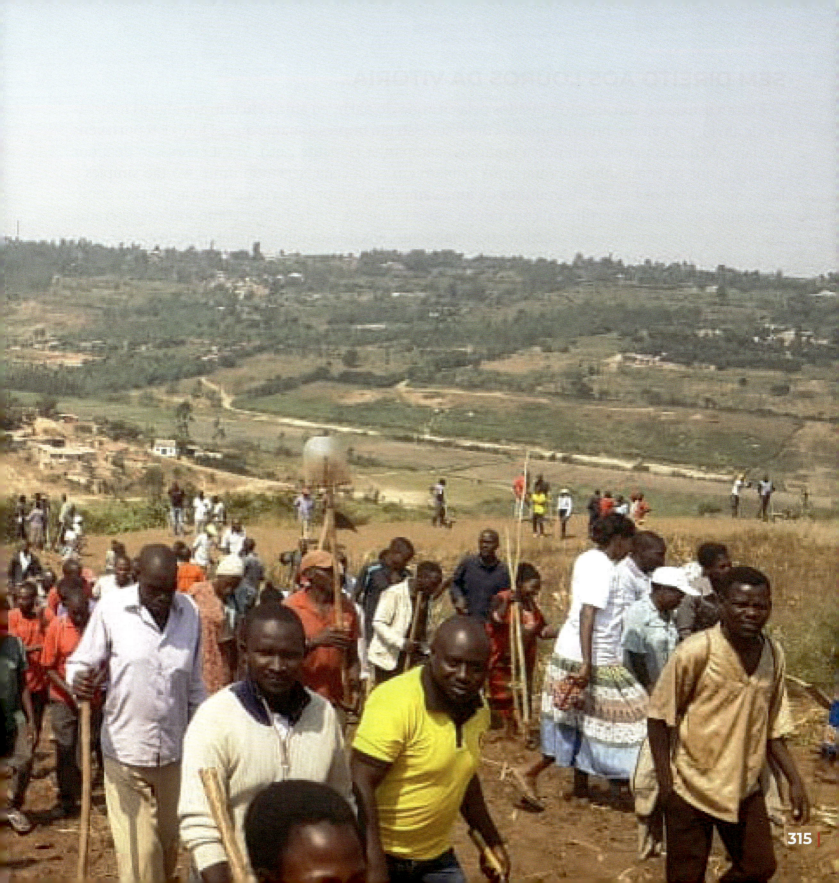

SEM DIREITO AOS LOUROS DA VITÓRIA...

Entre a asfixia e o sofrimento causados pela cirurgia do nariz, eu ainda encontrava alguns intervalos de alívio, para vibrar, humildemente, com o sucesso tão impressionante que as fotos e reportagens traziam, de tantos países, exibindo a grandiosa campanha Hepatite Zero. Ver a expressão de amor e energia que os companheiros rotarianos exibiam em cada cena, servindo um povo tão simples e bom, que recebia os benefícios gratuitos de uma campanha em prol da vida... Tudo aquilo era como um sonho, que eu compartilhava, com minha esposa, que me viu trabalhar como um desesperado, um louco, desatinado, por um objetivo que, finalmente, aos nossos olhos se materializava.

Perante a um feito extraordinário, que conseguimos realizar, para o bem da humanidade, tive ingenuamente a vontade de dividir a alegria com mais algumas pessoas. Foi assim que postei fotos em alguns grupos de WhatsApp – para compartilhar a felicidade com amigos e familiares.

Alguns aplaudiram o feito (ainda que nunca imaginassem a proporção e dificuldade que aquelas fotos representavam). Outros sequer falaram uma palavra. Alguns, provocados, como que insultados por aquele ato de bem chegar-lhes ao conhecimento, lançaram palavras de ataque. Um até me chamou de racista. Outros chegaram a me expulsar de um grupo, pela resposta indignada que desferi ao insulto absurdo. Já tinha visto isso outras vezes. Era como se "o inimigo" se incorporasse em alguns, criando voz e atacando, inconformado...

O resultado foi que, além de minha companheira e um ou outro familiar, praticamente ninguém reconheceu o nosso grandioso feito.

Eu sou uma pessoa simples de coração. Não queria qualquer celebração. Não queria homenagens e reportagens. Ainda que nunca houvesse visto um feito assim grandioso, humanitário, que partisse de brasileiros para o mundo, não queria nada disso. Apenas, talvez, que minha família tivesse orgulho de meu trabalho. Mas isso não aconteceu.

Eu percebi, então, que nós não temos que fazer nada para o reconhecimento de outras pessoas. Não. Deixemos tudo em silêncio. Deixemos tudo para lá – as pessoas, a sociedade, a mídia... Tudo isso não é a realidade. São apenas meros reflexos, eventuais, e nem sempre verdadeiros, de uma distante realidade. A verdade está em relação a Deus.

Ele é o único com o poder de julgar. O único que poderá reconhecer. O único que pode punir ou coroar. O único.

E a campanha passou. Como um lindo rio, ou uma chuva de verão, e após ter feito o bem, em tantos, para tantos, aquietou-se, sumindo, aos poucos, no horizonte.

A PREMIAÇÃO

A campanha tinha acontecido por uma semana inteira e estávamos no último dia dela. Um domingo, dia 28 de julho – o dia internacional de combate às hepatites virais.

Nesse dia, duas notícias muito ruins.

A primeira era de um irmão de hepatite, um colega de causa a quem eu tinha já tentado ajudar no passado, com emprego, casa e tratamento para o vírus que carregava. Depois de um tempo, já de volta à sua cidade e curado do vírus, nosso amigo Luís do Amaral descobriu um câncer hepático, oriundo da hepatite descoberta tardiamente. Lutou, mas veio a falecer. A notícia, ironicamente, chegou justo no dia 28 de julho.

A outra, vinha do Congo, de nosso companheiro Prince Michrist, que contou ter sido impedido pelo governo de realizar a tão sonhada campanha em seu país. Chegaram a enviar a polícia, para usar força, se necessário, no objetivo de não permitir as nossas testagens lá.

Isso, para mim, constitui-se um crime contra a humanidade, ainda que em número reduzido de vítimas.

Uma coisa é não sair em luta contra uma doença, testando a sua população, pelo fato de o governo não ter condições. Isso ainda assim é injusto, pois o governo tem a obrigação de combater os problemas de seu povo, e face à impotência de ação, seria perdoável. Mas quando, de outro lado, há alguém vindo de fora, levando recursos para descobrir os que estão doentes e a autoridade impede esse ato… Isso é um crime! É como condenar os doentes a padecerem no silêncio. Um crime brutal e uma injustiça sem tamanho. Um ato covarde, de maldade.

Um dia, os que cometeram esse ato pagarão por isso. Não para nós. Talvez nem mesmo para nenhuma corte. Mas para a única Justiça que realmente existe no mundo.

Nós combateremos esses adversários. Nós mudaremos tudo isso. E o vírus será vencido!

O dia já se recolhia ao crepúsculo, fechando uma semana inteira e um ciclo de um ano e meio de extrema entrega e dedicação.

Eu tentei, como último ato, chamar o padrinho de nossa causa, o Padre Omar. Tentava falar com ele desde o início da semana. Ele, que desde o começo da causa iluminava o Cristo Redentor, para honrar a luta contra o assassino vírus. Ele, que sempre nos apoiou. Mas desta vez ele não atendia às minhas chamadas…

Já passava das 5 da tarde, minha esposa fez a última tentativa. Enviou uma mensagem, pelo Instagram, perguntando: "Padre, você pode iluminar o Cristo Redentor para a gente, hoje?".

E surge a resposta: "Já está muito tarde! Bem, vou tentar. Conseguem chegar lá às 6 da tarde?".

Saímos apressados, catando os agasalhos pelo caminho do carro, rumo à bonita montanha. Chegamos. Lá estava, grandioso, o Cristo, em neblina.

No Corcovado, pareciam não saber de nossa ida e não havia sinal de autorização do Padre Omar.

O frio ali em cima era intenso. E tampouco havia sinal dos técnicos que fariam a iluminação.

Já pensávamos que não teria dado certo... Foi muito em cima da hora, tudo...

Eis que, de repente, surge o encarregado e anuncia: "O Padre Omar mandou iluminar o Cristo, é para vocês? Que cor vai ser?".

"Amarelo, por favor", respondi. "Para a causa. Para o fim das hepatites. Para a grandiosa campanha."

E, num instante, toda a neblina desapareceu. E o monumento magnífico brilhou, majestoso, em iluminação fantástica à nossa causa.

E assim permaneceu. Por uma hora, apenas o suficiente para receber-nos, a mim, minha filha e minha esposa.

E no silêncio impressionante da noite no Corcovado, sobre a beleza bruxuleante do Rio, em silêncio dissemos: "Obrigado, Pai".

Ali estava. Havíamos recebido o reconhecimento.

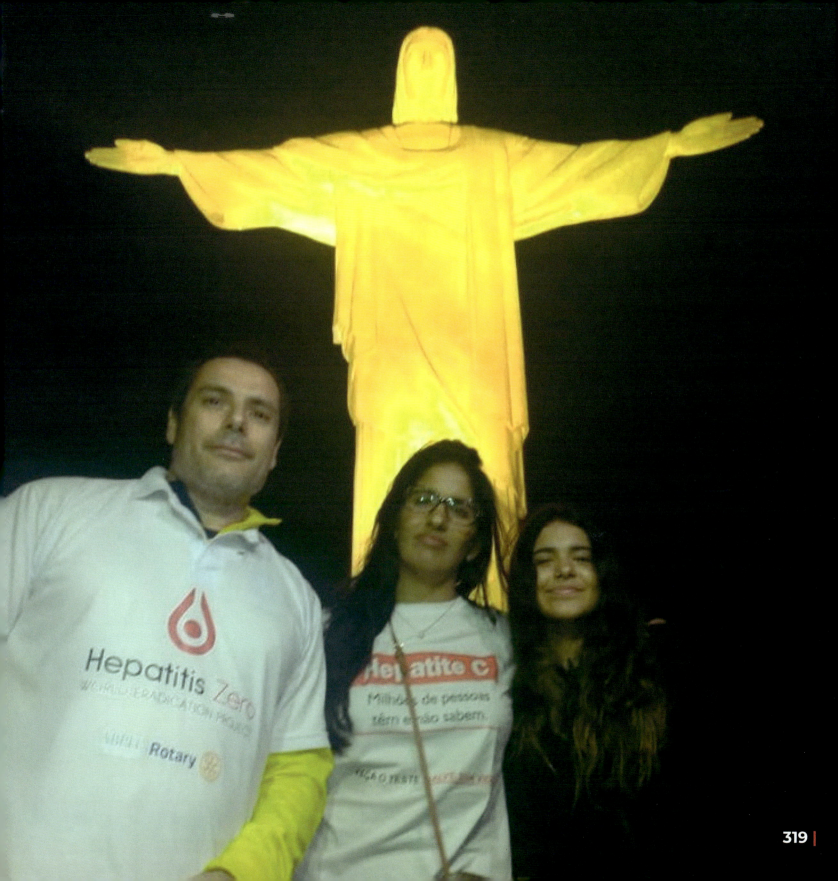

OS RESULTADOS

- Testamos a população da África contra as hepatites B e C.
- E as da América do Sul, América do Norte (principalmente México) e Central (Panamá) contra o vírus da hepatite C.
- No total, cerca de 50 países foram atingidos.
- Multidões foram mobilizadas. Prevalências da doença foram descobertas.
- Cerca de 1 milhão de testes aplicados.
- Como exceção das campanhas do Brasil e do México, não recebemos qualquer patrocínio ou colaboração. Todos os testes e logística foram pagos com recursos próprios que doamos ao Rotary, que colaborou com a importante participação dos voluntários. Os governos comprometeram-se a tratar os casos positivos, na maioria das situações.
- Calculamos que cerca de 10 mil pessoas tenham sido diagnosticadas como portadoras do vírus das hepatites B ou C.
- A mudança atingirá a vida de milhões de pessoas.
- Com a campanha, iniciamos na maioria dos países um processo de política pública de combate às hepatites, onde nada ou muito pouco havia.